Thümler · Thümler
Parkinson

Thieme QUALITÄTS-GARANTIE

Liebe Leserin, lieber Leser,

wenn es um die eigene Gesundheit geht, darf man nichts dem Zufall überlassen. »Für eine bessere Medizin und mehr Gesundheit im Leben«: So lautet das Qualitätsversprechen der Marke Thieme. Ärztlich Tätige, Pflegekräfte, Physiotherapeuten oder Hebammen – sie alle verlassen sich darauf, dass sie von Thieme, dem führenden Anbieter von medizinischen Fachinformationen und Services, die entscheidenden Informationen zur richtigen Zeit am richtigen Ort bekommen. So können sie die Menschen, die sich ihnen anvertrauen, bestmöglich unterstützen. Auch Sie können sich auf die TRIAS Ratgeber mit dem Thieme Qualitätssiegel verlassen! Diese Informationsangebote helfen Ihnen dabei, die richtigen Entscheidungen zu treffen, wenn es um Ihre Gesundheit geht, selbst daran mitzuwirken, gesund zu werden, sich gesund zu erhalten oder das Fortschreiten einer Erkrankung zu vermeiden. Mit einem TRIAS Titel aus dem Hause Thieme überlassen Sie Ihre Gesundheit nicht dem Zufall!

Ihr TRIAS Team

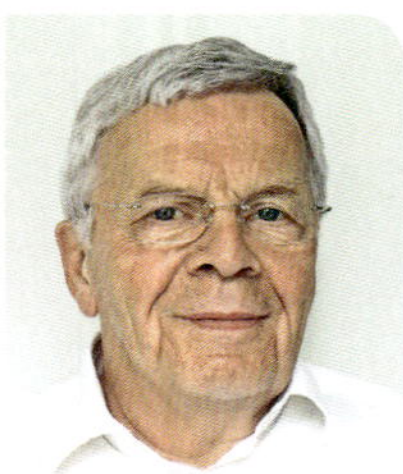

Prof. Dr. med. Reiner Thümler war über 20 Jahre als Chefarzt in der Abteilung für Neurologie und Neurologische Frührehabilitation der Rheinhessen-Fachklinik in Alzey tätig. Seit 2004 betreibt er eine eigene Praxis in Mainz. Er hat bereits mehrere Bücher zum Thema Parkinson veröffentlicht, ist Mitglied der Forschungsförderungsgruppe der Deutschen Parkinsonvereinigung und für Fortbildungsveranstaltungen zum Thema Parkinson tätig. Professor Thümler weiß: »Parkinson ist eine Diagnose, die vielen Betroffenen Angst macht – nicht zuletzt, weil die Patienten sich fragen, was nun auf sie zukommen wird und auch auf die Angehörigen. Dieses Buch soll informieren, aber auch Ängste nehmen und zeigen, dass die moderne Parkinsontherapie eine gute Lebensqualität über lange Zeit möglich macht.«

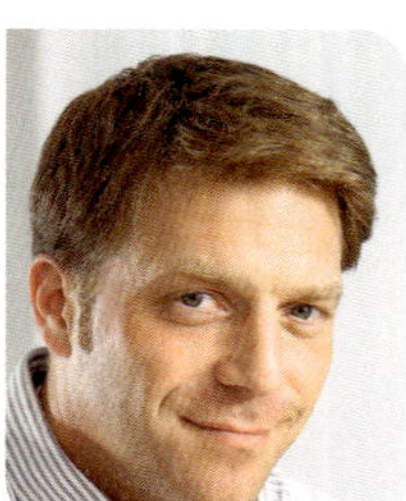

Sein Sohn, **Dr. med. Björn Thümler**, ist ebenfalls niedergelassener Neurologe und praktiziert in einer neurologischen Gemeinschaftspraxis im Facharztzentrum medicum in Wiesbaden. »Für mich haben die Aufklärung über die Grundlagen und Therapiemöglichkeiten der Parkinson-Syndrome sowie die Hilfestellung bei der Krankheitsbewältigung einen hohen Stellenwert.«

Widmung

Für Sara, Ben, Lucas, Leni und Lotti

Prof. Dr. med. Reiner Thümler · Dr. med. Björn Thümler

Parkinson

Krankheitsverlauf, Therapie, Alltag: mit der neuen Situation gut leben
Experten antworten auf die über 200 wichtigsten Fragen

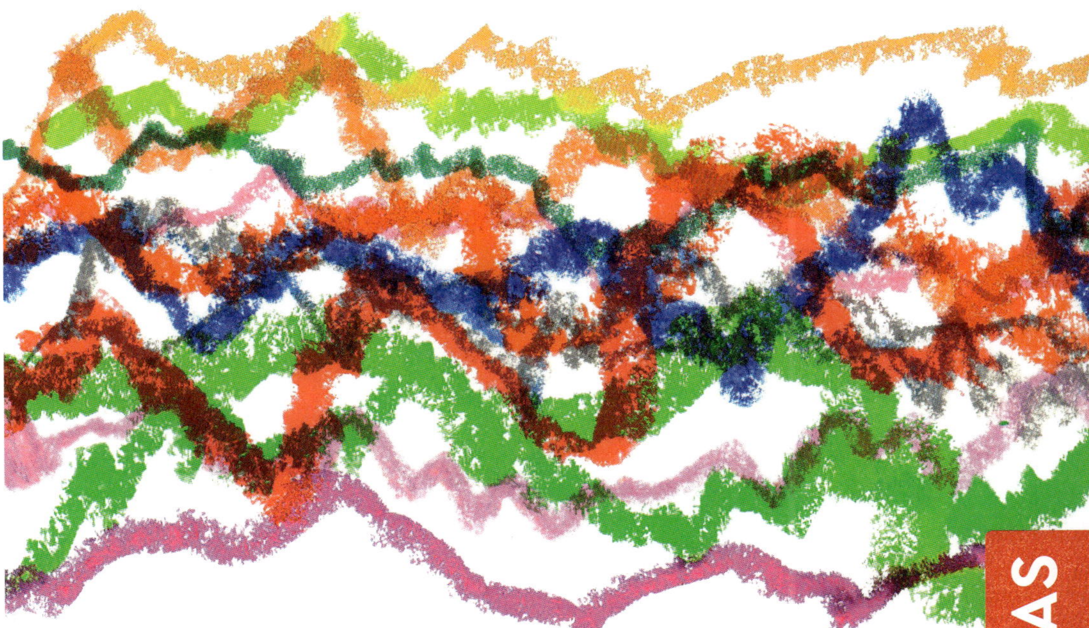

TRIAS

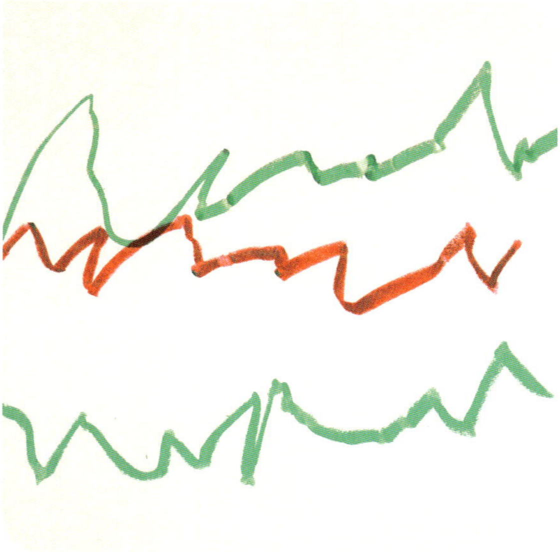

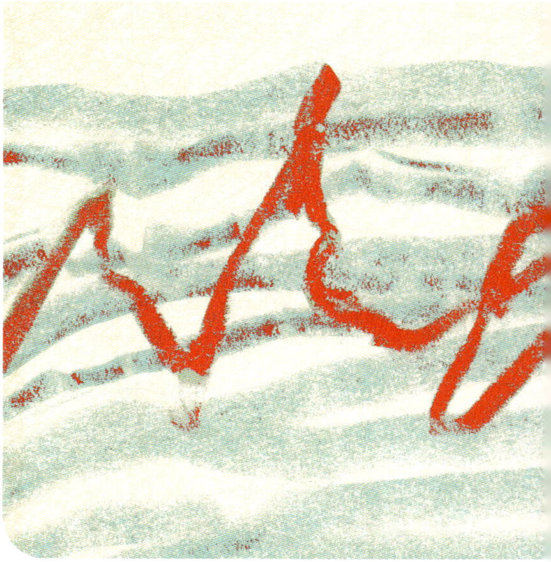

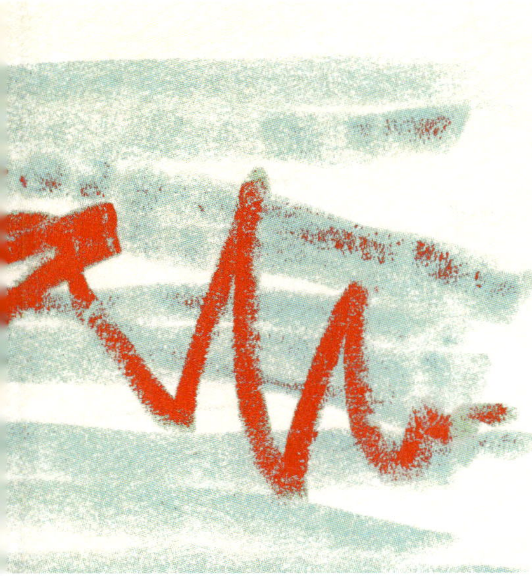

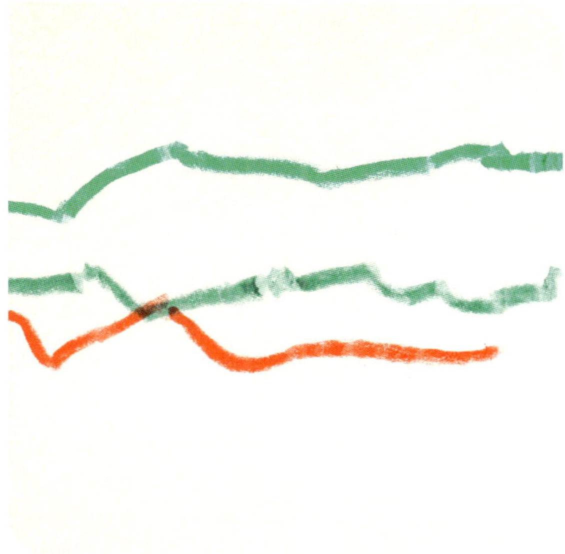

Liebe Leserin, lieber Leser,

die Parkinson-Krankheit zählt mit über 400 000 Betroffenen in Deutschland zu den häufigsten neurologischen Erkrankungen. Die wissenschaftlichen Erkenntnisse der Parkinsonforschung sind in den letzten fünf Jahren weiter deutlich gewachsen und haben zu entsprechend angepassten Behandlungsstrategien geführt. Die letztliche Ursache dieser hochkomplexen Parkinson-Krankheit kennen wir zwar (noch) nicht, die aktuelle Grundlagenforschung hat jedoch zu wichtigen Erkenntnissen geführt, die teilweise schon in klinischen Studien überprüft werden. Seit der letzten Auflage liegen neue Erkenntnisse über therapeutische Anwendungen bisher verfügbarer Medikamente vor. Noch im Jahr 2022 werden zudem zwei Parkinson-Medikamente in neuer Applikationsform in Deutschland zugelassen. Für Komplikationen in späteren Stadien der Erkrankung sind die apparativ-gestützten Therapieverfahren (Medikamentenpumpen, Tiefe Hirnstimulation [THS]) verbessert worden. Das moderne THS-Verfahren ist dem Ziel einer personalisierten und bedarfsgerechten Stimulation schon sehr nahe. Für die hochfokussierte Ultraschallbehandlung beim Parkinson-Tremor liegen erste klinische Erfahrungen vor.

Wir als Parkinson-Ärzte haben von Ihnen als Betroffene und von Ihren Angehörigen zunehmend gelernt, dass wir Ihre nicht-motorischen Beeinträchtigungen und Ihre sozialmedizinische Situation in Zukunft noch stärker beachten müssen. Neuropsychiatrische und vegetative Symptome können auch schon in einem frühen Stadium der Erkrankung in den Vordergrund rücken. Nach dem Motto »Besser verstehen – besser damit umgehen« hat für uns die Aufklärung über Art, Verlauf und Behandlungsmöglichkeiten Ihres speziellen Parkinson-Syndroms einen hohen Stellenwert. Wir halten es für sinnvoll, dass Sie als Patient, aber auch Sie als Angehöriger und Pflegender, für Ihre komplexe Erkrankung »Experte in eigener Sache« werden.

Dieses Buch will Sie aber keinesfalls zu Selbstdiagnostik und Eigenbehandlung auffordern. Die Behandlung kann nur durch das vertrauensvolle Gespräch mit Ihrem behandelnden Arzt geschehen. Helfen Sie Ihrem Arzt, alle Facetten Ihrer speziellen Parkinson-Erkrankung kennenzulernen, um Ihnen eine »maßgeschneiderte« Therapie anbieten zu können. Außerdem stellen wir Hilfen bei Alltagsproblemen und sozialmedizinischen Fragen vor.

Nach der fachärztlichen Diagnosesicherung ist neben der ärztlichen Behandlung eine aktivierende Therapie erforderlich. Es ist zu begrüßen, dass derzeit Konzepte für eine noch engere Kooperation zwischen Ärzten, Physio- und Ergotherapeuten sowie Logopäden und Neuropsychologen entstehen.

Die Diagnose Parkinson ist eine klinische Diagnose, moderne Bildgebungs- und Laborverfahren helfen, die Diagnose zu sichern. Wir werden nach Möglichkeit auf Fachausdrücke verzichten oder diese zusammen mit der deutschen Übersetzung anführen. Wiederholungen einzelner Sachverhalte sind gewollt. Wir haben versucht, die Fragen nach dem neuesten Forschungsstand aus der Fachliteratur, den aktuellen Leitlinien der Deutschen Gesellschaft für Neurologie und unseren persönlichen Praxiserfahrungen zu beantworten. Wir hoffen, dass Sie Antworten auf Ihre Fragen und Hilfen für Ihren Alltag finden.

Bei den Mitarbeitern des TRIAS Verlags bedanken wir uns für die sehr angenehme Zusammenarbeit.

Mainz, im Sommer 2022
Reiner und Björn Thümler

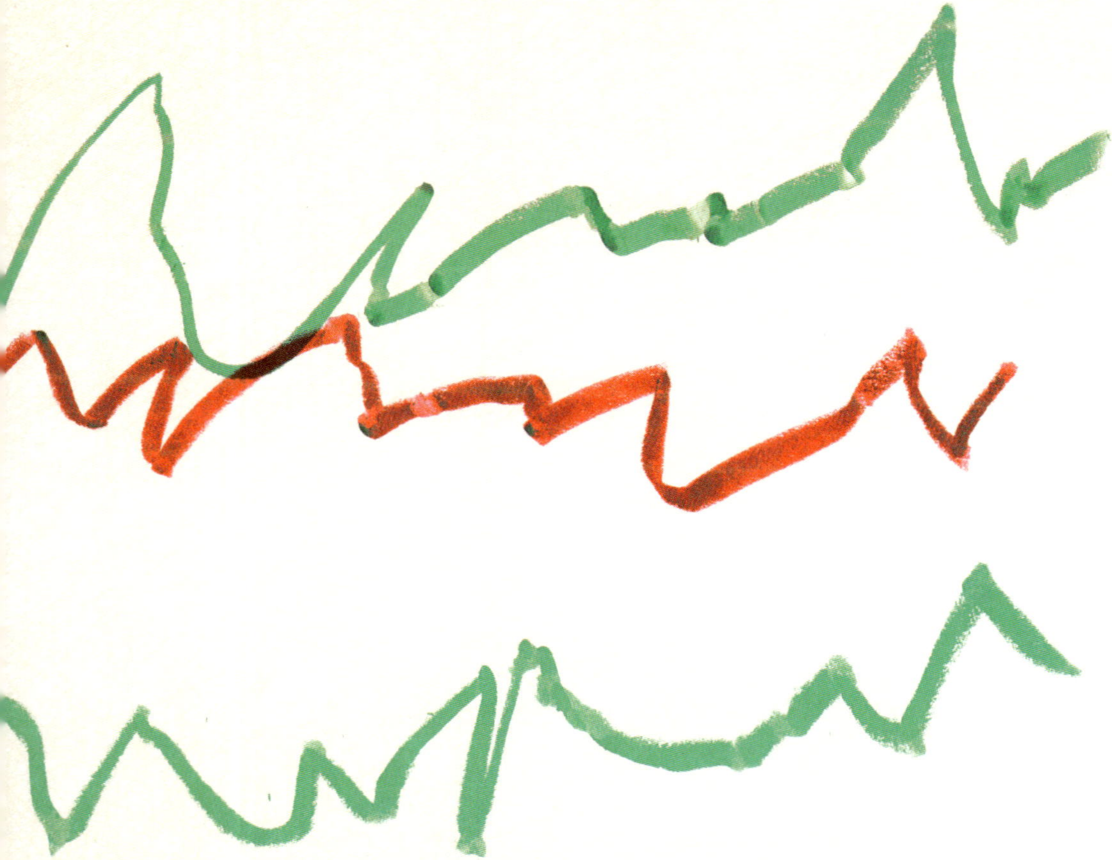

Die Krankheit verstehen

Zu Beginn erhalten Sie einige allgemeine Hinweise zur Parkinson-Krankheit, zum Beispiel über ihre Erstbeschreibung und die Verbreitung.

Grundlagen

In den nächsten Abschnitten erläutern wir kurz Zahlen und Fakten zur Parkinson-Krankheit. Natürlich beginnen wir mit einer Begriffsklärung.

Die Begriffe »Parkinson-Krankheit«, »Morbus Parkinson« (lat. Morbus = Krankheit) und »idiopathisches Parkinson-Syndrom« (IPS) werden für ein und dasselbe Krankheitsbild benutzt. Ein Syndrom ist ein Krankheitsbild, das mit stets den gleichen Krankheitszeichen einhergeht. »Idiopathisch« bedeutet so viel wie: ohne erkennbare Ursache. Das idiopathische Parkinson-Syndrom wird auch als »primäres Parkinson-Syndrom« bezeichnet. Es betrifft mit etwa 75 % die größte Gruppe der Parkinson-Patienten. Wir werden in diesem Buch vorwiegend die Bezeichnungen »Parkinson-Krankheit« und »idiopathisches Parkinson-Syndrom« benutzen. In der Umgangssprache hört man auch: »Ich habe Parkinson«.

Woher stammt die Bezeichnung »Parkinson-Krankheit«?

James Parkinson (1755–1824), ein englischer Landarzt, Apotheker und Paläontologe aus einem Vorort Londons, hat 1817 ein kleines Buch mit dem Titel »An essay on the shaking palsy« (Eine Abhandlung über die Schüttellähmung) herausgegeben. Anhand von nur sechs Fällen beschreibt er in diesem Büchlein in beeindruckender Weise die wesentlichen Merkmale der nach ihm benannten Erkrankung. Vier Patienten hatten sich in seiner Praxis vorgestellt, zwei Patienten hatte er auf der Straße wegen ihrer auffälligen Bewegungsstörung mit Zittern und Bewegungsarmut angesprochen. Erstaunlich ist seine sehr prägnante und bis heute gültige Beschreibung klinischer Kardinalsymptome:

> »*Beginn mit leichtem Zittern der Hände und leichter Schwäche … Drang, den Oberkörper vorzubeugen … zunehmende Gangschwierigkeiten mit Stürzen … das Schreiben falle zunehmend schwerer … die Sprache werde unverständlich … Kauen und Schlucken beschwerlich*«

Zu dieser Zeit war die Funktionsweise des Nervensystems noch nicht bekannt. Parkinson nahm als Ursache eine Schwellung im Halsmarkbereich an, wodurch das »Nervenfluidum« unterbrochen werde (man hatte zu jener Zeit noch die Vorstellung, dass die Nerven hohle Gebilde seien, durch die eine besondere Flüssigkeit fließe). Wenn wir heute »Nervenfluidum« mit dem Botenstoff Dopamin übersetzten, läge seine Vorstellung gar nicht so fern.

Als Therapie konnte Parkinson nur die seiner Zeit üblichen Methoden wie Aderlass, Schröpfen und Erzeugen eitriger Wunden mit nachfolgendem Eiterablassen anbieten. Der berühmte französische Arzt Charcot hat erst ein halbes Jahrhundert später die Erkrankung als einheitliches Krankheitsbild erkannt und sie nach dem Erstbeschreiber »Maladie de Parkinson« (Parkinson-Krankheit) genannt.

Wie werden die Parkinson-Syndrome eingeteilt?

In diesem Buch geht es vorwiegend um das idiopathische Parkinson-Syndrom. Gleich an den Anfang stellen wir zu Ihrer Orientierung die heute übliche Einteilung der Parkinson-Syndrome vor (nach den Leitlinien für Diagnostik und Therapie in der Neurologie, DGN S3-Leitlinie 2016). »Parkinson-Syndrom« bezeichnet Erkrankungen, die mit den für die Parkinson-Krankheit charakteristischen Krankheitszeichen einhergehen.

Klassifikation der Parkinson-Syndrome

- Parkinson-Krankheit (idiopathisches Parkinson-Syndrom): IPS oder Morbus Parkinson
- genetische Formen des Parkinson-Syndroms (erbliche Formen)
- atypische Parkinson-Syndrome (im Rahmen anderer neurodegenerativer Erkrankungen): Multisystematrophie (MSA), Demenz vom Lewy-Körper-Typ (DLK), progressive supranukleäre Blickparese (PSP), kortikobasale Degeneration (CBD)

Anmerkung: IPS, MSA und DLK werden auch als Synucleinopathien, PSP und CBD als Tauopathien eingeordnet.

Symptomatische (sekundäre) Parkinson-Syndrome:

- durch Medikamente ausgelöst (z. B. Antipsychotika)
- durch Hirntraumata ausgelöst (z. B. chronisch-traumatische Enzephalopathie, CTE)

- durch Giftstoffe induziert (z. B. Kohlenmonoxid, Mangan)
- entzündlich ausgelöst (z. B. »Enzephalitis lethargica«, heute selten)
- durch Stoffwechselstörungen ausgelöst (z. B. Morbus Wilson, Schilddrüsenunterfunktion)

Wir werden auch auf Krankheitsbilder eingehen, die nicht zu den Parkinson-Syndromen zählen, aber ähnliche Krankheitszeichen tragen.

Wichtige Differenzialdiagnosen des Parkinson-Syndroms:

- Hirngefäßerkrankungen (subkortikale arteriosklerotische Enzephalopathie, SAE)
- Normaldruckhydrozephalus (Erweiterung der Hirnkammern)
- Essenzieller Tremor
- Depression

Was bedeutet »Schüttellähmung«?

Zittern (Tremor) wurde schon von James Parkinson als ein sehr auffälliges Zeichen bei den von ihm untersuchten Patienten angesehen. Die von Parkinson gewählte lateinische Bezeichnung »agitans« wurde mit »schütteln« ins Deutsche übersetzt. Die gleichzeitig bestehende Bewegungsverlangsamung hat James Parkinson als Lähmung (griech. parálysis) fehlgedeutet, sodass er die Bezeichnung »Paralysis agitans« (»Schüttellähmung«) wählte. Heute wissen wir, dass die Bewegungsverlangsamung bei Parkinson-Kranken nicht Folge einer Lähmung wie etwa bei Schlaganfallspatienten ist. Auf der anderen Seite wissen wir auch, dass es eine große Anzahl von Parkinson-Patienten gibt, die kein Zittern, also keinen Tremor entwickeln.

Wie häufig ist die Parkinson-Krankheit?

Die Parkinson-Krankheit gehört zu den häufigsten neurologischen Krankheitsbildern. Die Erkrankungshäufigkeit steigt mit zunehmendem Alter und wird aufgrund der zu erwartenden Altersentwicklung weiter zunehmen. In der Altersgruppe der über 65-Jährigen ist durchschnittlich jede 100. Person ein Parkinson-Kranker (1 %). Bei den über 80-Jährigen sind 5 % Parkinson-Patienten.

Nach Schätzungen des European Brain Council (2010) ging man bisher von etwa 220 000 Parkinson-Kranken in Deutschland aus (interpoliert). Nach einer neueren Studie,[1] die Krankenkassendaten von 3,7 Millionen Versicherten aus dem Jahr 2015 auswertete, ist von über 400 000 Parkinson-Kranken (MoPED-Studie) auszugehen.

Anteil der Parkinson-Patienten an der Gesamtbevölkerung:

- 1,0 % bei den über 60-Jährigen
- 5,0 % bei den über 80-Jährigen

In welchem Alter beginnt die Erkrankung?

Das mittlere Erkrankungsalter liegt zwischen dem 50. und 60. Lebensjahr. Die Häufigkeit der Parkinson-Krankheit ist altersabhängig. In der englischsprachigen Literatur spricht man von einem »juvenilen« Parkinson-Syndrom, wenn die Erkrankung vor dem 21. Lebensjahr, und von einem »young onset«-Parkinson-Syndrom, wenn die Erkrankung zwischen dem 21. und 39. Lebensjahr diagnostiziert wird (etwa 10 % der Patienten). In nahezu allen Bundesländern gibt es Kontaktstellen und Selbsthilfegruppen für junge Parkinsonkranke (JuPa). Bei jungen Parkinson-Patienten haben Probleme wie Partnerschaft, Sexualität und Beruf einen besonders hohen Stellenwert.

Sind Männer und Frauen gleichermaßen betroffen?

Männer scheinen etwas häufiger betroffen zu sein als Frauen (nach der MoPED-Studie 2018: 50,8 %:49,2 %). In einer Überprüfung eigener Parkinson-Patienten für einen Zeitraum von 30 Jahren war der Anteil weiblicher und männlicher Parkinson-Patienten etwa gleich. Es wird vermutet, dass bei Männern die Krankheit etwas früher diagnostiziert wird, wenn motorische Probleme die berufliche Leistungsfähigkeit beeinträchtigen. Betroffene Frauen waren durchschnittlich etwas jünger (76,6 Jahre) als Männer (79,0 Jahre).

Haben Parkinson-Kranke eine verkürzte Lebenserwartung?

Vor der Ära der medikamentösen Parkinson-Therapie bedeutete die Diagnose »Parkinson«, dass Betroffene in der Regel relativ früh pflegebedürftig wurden und eine geringere Lebenserwartung hatten. Insbesondere führte die motorische Beeinträchtigung mit der Störung des Schluckens zu lebensbedrohlichen Lungenentzündungen (Aspirationspneumonie).

Mit der Weiterentwicklung der medikamentösen Parkinson-Therapie und mit der Verbesserung der Behandlung von Begleitkomplikationen hat sich die Lebenserwartung deutlich verbessert. Vor der Einführung der L-Dopa-Therapie war die Sterblichkeit bei Parkinson-Patienten fast dreimal so hoch wie in der entsprechenden Altersgruppe. Mittlerweile konnte sie auf einen Faktor von 1,8 gesenkt werden. Als Todesursachen stehen bei Parkinson-Kranken wie bei Personen gleichen Alters Herz-Kreislauf-Erkrankungen, Krebserkrankungen und Schlaganfälle an vorderster Stelle. Auch Diabetes mellitus und arterielle Hypertonie zeigten bei Parkinson-Patienten eine höhere Prävalenz. Nicht nur die Lebenserwartung, sondern auch die Lebensqualität kann inzwischen durch eine optimale Therapie über viele Jahre günstig beeinflusst werden. Dabei ist es wichtig, dass im weiteren Krankheitsverlauf das therapeutische Gesamtkonzept Ihren individuellen motorischen und nicht-motorischen Störungen angepasst wird.

Ursache(n)

Obwohl die genaue Ursache der Parkinson-Krankheit nicht bekannt ist, weiß man heute doch ziemlich genau, wie einzelne Krankheitszeichen zu erklären sind.

Ganz wesentlich ist, dass im Gehirn von Parkinson-Kranken der Botenstoff Dopamin nicht mehr in ausreichendem Maße vorhanden ist. Das hat zur Folge, dass Bewegungsimpulse nur ungenügend weitergeleitet werden und somit schließlich motorische Bewegungsabläufe nur unzureichend gesteuert werden können.

Wie laufen willkürliche Bewegungen normalerweise ab?

An einem stark vereinfachten Beispiel und der Abbildung »Erregungsübertragung« soll zunächst dargestellt werden, wie wir uns die Vorgänge im Gehirn bei einer willkürlichen Bewegung vorstellen können. Willkür ist die bewusste Kontrolle von Körperfunktionen.

Bewegungsimpuls

Wenn wir z. B. den linken Arm bewegen wollen, muss in bestimmten Nervenzellen des Gehirns zunächst einmal ein Bewegungsimpuls erzeugt werden.

Da unsere rechte Hirnhälfte für Bewegungen der linken Körperseite (und umgekehrt) verantwortlich ist, entsteht die Erregung in diesem Falle in der rechten Gehirnhälfte. Von hier aus wird der Bewegungsimpuls als elektrisches Signal durch das Großhirn und den Hirnstamm geführt. Dann gelangt er in den unteren Abschnitten des Hirnstammes auf die linke Seite, erreicht das Rückenmark und über die Armnerven schließlich die Muskeln des linken Armes. Die Kontrolle der zunächst beim Heranwachsen mühsam erlernten willkürlichen und später die dann

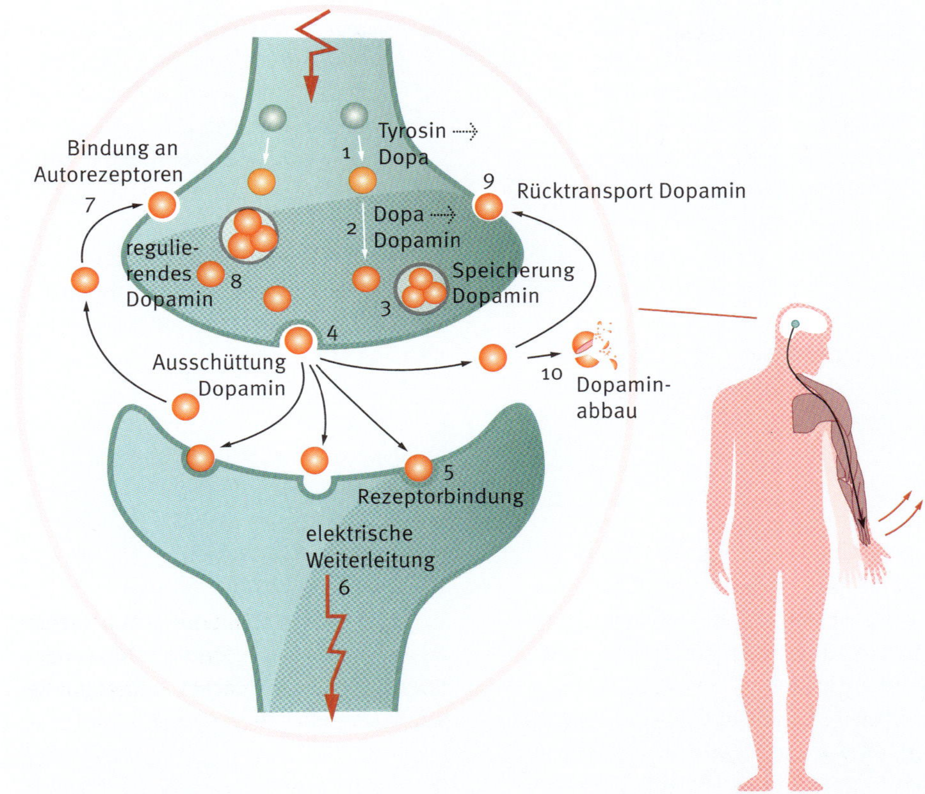

Ablauf der Erregungsübertragung

automatisierten Bewegungsabläufe erfolgen über Kerngebiete in der Tiefe des Gehirns, die Basalganglien genannt werden. Diese Nervenkerne haben mit reizauslösenden oder reizhemmenden Botenstoffen die Funktion einer Feinabstimmung für koordinierte, feinmotorische Bewegungen. Erinnern Sie sich, wie mühsam Sie oder Ihre Kinder Fahrradfahren erlernten? Das Fahrradfahren selbst gelingt vielen sonst stark bewegungseingeschränkten Parkinson-Patienten gut, wären da nicht die »zentralen Willkürprogrammierungsfehler für das Auf- und Absteigen«. Sie werden später lesen, dass man durch besondere Übungen die zentrale Fehlsteuerung teilweise verbessern kann.

Synapsen

Dieser Weg des Impulses ist nicht direkt mit einem durchgehenden elektrischen Kabel vergleichbar. Die Nervenfasern sind an bestimmten Stellen unterbrochen, wo der ankommende Bewegungsimpuls nicht »elektrisch«, sondern »chemisch« weitergeleitet wird (siehe Ausschnittsvergrößerung in der Abbildung, Seite 15). Die Kontaktstellen zweier Nervenfasern werden Synapsen (griech. synapsis = Verbindung) genannt. Das klobige Endstück der ersten Nervenendigung heißt Präsynapse (prä = vor) und der Anfangsteil der weiterleitenden Nervenfaser heißt Postsynapse (post = nach).

Botenstoffe

Die chemischen Substanzen, die Reize von einer Nervenzelle auf eine andere übertragen, werden als Überträgerstoffe (Botenstoffe) oder Neurotransmitter bezeichnet (Transmitter = Überträger, Neuron = Nerv, also Überträger von Nervensignalen). Die Signale können sich hemmend oder fördernd auf nachgeschaltete Regelkreise auswirken. Einer dieser Neurotransmitter ist die Substanz Dopamin, deren Mangel beim Parkinson-Syndrom die wichtigste Rolle spielt. Weitere Neurotransmitter sind zum Beispiel Acetylcholin, Glutamat und Serotonin.

Das elektrische Nervensignal bewirkt am Nervenfaserende (Präsynapse), dass der hier gespeicherte Botenstoff Dopamin in den Spalt zwischen den Nervenendigungen (Synapsenspalt) austritt und sich mit speziellen Empfängern (Rezeptoren) des zweiten Nervs (Postsynapse) verbindet. An der Hülle (Membran) des zweiten Nervs befinden sich diese speziellen Empfänger (Dopamin-Rezeptoren). Nach dem Schlüssel-Schloss-Prinzip findet Dopamin seinen Rezeptor und löst damit die Weiterleitung des Nervensignals aus.

Auf der Abbildung (Seite 15) sehen Sie, wie die chemische Erregungsleitung im Detail verläuft: Vorstufe für Dopamin ist die Aminosäure Tyrosin, die über ein Enzym in Dopa umgewandelt wird (1). Durch ein weiteres Enzym wird Dopa in aktives Dopamin überführt (2) und in Bläschen (Vesikel) gespeichert (3). Der elektrische Impuls bewirkt, dass Dopamin in den synaptischen Spalt austritt (4). Die Erregungsfortleitung erfolgt dadurch, dass sich Dopamin mit seinem Rezeptor des nachgeschalteten Nervs verbindet (5), der Nervenimpuls wird jetzt wieder elektrisch geleitet (6). Ein Teil des Dopamins wird an speziellen Rezeptoren der Präsynapse (Autorezeptoren) gebunden (7), um die Ausschüttung von Dopamin zu regulieren (8). Nicht benötigtes Dopamin wird entweder in die Nervenzelle zurücktransportiert (9) oder abgebaut (10) und ausgeschieden.

Welche strukturellen Veränderungen finden im Gehirn statt?

Wie kommt es nun zu diesem Mangel an Dopamin? Bei Parkinson-Patienten kommt es aus bisher noch ungeklärter Ursache zu einem Absterben der

Zellen in einem bestimmten eisen- und melaninhaltigen Bereich des Hirnstammes, der wegen seiner dunklen Färbung »schwarze Substanz« genannt wird (Substantia nigra, siehe Abbildung, Seite 18). Areale abgestorbener Nervenzellen werden von sogenannten Glia- und Stützzellen gefüllt, es verbleibt eine blasse narbige Struktur. Der Neuropathologe sieht mit bloßem Auge die sonst schwarze Substanz bei Parkinson-Patienten als blassgraues Areal. Folge ist, dass die von der schwarzen Substanz zum Streifenkörper (Striatum) ziehenden dopaminhaltigen Fasern untergehen. Weitere Folge ist, dass Dopamin für die Erregungsübertragung an den Nervenkontaktstellen (Synapsen) nicht mehr in ausreichendem Maße zur Verfügung steht. Aktivierende Signale zur Großhirnrinde werden dadurch gehemmt, mit der Folge von Bewegungsverlangsamung (Bradykinese) und Muskelsteife (Rigor). Tremor entsteht wahrscheinlich durch Enthemmung unterschwelliger physiologischer Rhythmen. Der Streifenkörper gehört zu den sogenannten Basalganglien, zu denen auch der Nucleus subthalamicus und das Pallidum zählen. Diese Kerne sind Zielpunkte der Therapie der Tiefen Hirnstimulation, auf die wir noch ausführlich eingehen werden (Abbildung, Seite 147). Die Basalganglien sind die Zentrale für erlernte und später automatisierte vorprogrammierte Bewegungen wie z. B. das aufrechte Gehen. An der Nervenkontaktstelle kommt es also zur Schädigung der ersten Nervenendigung (Präsynapse), während der nachfolgende Anteil (Postsynapse) intakt bleibt. Der noch intakte postsynaptische Teil bietet sich therapeutisch für Wirksubstanzen an, welche die nicht geschädigte Postsynapse direkt stimulieren, also wie Dopamin »agieren« und deshalb Dopaminagonisten genannt werden.

Der Botenstoff Dopamin ist auch in Kerngebieten des Gehirns aktiv, die nicht die Bewegungen regulieren, sondern Einfluss auf psychische Effekte nehmen (z. B. Nucleus accumbens). Hier wird das sogenannte »Belohnungssystem« gesteuert, das die Stimmung und die Motivation fördert, wenn wir in irgendeiner Weise »belohnt« werden.

Ehe die ersten motorischen Zeichen der Parkinson-Krankheit für den Patienten bzw. den Neurologen sichtbar werden, sind schon etwa 60 % der dopaminergen Nervenzellen untergegangen. Da man die Geschwindigkeit des Zelluntergangs in etwa abschätzen kann, lässt sich hochrechnen, dass 7–12 Jahre vergehen können, bis der Prozess zu sichtbaren Krankheitszeichen führt. Anders ausgedrückt bedeutet dies, dass der heute 60-jährige Parkinson-Patient schon im Alter von etwa 50 Jahren (oder früher) erkrankte, ohne dass man bei ihm eine Bewegungsstörung hätte feststellen können. Auch bei Gesunden kommt es zur Degeneration von Nervenzellen in der schwarzen Substanz (Substantia nigra). Dies geschieht aber so langsam, dass Gesunde

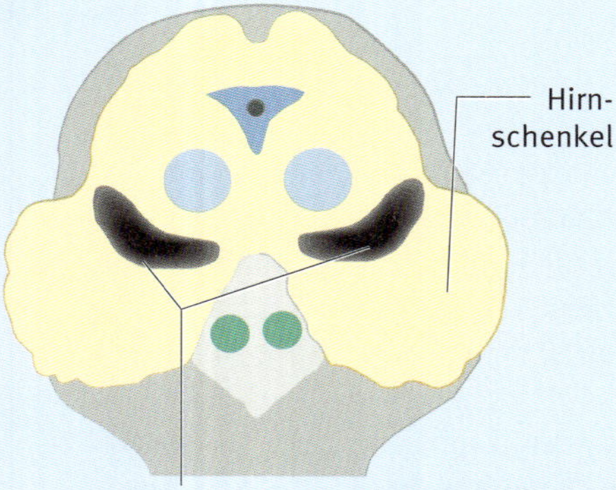

Schematische Darstellung des Mittelhirns im Querschnitt: Die schwarze Substanz ist der Bereich, der sich bei Parkinson deutlich sichtbar verändert. Hier kommt es zu einer Abblassung, weil die schwarzen (eisen- und melaninhaltigen) Nervenzellen absterben.

»ein Krankheitsstadium« nicht erreichen. Die frühere Theorie eines »beschleunigten Alterungsprozesses« erklärt nicht das komplexe Krankheitsgeschehen.

Was bedeuten Neuroprotektion und Neurorestauration?

Neuroprotektion bedeutet Schutz (Protektion) der neuronalen Zellen vor einem schädigenden Einfluss, der zum Zelluntergang führen kann. Es gibt keine belastbare Studie, die neuroprotektive Wirkungen für die derzeit zur Verfügung stehenden Parkinson-Medikamente nachweist. Bemerkenswert ist, dass Rauchen, Kaffeetrinken, hohe Harnsäurespiegel im Blut (z. B. bei Gicht) und erhöhtes Östrogen eine schützende Wirkung haben sollen. In den letzten Jahren wurden Nahrungsergänzungsmittel und Medikamente hinsichtlich einer Neuroprotektion untersucht, die jedoch in Studien keine Wirkung bestätigen konnten. Nachfolgend sind Substanzen aufgeführt, die tierexperimentell in Studien zwar diskrete protektive Wirkungen zeigten, die jedoch in nachfolgenden klinischen Studien am Menschen nicht bestätigt werden konnten:

Nahrungsergänzungsmittel: Coenzym Q, Inosin, Creatin

Medikamente: Rasagilin (MAO-B-Hemmer), Pramipexol (Dopaminagonist), Pioglitazon (Insulinrezeptorwirkung), Isradipin (Kalziumkanalblocker), Inosin (durch Erhöhung des Harnsäurewertes)

Unter Neurorestauration versteht man, dass bereits geschädigte Neurone geheilt (restauriert) oder durch funktionsfähige neue Nervenzellen ersetzt werden.

Kann die Parkinson-Krankheit durch Umweltgifte ausgelöst werden?

Nach experimentellen Tierversuchen werden auch Pestizide als Auslöser diskutiert. Zu den Pestiziden gehören DDT, Paraquad und Rotenon. Nach Untersuchungen der Dresdener Forschungsgruppe um Prof. Reichmann kann das Pflanzengift Rotenon in geringer Konzentration im Mäusedarm pathologisches α-Synuclein (siehe nächste Frage) bilden, das nach einiger Zeit auch in der

Substantia nigra nachweisbar ist.[2] Wenn Pestizide eine Rolle spielten, müssten Einwohner ländlicher Gebiete mit häufigem Pestizideinsatz häufiger erkranken als Stadtbewohner. Und in der Tat hatten nach einer Untersuchung aus Kanada (1986) Menschen, die in ländlichen Gebieten geboren und aufgewachsen waren, ein höheres Risiko, eine Parkinson-Krankheit zu entwickeln. Auffällig ist, dass medizinhistorisch gesehen die Parkinson-Krankheit erst zu Beginn der Industrialisierung beschrieben wird.

Eine weitere Befragung von über 700 Parkinson-Patienten aus dem Jahre 2005 zeigte, dass diese häufiger als eine Kontrollgruppe mit Pestiziden Kontakt hatten. Da die Parkinson-Krankheit auch in Gebieten auftritt, in denen keine Umweltgifte entstehen oder eingesetzt werden, können Umweltfaktoren allenfalls ein Teilauslöser der Krankheit sein. Man geht davon aus, dass Träger bestimmter Genvarianten eine Risikogruppe mit »Gen-Umwelt-Interaktion« darstellen. In Frankreich ist seit 2012 unter bestimmten Umständen eine Anerkennung der Parkinson-Krankheit als Berufskrankheit möglich.

Es sind weitere Umweltfaktoren untersucht worden, die aber bisher keinen sicheren ursächlichen Zusammenhang aufzeigten:

- Leben in ländlichen Gegenden
- landwirtschaftliche Tätigkeiten
- Brunnenwasserkonsum
- Ernährungsgewohnheiten
- Tierkontakte
- einzelne Infektionskrankheiten
- Schimmelbefall
- Reinigungsmittel (Trichlorethylen)

Gleiches gilt für die berufliche Tätigkeit in bestimmten Industriezweigen (z. B. Holz-, Papier-, Glasverarbeitung, Druckerei, Arbeiten im Steinbruch) oder für den Kontakt mit bestimmten Werkstoffen (Lösungsmittel in Lacken und Klebstoffen, Holzschutzmittel oder Schwermetalle, wie Blei).

Ist α-Synuclein der Schlüssel zu einer möglichen Heilung?

Unter dem Mikroskop sieht der Neuropathologe in Gehirnen von Parkinson-Patienten in Zellen der Substantia nigra kugelförmige Strukturen, die nach ihrem Erstbeschreiber Friedrich Lewy (deutscher Neurologe, 1885–1950) »Lewy-Körper« genannt werden. Hauptbestandteil der Lewy-Körper ist eine Ansammlung verklumpter Eiweißkörper, die α-Synuclein genannt werden und an der Schädigung dopaminerger Neurone besonders in der Substantia nigra beteiligt sind. Bei einer Reihe verschiedener neurodegenerativer Erkrankungen (Parkinson-Erkrankung, Lewy-Körper-Demenz, Multisystematrophie) findet man krankhafte Ansammlungen von α-Synuclein, weshalb diese auch Synukleopathien genannt werden. Welche Aufgaben normales α-Synuclein hat, ist noch unbekannt. Normalerweise liegt α-Synuclein in löslicher Form vor, verklumpt jedoch durch eine pathologische Fältelung und bildet so große Moleküle (Makromoleküle) und Fibrillen. Die fehlgefälteten Eiweißkörper bilden die Lewy-Körper, die sich von einer Zelle zur nächsten ausbreiten.

Nur in einem gewissen Rahmen können unsere natürlichen Abbauprozesse diese Vorgänge kompensieren. Ein bisher nur experimenteller therapeutischer Ansatz ist, die Fältelung von α-Synuclein zu blockieren oder dessen Ausbreitung mit Antikörpern zu verhindern. Ein weiterer Ansatz ist die Förderung des Abbaus von Lewy-Körpern bei Parkinson-Patienten.

Der deutsche Neuroanatom Prof. Heiko Braak (*1937) aus Frankfurt konnte zeigen, dass es schon lange vor Auftreten der ersten motorischen Parkinson-Symptome zur Bildung von Lewy-Körpern außerhalb der Substantia nigra kommt, nämlich in der Riechbahn und im Vaguskern, der mit dem Nervengeflecht des Magen-Darm-Traktes verbunden ist. Erst Jahre später erreicht dieser Krankheitsprozess die Substantia nigra. Aktuell werden pathoätiologisch zwei Subtypen der Parkinson-Krankheit diskutiert: ein »Brain-first«-Typ, der von neuronalen Strukturen im Gehirn ausgeht, und ein »Body-first«-Typ, der primär im Darm entsteht. Beim »Brain-first«-Typ sollen Riechstörungen und Depression als Frühsymptome vorherrschen, während beim »Body-first«-Typ eher periphere autonome Symptome wie Obstipation (Verstopfung) im Frühstadium zu erwarten seien. Die »Brain-first«-Typ-Pathologie entwickelt sich zunächst asymmetrisch im Gehirn und erklärt die einseitig betonte motorische Symptomausprägung im früheren Verlauf der Parkinson-Erkrankung sowie den asymmetrischen DatScan-Befund in diesem Stadium. Beim »Body-first«-Typ breiten sich die pathologischen Prozesse vom Darm über das vegetative Nervensystem – insbesondere die beiden Vagusnerven – ins Zentrale Nervensystem (ZNS) aus. Erst im späteren Stadium soll das schädigende α-Synuclein über eine transsynaptische Weiterleitung die dopaminergen Zellen der schwarzen Substanz erreichen und hier die motorischen Symptome auslösen.

Diese Befunde beleben die schon ältere Hypothese, dass die Aufnahme von Toxinen eine ursächliche Rolle spielen könnte. Als Eintrittspforten kämen der Darm und/oder die Nase in Betracht. Im Dresdner Parkinson-Mausmodell konnte eine α-Synuclein-Anreicherung im Darm erzeugt, später im Vaguskern und im Verlauf in der Substantia nigra nachgewiesen werden. In großen skandinavischen Datenbank-Studien wurden insgesamt fast 15 000 Patienten über viele Jahre beobachtet, bei denen der Vagusnerv ganz oder teilweise, seinerzeit zur Therapie von Magengeschwüren, durchtrennt worden war. In der nichtoperierten Vergleichsgruppe hatten deutlich mehr Menschen nach einer Beobachtungszeit von 5–20 Jahren eine Parkinson-Krankheit entwickelt. Ob α-Synuclein Verursacher oder Begleitprodukt eines multifaktoriellen Schädigungsmechanismus bei der Parkinson-Krankheit ist, wird derzeit diskutiert. Die Parkinsonforschung sucht nach Verfahren, α-Synuclein-Ansammlungen zu reduzieren, um bei Betroffenen Einfluss auf die Krankheitsprogression zu nehmen, und prüft ob ein α-Synuclein-Nachweis in Hautzellen frühdiagnostisch hilfreich sein kann.

Spielen Darmbakterien eine Rolle?

Seit einigen Jahren gibt es eine Reihe von Forschungsergebnissen, die auf eine veränderte Darmflora als mögliche Teilursache der Parkinson-Entstehung hinweisen. Unter »Darmflora« versteht man die Gesamtheit aller Mikroorganismen im Darmtrakt. Das genetische Material der Mikroorganismen (Mikrobiota) wird als »Mikrobiom« zusammengefasst.

Der Bakterienbestand im menschlichen Darm ist für jedes Individuum einzigartig. Parkinson-Patienten tragen besondere Bakterienstämme im Darm, die bei Kontrollgruppen nicht gefunden wurden. Ob aber das veränderte Mikrobiom als Folge- oder Ursachenfaktor anzusehen ist, bleibt in der Diskussion. Auch der aktuelle Studiennachweis einer Besserung der Obstipation bei Parkinson nach Gabe eines Probiotikums kann diese Frage nicht klären, aber als therapeutischer Hinweis nützlich sein.

Mäuse mit einer genetisch bedingten Überproduktion von α-Synuclein und parkinsonähnlichen Zeichen besserten sich nach antibakterieller Darmsterilisation. Eine Transplantation von menschlichem Parkinson-Stuhl konnte dann bei diesen Mäusen die α-Synuclein-Pathologie und entzündliche Immunprozesse im Darm aktivieren. Der klinisch-therapeutische Einsatz von Stuhltransplantationen beim Menschen wird derzeit bei verschiedenen Erkrankungen geprüft. Hierbei werden Kapseln mit gefriergetrocknetem Stuhl eingenommen oder es wird Stuhl von Gesunden über eine Sonde in den Dünndarm geleitet. Die Therapieerfolge bei chronisch-entzündlichen Darmerkrankungen scheinen gesichert zu sein. Bei Multipler Sklerose, Parkinson-Krankheit und Depression sind die experimentellen Ergebnisse noch nicht belastbar. Auch der Einfluss von Nahrungsergänzungsstoffen wie Probiotika oder Präbiotika auf die Parkinson-Symptome bleibt weiterhin uneinheitlich in der Diskussion.

Wichtig: Bitte beachten Sie, dass eine Darmreinigung durch massive Einläufe keine geeignete therapeutische Maßnahme zur »Verbesserung bzw. Veränderung der Darmflora« ist!

Ist die Parkinson-Krankheit vererbbar?

In den letzten Dekaden hat die Parkinson-Forschung große Fortschritte auf dem Gebiet genetisch determinierter

Parkinson-Syndrome gemacht. Inzwischen sind zahlreiche Gendefekte als Risikofaktoren für Parkinson-Syndrome bekannt, die zum Teil als PARK-Gene (benannt entsprechend der chronologischen Reihenfolge ihrer Entdeckung als PARK1 bis PARK 24) bezeichnet werden. Je nach Gendefekt können sich unterschiedliche Parkinson-Phänomene oder -Subtypen ausbilden. Eine nachgewiesene Genmutation bedeutet jedoch nicht, dass die Erkrankung im Vererbungsmodus der Nachkommenschaft weitergeben werden muss. Eine rein genetische Ursache der Parkinson-Erkrankung ist selten.

Die erblichen Formen betreffen Patienten mit einem jungen Manifestationsalter (jünger als 40 Jahre). Erbliche Formen machen in Deutschland weniger als 5 % aller idiopathischen Parkinson-Syndrome aus. Für diese Gruppe mit erhöhtem Vererbungsrisiko kann eine genetische Beratung (Facharzt für Humangenetik) sinnvoll sein.

Kann ein Schlaganfall der Krankheitsauslöser sein?

Ohne die modernen Untersuchungsmethoden wie Computertomographie, Kernspintomographie und Ultraschalldiagnostik zur Verfügung zu haben, hat man früher großzügig viele Hirnerkrankungen auf Durchblutungsstörungen des Gehirns zurückgeführt. Akute Schlaganfälle (Hirninfarkte), die isoliert die Basalganglien betreffen, führen eher selten zu einer Parkinson-Symptomatik. Infolge vieler kleiner Durchblutungsstörungen des Gehirns können jedoch Symptome wie bei einem idiopathischen Parkinson-Syndrom entstehen (siehe Frage »Was ist eine arteriosklerotische Enzephalopathie?« (Seite 52)).

Welchen Einfluss haben Rauchen, Koffein und Alkohol?

Jetzt sollten die Raucher eigentlich weghören! Aber es ist mit unterschiedlichen Methoden in unterschiedlichen Kulturkreisen statistisch nachgewiesen, dass Zigarettenraucher ein geringeres Risiko haben, eine Parkinson-Krankheit zu entwickeln. Wissenschaftlich ist interessant, dass Nikotin als Radikalenfänger und als MAO-B-Hemmer wirksam sein kann. Es wird eine neuronale zellschützende Wirkung von Nikotin diskutiert.

In neuerer Zeit sind ähnliche Korrelationen auch für den Kaffee- und Alkoholgenuss berichtet worden. Und jetzt dürfen (müssen) die Raucher wieder zuhören: Der gesundheitsschädigende Einfluss von Nikotin und Alkohol ist auf jeden Fall weitaus größer als die genannte positive Korrelation. Dieser Befund hat rein wissenschaftliches Interesse und sollte nicht zum Nikotin- und Alkoholgenuss als Maßnahme gegen Parkinson auffordern! Übrigens konnte durch die Verwendung eines Nikotinpflasters der Verlauf bei Parkinson-Patienten in Studien nicht beeinflusst werden.

Ist eine Früherkennung möglich?

Eine Früherkennung in dem Sinne, dass die Erkrankung schon vor dem Auftreten der ersten motorischen Krankheitszeichen (präklinisch) durch eine Blutuntersuchung oder durch eine Untersuchung der Nervenflüssigkeit vorausgesagt werden kann, ist bisher noch nicht möglich.

Wie erwähnt, sind bei Auftreten der ersten motorischen Krankheitszeichen schon etwa 60 % der verantwortlichen Nervenzellen der Substantia nigra abgestorben. Mit der Positronen-Emissions-Tomographie (PET) und der Single-Photon-Emissions-Computed-Tomographie (SPECT) ist es möglich, schon früh die zugrunde liegende Dopaminspeicherstörung nachzuweisen. PET und besonders SPECT gewinnen für Risikopatienten, z. B. bei familiärer Belastung, und für die differenzialdiagnostische Abgrenzung gegenüber nicht idiopathischen Parkinson-Syndromen und besonderen Tremorformen zunehmend an Bedeutung.

In Hautbiopsien von Risikopatienten (z. B. REM-Schlafverhaltensstörungen, Riechstörungen) kann schon Jahre vor Auftreten motorischer Parkinsonsymtome α-Synuclein als möglicher Biomarker nachgewiesen werden.

Vorrangig bleibt die klinische Fahndung nach ersten motorischen Zeichen, wie Störungen der Feinmotorik (z. B. Probleme beim Zähneputzen, Schnürsenkel binden, Schreiben und bei der Ausübung handwerklicher Hobbys). Standardisierte feinmotorische Tests können bei der Diagnosefindung hilfreich sein. Zu den wichtigsten frühen nicht-motorischen Zeichen zählen Riechstörungen, REM-Schlaf-Störungen und Verstopfung. Als weitere Risikozeichen gelten vegetative Störungen (z. B. orthostatischer Blutdruckabfall, Dranginkontinenz, erektile Dysfunktion), muskuloskelettale Schmerzen, Hautpilz, kognitive Einschränkungen und psychische Störungen (z. B. Depression, Versagensängste). Es hat sich weiter gezeigt, dass früh Farbschattierungen nicht so gut erkannt werden.

Die Parkinson-Forschung fahndet nach Frühmarkern, die sensitiv und spezifisch genug sind, die Erkrankung vorauszusagen, um so therapeutisch gezielt den Verlauf positiv beeinflussen zu können. Eine Früherkennung würde noch mehr an Bedeutung gewinnen, wenn die Forschung einen sicheren Schutz vor weiterer Schädigung – also eine sichere Neuroprotektion oder Neurorestauration – anbieten könnte.

Wir – die beiden Autoren – halten ein breites Screening für Menschen ohne jegliche Beschwerden derzeit nicht für gerechtfertigt. Wir hätten nicht schon vor Jahrzehnten wissen wollen, ob wir in der Zukunft eine Parkinson-Krankheit entwickeln, ohne dass ein Angebot einer protektiven Maßnahme während dieser prämotorischen Phase verfügbar ist.

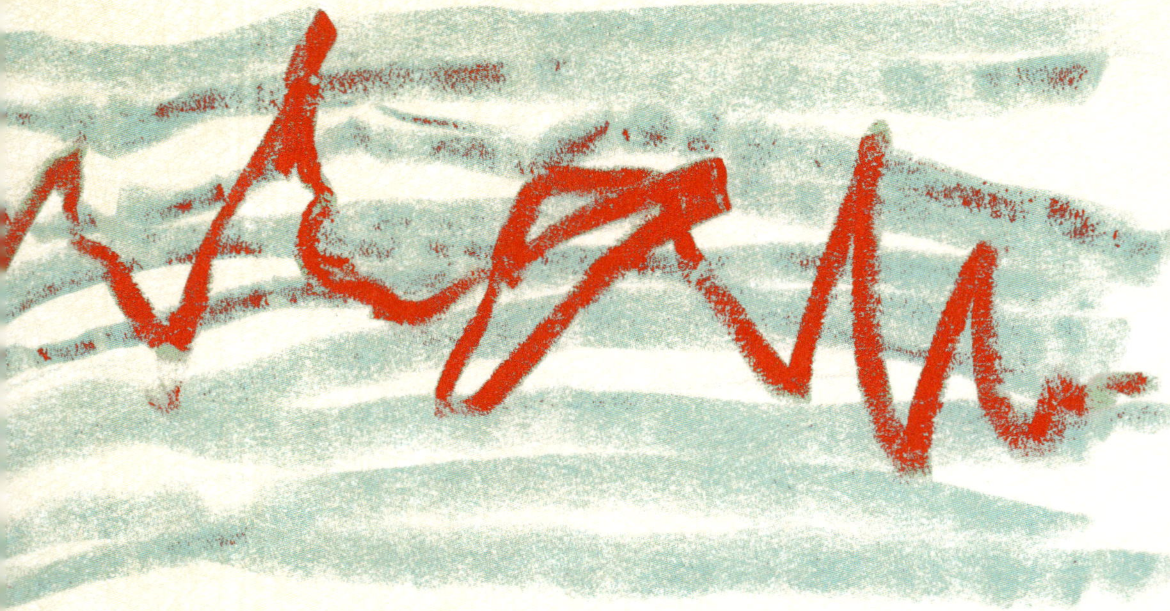

Die Krankheit erkennen

Parkinson ist eine klinische Diagnose. Technische Untersuchungen können zur Diagnosesicherung beitragen.

Symptome und Anzeichen

Weil die Parkinson-Symptome vielfältig und zum Teil nicht eindeutig sind, ist es besonders wichtig, einen begründeten Verdacht fachärztlich abklären zu lassen.

Es sollte frühzeitig ein Facharzt für Neurologie konsultiert werden. Dass ein Parkinson-Patient immer noch Monate bis Jahre auf seine Diagnose warten muss, liegt nicht nur an der Komplexität dieses Krankheitsbildes, sondern auch an der nicht immer optimalen interdisziplinären ärztlichen Zusammenarbeit.

Was sind frühe Zeichen der Erkrankung?

Wie erwähnt, können frühe Zeichen einer Parkinson-Krankheit auch eher uncharakteristische Beschwerden, wie Schulter-Arm-Schmerzen, »rheumatische Beschwerden« sein. Aus Studien aber wissen wir, dass nicht motorische Symptome wie Verstopfung, Riechstörungen, Depression und sogenannte Schlafverhaltensstörungen schon viele Jahre vor den motorischen Parkinsonzeichen auftreten können. Die Tatsache, dass die Erkrankung in der Regel erst im höheren Alter auftritt, macht verständlich, dass aus einer Mehrzahl von Beschwerden und Beobachtungen die für die Parkinson-Krankheit typischen Krankheitszeichen herausgefiltert werden müssen.

Manchmal ist der behandelnde Arzt nach gründlicher Untersuchung und probeweiser medikamentöser Therapie gezwungen, zunächst den weiteren Verlauf abzuwarten, ohne gleich eine sichere Diagnose stellen zu können. Selbst in Zentren für Bewegungsstörungen kommt es trotz Einhaltung strikter Diagnosekriterien in 10 % der Fälle zu Fehldiagnosen. Wichtig ist, dass der Arzt bei sei-

Fragebogen: Mögliche Frühsymptome der Parkinson-Krankheit

Wenn Sie mehr als drei Fragen mit Ja beantworten, könnte dies erste Anzeichen für eine zugrundeliegende Parkinson-Erkrankung sein. Eine Diagnose kann aber ausschließlich der Arzt stellen.

1. Kommt es vor, dass Ihre Hand zittert, obwohl sie entspannt aufliegt oder empfinden Sie ein »inneres Zittern«?
2. Haben Sie häufig Schmerzen im Schulter-Arm-Bereich?
3. Ist ein Arm angewinkelt und schwingt beim Gehen weniger mit?
4. Haben Sie einen einseitig betonten, leicht schlurfenden, kleinschrittigen Gang entwickelt?
5. Hat sich Ihr Riechvermögen gemindert oder kommt es zu Albträumen, die mit teils zielgerichteten »schlagenden« Bewegungen einhergehen?
6. Leiden Sie häufiger als früher unter Verstopfungen?
7. Haben Sie oder Angehörige einen Antriebs- und Initiativemangel bemerkt?
8. Ist Ihnen aufgefallen, dass Sie sich von Ihren Freunden und Angehörigen zurückziehen, dass Sie Kontakte meiden und zu nichts Lust haben?
9. Haben Sie Veränderungen in Ihrer Stimme bemerkt? Ist sie vielleicht monotoner und leiser als früher? Oder hört sie sich etwas heiser an?
10. Haben Sie eine Verkleinerung Ihrer Schrift bemerkt?

Bitte beachten Sie, dass es sich bei dieser Liste um mögliche Frühsymptome handelt. Die Tatsache, dass Sie drei oder mehr Fragen mit Ja beantworten, bedeutet keineswegs automatisch: Ich habe Parkinson!

ner diagnostischen Gesamtabklärung auch die Parkinson-Krankheit mit einbezieht. Genauso wichtig ist es, einem Patienten nicht ungerechtfertigt die Diagnose »Parkinson« zu geben und ihn möglicherweise über längere Zeit mit für ihn unwirksamen und vielleicht noch unverträglichen Parkinson-Medikamenten zu behandeln.

Dies bezieht sich besonders auf Tremorformen anderer Ursache, auf Parkinson-Syndrome im Rahmen von anderen neurodegenerativen Erkrankungen oder auf demenzielle Entwicklungen. Unserer Erfahrung nach ist es wichtig, den Patienten bei begründeter Verdachtsdiagnose einer Parkinson-Erkrankung schon früh aufzuklären. Patient und Angehörige können durch Beobachtung der Symptome dem Arzt bei der nächsten Konsultation mit Angaben helfen, die eine Diagnosefindung unterstützen.

Was sind die diagnostischen Kriterien?

Seit fast 25 Jahren richten sich die Ärzte in der klinischen Parkinson-Diagnostik nach den Diagnosekriterien der »UK Parkinson's Disease Society Brain Bank«. In dieser ursprünglich für wissenschaftliche Zwecke entwickelten Hirn-Datenbank wurde die klinische Diagnose von Parkinson-Patienten mit neuropathologischen Veränderungen nach dem Tode (postmortal) validiert. Berücksichtigt wurden ausschließlich motorische Störungen.

Nach diesen Diagnose-Kriterien liegt ein Parkinson-Syndrom vor, wenn neben einer Bewegungsverlangsamung (Bradykinese) mindestens eines der Symptome Ruhetremor, Muskelsteife (Rigor) oder Haltungsinstabilität nachweisbar ist. Die Haltungsinstabilität ist allerdings kein frühes Zeichen und kein Hauptkriterium für die Diagnosestellung.

Diagnose-Kriterien – Parkinson-Syndrom (nach UK Brain Bank):

- Bradykinese und mindestens eines der folgenden Symptome
- Rigor
- Ruhetremor
- (Haltungsinstabilität)

Für die weitere Eingrenzung eines Parkinson-Syndroms auf die Diagnose eines idiopathischen Parkinson-Syndroms, einer Parkinson-Krankheit also, sind unterstützende Kriterien wichtig.

Unterstützende Kriterien für die Diagnose der Parkinson-Krankheit:

- einseitiger Beginn und/oder anhaltende Asymmetrie der Symptome

Nicht motorische Begleitsymptome

Die nachfolgend genannten häufigen und auch schon früh auftretenden nicht motorischen Begleitsymptome sind in den Diagnosekriterien der UK-Brain-Bank nicht berücksichtigt:

- sensorische Störungen (Riechstörungen, Schmerzen, Gefühlsstörungen)
- vegetative Störungen (Funktionsstörungen des Kreislaufs, der Temperaturregulation, der Blase, des Darmtrakts und der Sexualität)
- psychische Störungen (Depression, Angst- und Panikstörungen)
- Schlaf-wach-Störungen (REM-Schlafverhaltensstörungen, Restless-Legs-Syndrom, Tagesmüdigkeit)

- asymmetrische L-Dopa-induzierte Dyskinesien
- Ruhetremor (als charakteristische Tremorform)
- eindeutig positives Ansprechen auf L-Dopa

Im weiteren Krankheitsverlauf dürfen innerhalb von 10 Jahren keine zusätzlichen neurologischen Symptome auftreten, die auf eine pyramidale, zerebelläre oder okulomotorische Beteiligung ohne andere Ursache hinweisen. In der bisher größten (346 Fälle) neuropathologisch bestätigten Studie wurden die klinisch gestellten Diagnosen überprüft.[3] Bei 86 % der als »wahrscheinlich« eingestuften Patienten wurde die Diagnose postmortal bestätigt. Wenn motorische Fluktuationen und Dyskinesien vorhanden waren, erhöhte sich die diagnostische Genauigkeit auf < 92 %.

Hinweise für eine symptomatische Ursache (z. B. medikamentös ausgelöst) oder ein atypisches Parkinson-Syndrom (z. B. Multisystematrophie, MSA) dürfen nicht bestehen. Erkrankungen mit ähnlicher Bewegungsstörung sind auszuschließen. Zur Differenzierung helfen auch technische Untersuchungen wie MRT und DATScan eingesetzt. Eindeutige zerebelläre Symptome, eine vertikale Blicklähmung nach unten, eine frontotemporale Demenz und eine Parkinsonsymptomatik ausschließlich beider Beine über mehr als drei Jahre sind absolute Ausschlusskriterien.

Warnsymptome (»red flags«), die eher gegen die Diagnose eines idiopathischen Parkinson-Syndroms sprechen sind z. B.:

- rasch progrediente Gehverschlechterung in den ersten fünf Jahren
- fehlende Progression über fünf Jahre
- deutliche Schluck- und Artikulationsstörungen in den ersten fünf Jahren
- schwere autonome Störungen während der ersten fünf Jahre
- mehrfache Stürze durch posturale Haltungsinstabilität in den ersten drei Jahren
- deutliche dystone Symptome innerhalb der ersten zehn Jahre
- stabile symmetrische Ausprägung der Parkinson-Symptome
- keine nicht motorischen Begleitsymptome während der ersten fünf Jahre

Wenn ein charakteristischer Ruhetremor besteht, wird schon früh an ein Parkinson-Syndrom gedacht. Wie wir erwähnt haben, ist ein Tremor jedoch nach den UK-Brain-Bank-Kriterien nur ein zusätzliches Leitsymptom. Obligat für die Diagnosestellung ist der Nachweis einer Bewegungsverlangsamung (Bradykinese).

Was sind Akinese, Hypokinese und Bradykinese?

Akinese heißt wörtlich übersetzt »ohne Bewegung« (griech. akinein = nicht bewegen können) und soll auf die Hemmung des Bewegungsstarts hinweisen. Unter besonderen Umständen kann es im Spätstadium der Erkrankung zur (phasenhaften) völligen Bewegungsunfähigkeit, der eigentlichen Akinese, kommen.

Hypokinese (hypo = unter) bedeutet »weniger oder verminderte Bewegung«. Hypokinese soll die reduzierten Bewegungsamplituden und Spontanbewegungen beschreiben.

Bradykinese (brady = langsam) soll auf die Verzögerung der Bewegungsinitiierung sowie Verlangsamung und Verkleinerung des Bewegungsablaufs hinweisen.

Die Begriffe »Akinese«, »Hypokinese« und »Bradykinese« werden meist bedeutungsgleich für die drei genannten Aspekte der Bewegungsarmut benutzt. Sie stellen für die meisten Parkinson-Patienten den gravierendsten Teil ihrer motorischen Behinderung dar und sind für die Diagnosestellung unerlässlich.

Was ist eine akinetische Krise?

Eine akinetische Krise entwickelt sich heutzutage selten und meist im Spätstadium als Komplikation einer Parkinson-Krankheit: Die Patienten sind fast völlig bewegungsunfähig (akinetisch), zeigen eine ausgeprägte Muskelsteifheit (Rigor) und können weder sprechen noch schlucken. Sie können somit auch keine Flüssigkeit mehr aufnehmen (es besteht Austrocknungsgefahr!). Da auch die Parkinson-Medikamente nicht mehr geschluckt werden können, verschlechtert sich der Zustand weiter.

Begleitet wird die Akinese von Herzrasen, Blutdruckanstieg und Schwitzen. Eine akinetische Krise liegt vor, wenn dieser Zustand trotz Weiterführung der medikamentösen Parkinson-Behandlung länger als 48 Stunden andauert.

Als Auslöser einer akinetischen Krise kommen folgende Faktoren infrage:

- massive Reduktion oder Absetzen der Antiparkinsonmittel
- Resorptionsstörungen bei Magen-Darm-Störungen
- Einnahme oder Entzug von Antipsychotika
- akute, schwere körperliche Erkrankungen, Flüssigkeitsmangel, hochfieberhafte Infekte, ausgedehnte Operationen, Traumen, ausgeprägte seelische Belastungen

Was bedeutet »Hypomimie«?

Hypomimie (hypo = wenig, mimie = Mimik) bedeutet die Verarmung der spontanen Gesichtsmimik, die entsprechend der stärker betroffenen Seite asymmetrisch ausgebildet sein kann. Das Gesicht erscheint dadurch unbeweglich und ausdruckslos. Die Hypomimie verleiht dem Parkinson-Patienten eine gewisse maskenartige Starre (Maskengesicht), die durch den selteneren Lidschlag noch verstärkt wird. Wenn eine vermehrte Talgbildung der Gesichtshaut hinzutritt und die Haut fettig erscheint, spricht man von einem Salbengesicht.

Neben der mimischen Störung fällt die Verarmung oder der Verlust an gestischen Bewegungen auf (das sind Mitbewegungen der Hände z. B. beim Sprechen, die wir unbewusst ausführen). Mimik und Gestik sind wesentliche Pfeiler der Kontaktaufnahme und -pflege. Insgesamt entsteht durch Hyomimie oft der (falsche) Eindruck, der Parkinson-Kranke sei traurig, teilnahmslos, vielleicht sogar ängstlich. Wir alle haben in der Coronazeit erfahren, wie schwierig die Kommunikation mit Maske sein kann. Die Einschränkung der kommunikativen Fähigkeiten und der persönlichen Ausdrucksfähigkeit kann auch dazu führen, dass Parkinson-Patienten beim Laien den Eindruck einer intellektuellen Leistungsminderung entstehen lassen.

Scheuen Sie sich als Patient nicht, Ihrem Gesprächspartner gegenüber Ihre in der Gesprächssituation vielleicht normale Stimmungslage auch sprachlich deutlich zu machen: »Es mag vielleicht so aussehen …, aber ich fühle mich gut …«

Ludwig, 55 Jahre

Diagnose durch genaues Hinschauen

» *Ich bin Lehrer und seit Monaten habe ich eine schmerzhafte Bewegungseinschränkung im rechten Schultergelenk. Es fällt mir schwer, flüssig an der Wandtafel zu schreiben. Mein Orthopäde hatte ein »Schulter-Arm-Syndrom« dignostiziert, aber auch festgestellt, dass meine Hand kurzzeitig zitterte. In der nachfolgenden neurologischen Untersuchung fiel dem Arzt auf, dass ich während des Entkleidens beim Knopf- und Schuhsenkel-Öffnen meine linke Hand benutzte, obwohl ich Rechtshänder bin. Mein Neurologe erklärte mir, dass ich wegen der Bewegungsstörung meiner rechten Hand unbewusst zur linken Hand wechselte. Ich selbst hatte das bis dahin nicht gemerkt. Bei mentaler Anspannung (Rückwärtsrechnen 100 minus 7) zitterte kurz meine ruhende rechte Hand, daraus schloss mein Arzt auf einen Ruhetremor unter mentaler Belastung. Schon beim Gehen ins Untersuchungszimmer war dem Arzt das verminderte Mitschwingen meines rechten Armes aufgefallen. So konnte mein Neurologe schon vor der eigentlichen neurologischen Untersuchung die Hauptkriterien der Diagnose »Parkinson« beobachten.* «

Wie verändert sich das Sprechen bei Parkinson?

Schon im frühen Krankheitsverlauf, meist aber erst in späteren Stadien der Parkinsonerkrankung fällt eine Veränderung der Sprechmotorik auf. Der Neurologe findet Symptome einer Dysarthrophonie und verminderter Prosodie. »Dysarthrophonie« bedeutet, dass das Sprechen leiser, verwaschen, rauer und undeutlicher wird. Die Artikulation und die Stimmbildung sind gestört. Als »Prosodie« (aus dem griech. »Mitsingen«) bezeichnet man die Sprechmelodie, also Betonung, Intonation und Rhythmus des Sprechens. Das Sprechen wird langsamer und monotoner. Die Dysarthrie bei Parkinsonkranken wird auch als »rigid-hypokinetische Dysarthrie« bezeichnet. Da bei der Kommunikation nicht nur der Inhalt der Sprache, sondern auch Klangfarbe und Artikulation wichtig sind, werden die Veränderungen des Sprechens (wie auch der Mimik) von den Angehörigen und Bekannten fälschlicherweise als Veränderung von Emotion und Stimmung wahrgenommen. Neben der dopaminergen Therapie stehen verhaltensbasierte Verfahren wie das LSVT® und Kommunikationshilfsmittel zur Verfügung (siehe Frage: »Welche Bedeutung hat die Logopädie?«, Seite 184).

Wie zeigt sich die Bradykinese im Bereich der Hände?

Früh wird auffällig, dass rasch abwechselnde Bewegungsabläufe der Hand oder der Finger in ihrem Tempo verlangsamt sind und stockend unkoordiniert verlaufen, wie z. B. Drehbewegungen der Hand (wie beim Einschrauben einer Glühbirne oder beim Drehen eines Schraubenziehers).

Bei der Untersuchung wird das rasche Tippen des Zeigefingers auf den Daumen (Finger-Tapping) oder das repetitive Öffnen der Hand geprüft. Dabei sind sowohl der Bewegungsausschlag (Amplitude) als auch die Geschwindigkeit vermindert. Mit dem apparativen Tapping-Test kann die Tappingfrequenz gemessen werden. Schon früh fällt eine Beeinträchtigung der feinmotorischen Geschicklichkeit bei den täglichen Verrichtungen auf, die mehr Zeit in Anspruch nehmen als früher (z. B. Ankleiden, Knöpfen, Zähneputzen, Rasieren, Schnürsenkel binden). Zu Beginn der Parkinson-Krankheit sind die motorischen Störungen meist einseitig betont ausgeprägt.

Wie zeigen sich Schreibstörungen?

Patienten berichten häufig, schon ohne ein gezieltes Nachfragen, dass sich das Schreiben verändert habe. Im Schriftbild fällt auf, dass die Buchstaben und Ziffern zu Beginn noch relativ großgeschrieben werden, dann aber immer kleiner und unleserlicher werden. Der Schriftzug weicht oft nach rechts oben ab. Eine derart veränderte Schrift wird als Mikrographie (mikro = klein, graphie = Schrift) bezeichnet. Der Begriff »progrediente Mikrographie« soll auf die für die Parkinson-Krankheit charakteristische Abnahme der Schriftgröße hinweisen, während eine durchgehend kleinere Handschrift als »konstante Mikrographie« häufiger bei einer anderen Synucleinopathie, der progredienten supranukleären Parese (PSP), anzutreffen ist. Zusätzlich kann die Schrift durch den Tremor verzittert sein.

Im Spiralzeichentest und in der Schriftprobe lassen sich die verzitterten, verkleinerten und verlangsamten Linienzüge gut nachweisen. In der Abbildung (Seite 33) sehen Sie ein Beispiel. Um briefliche Kontakte nicht zu verlieren und den übrigen Schriftverkehr auch weiterhin selbstständig durchzufüh-

Spiralzeichentest und Schriftprobe. Die Linienführung beim Zeichnen und Schreiben ist verzittert und der Vorgang verlangsamt, erkennbar am benötigten Zeitaufwand.

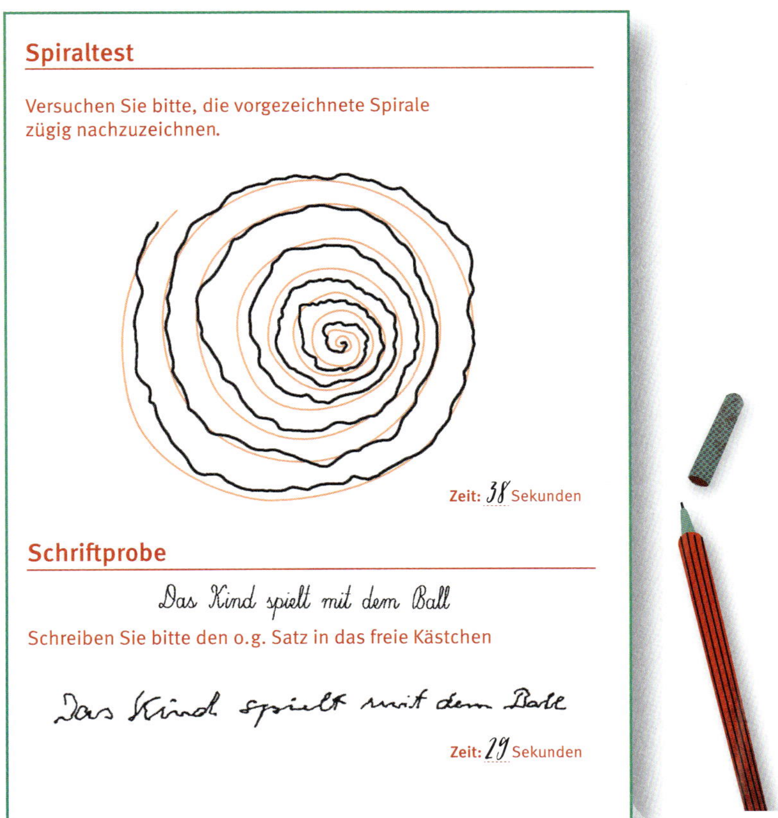
Spiraltest
Versuchen Sie bitte, die vorgezeichnete Spirale zügig nachzuzeichnen.
Zeit: 38 Sekunden
Schriftprobe
Das Kind spielt mit dem Ball
Schreiben Sie bitte den o.g. Satz in das freie Kästchen
Das Kind spielt mit dem Ball
Zeit: 29 Sekunden

ren, raten wir Patienten mit deutlichen Schreibstörungen, auf Druckbuchstaben umzustellen oder einen PC zu benutzen. Ein ergotherapeutisches Schreibtraining (Feedback, visuelle Cues, Schreibhilfsmittel) kann die Handschrift verbessern.

Was versteht man unter einem Rigor?

»Rigor« bezeichnet einen erhöhten Spannungszustand der Muskulatur (lat. rigor = Starre, Steifheit) durch anhaltende Muskelkontraktionen. Die erhöhte Muskelspannung ist in jeder Bewegungsphase vorhanden, ist unabhängig von der passiven Bewegungsgeschwindigkeit und erreicht in Ruhe keine vollständige Entspannung. Bei einer Beugung des Unterarms muss der Arm-Strecker sich normalerweise entspannen, was bei Parkinson nicht geschieht. Die Betroffenen empfinden den Rigor als ein ständiges Anspannungsgefühl.

Der Rigor unterscheidet sich wesentlich von der Spastik, wie sie z. B. nach einem Schlaganfall auftritt. Bei der Spastik nimmt die Muskelspannung mit der Bewegungsbeschleunigung zu, d. h., eine rasche Bewegung der betroffenen Extremität wird von einer zunehmenden Muskelspannung begleitet.

Um die typische Muskelspannung des Rigors besser zu verdeutlichen, wird sie gern mit dem Widerstand beim Biegen eines Bleirohres verglichen. Der zähe Widerstand ist hier während des gesamten Biegevorgangs (passive Bewegung in den Gelenken) gleichmäßig vorhanden, unabhängig davon, ob der Vorgang schnell oder langsam durchgeführt wird. Dagegen würde sich bei der Spastik der Widerstand erhöhen, wenn die Bewegung im Gelenk rasch durchgeführt würde.
Die erhöhte Muskelspannung ist in der rumpfnahen Beugemuskulatur stärker ausgebildet und trägt somit zu der typischen nach vorn gebeugten Körperhaltung bei. Auch das asymmetrisch verminderte Mitschwingen der Arme ist durch den Rigor mitbestimmt.

Zahnradphänomen: Wird bei der Prüfung der passiven Bewegung in den Gelenken der spürbare zähe, bleierne Widerstand ruckweise unterbrochen, wird dies als »Zahnradphänomen« bezeichnet. Der Untersucher – weniger der Betroffene – hat das Gefühl, als bewege sich das Gelenk wie ineinandergreifende Zahnräder.

Kopfkissenphänomen, Kopffall-Test: Die Muskelspannung im Bereich der Halsmuskulatur kann so ausgeprägt sein, dass der Patient im Liegen den Kopf unbewusst angewinkelt hält, sodass er das Kopfkissen nicht oder kaum berührt (Kopfkissen-Phänomen). Wenn der Untersucher den Kopf anhebt und dann loslässt, sinkt der Kopf nur langsam zurück (Kopffall-Test).

Was sind die Merkmale eines Zitterns (Tremor)?

Ein frühes und auffallendes Zeichen der Parkinson-Krankheit ist bei etwa der Hälfte aller Patienten ein Zittern (Tremor). Es handelt sich um unwillkürliche, ziemlich regelmäßige, rhythmische Hin- und Herbewegungen von Körperabschnitten. Betroffen sind vorwiegend die Hände, seltener der Kopf, das Kinn und andere Körperregionen.

Welche Tremorformen gibt es bei Parkinson-Patienten?

Man unterscheidet mehrere Formen des Tremors bei Parkinson-Patienten.

Typ I: klassischer Parkinson-Ruhetremor

- tritt nur bei vollständiger Muskelentspannung auf
- Frequenz: 4–6 Hz
- selten Kombination mit Halte- und Bewegungstremor gleicher Frequenz
- lange Zeit einseitig betont
- Amplitudenabnahme zu Beginn einer Muskelanspannung
- Zunahme bei mentaler und psychischer Belastung
- relativ geringe motorische Funktionseinbuße

Typ II: Ruhe- und Haltetremor unterschiedlicher Frequenz Der Frequenzunterschied zwischen Ruheposition und Halteposition beträgt: > 1,5 Hz

Typ III: reiner Halte- und Aktionstremor

- Aktivierung durch Muskelanspannung
- Frequenz meist > 5 Hz
- Beeinträchtigung in den motorischen Alltagsaktivitäten bei größerer Tremoramplitude

Sonderform: Monosymptomatischer Tremor kein Rigor, keine Bradykinese über mindestens zwei Jahre feststellbar.

Ist Zittern immer Hinweis auf eine Erkrankung?

Nein! Zittern (Tremor) muss nicht Ausdruck einer Erkrankung sein. Sie kennen sicherlich das Zittern in der Kälte (Kältezittern), bei Anstrengung, Erschöpfung, viel Kaffee, Stress oder bei seelischer Erregung und in Angstsituationen (Stress- oder Angstzittern). Auch bei Drogenentzug tritt oft ein Tremor auf. Auf weitere Ursachen gehen wir bei der Frage »Was ist ein verstärkter physiologischer Tremor?« (Seite 36) ein. Er ist die häufigste Tremorform, gefolgt vom essenziellen Tremor und dem Parkinson-Tremor.

Wie zeigt sich der Ruhetremor?

Zittern tritt bei der Mehrzahl der Parkinson-Patienten in Ruhe (Ruhezittern, Ruhetremor) mit einer Frequenz von vier bis sechs Schlägen pro Sekunde (4–6 Hz) auf. Der Tremor beginnt meist an einer Hand und wird oft erst unter psychischer und mentaler Belastung sichtbar. Der Ruhetremor tritt bei vollständiger Muskelentspannung auf, wenn z. B. die Hände im Liegen auf dem Bauch ruhen, im Sitzen auf der Armlehne lagern oder im Stehen bzw. beim Gehen locker herabhängen.

Das Ruhezittern nimmt zu Beginn einer Willkürbewegung zunächst ab, schaukelt sich dann langsam wieder auf (Abbildung, Seite 37). Bei mentaler Belastung (z. B. Rückwärtszählen, 100 minus 7) oder psychischer Anspannung (z. B. in Gesellschaft, im Gespräch) wird der Ruhetremor meist deutlicher. Da der Ruhetremor bei Willküranspannung abnimmt, fühlt sich der Betroffene weniger durch die motorische Funktionseinbuße als vielmehr durch die psychosoziale Stigmatisierung behindert: Bei sozialen Kontakten ist der Patient darauf bedacht, seinen Tremor zu verbergen (z. B. indem er die Arme verschränkt oder die Hand in die Hosentasche steckt), was aber auch zur Tremorverstärkung führen kann. Im Schlaf ist der Tremor nicht vorhanden.

Hinweis: Die genaue Abgrenzung eines Ruhetremors ist für die Diagnosestellung eines idiopathischen Parkinson-Syndroms besonders wichtig, da nur etwa 10 % der nichtidiopathischen Parkinson-Syndrome mit einem Ruhetremor einhergehen.

Wie zeigt sich der Halte- und Aktionstremor?

Bei einem Halte- und Aktionstremor wird der Tremor erst generiert, wenn die betroffene Extremität in einer bestimmten Position gehalten wird, z. B. beim Halten einer Tasse oder man eine Bewegung durchführt, z. B. wenn die Tasse zum Mund geführt wird (Aktionstremor). Der Haltetremor hat eine höhere Frequenz (5–7 Hz) als der Ruhetremor. Parkinson-Patienten mit einem Haltetremor sind neben der psychosozialen Stigmatisierung auch in ihren Alltagstätigkeiten, die eine Feinmotorikleistung erfordern, funktionell behindert, wenn die Tremorausschläge größer sind.

Bei welchen anderen Erkrankungen tritt auch ein Tremor auf?

Es gibt eine Vielzahl von Funktionsstörungen und Krankheitsbildern, die mit einem Tremor einhergehen. Neben dem Parkinson-Tremor sind der verstärkte physiologische Tremor und der essenzielle Tremor die häufigsten Tremorformen, auf die wir näher eingehen werden.

Was ist ein verstärkter physiologischer Tremor?

»Physiologischer Tremor« (physiologisch = nicht krankhaft) heißt, dass ein Tre-

» Tremoranalyse durch elektromyographische Ableitung (EMG). Oben sieht man deutlich, wie das Ruhezittern durch eine plötzliche Muskelanspannung unterdrückt wird. Bei erneuter, aber kontinuierlicher Muskelanspannung wird das Zittern zunehmend stärker. Die beiden unteren Reihen zeigen, dass die Muskelaktivität wechselweise in der Streck- (Extensoren) und Beugemuskulatur (Flexoren) auftritt.

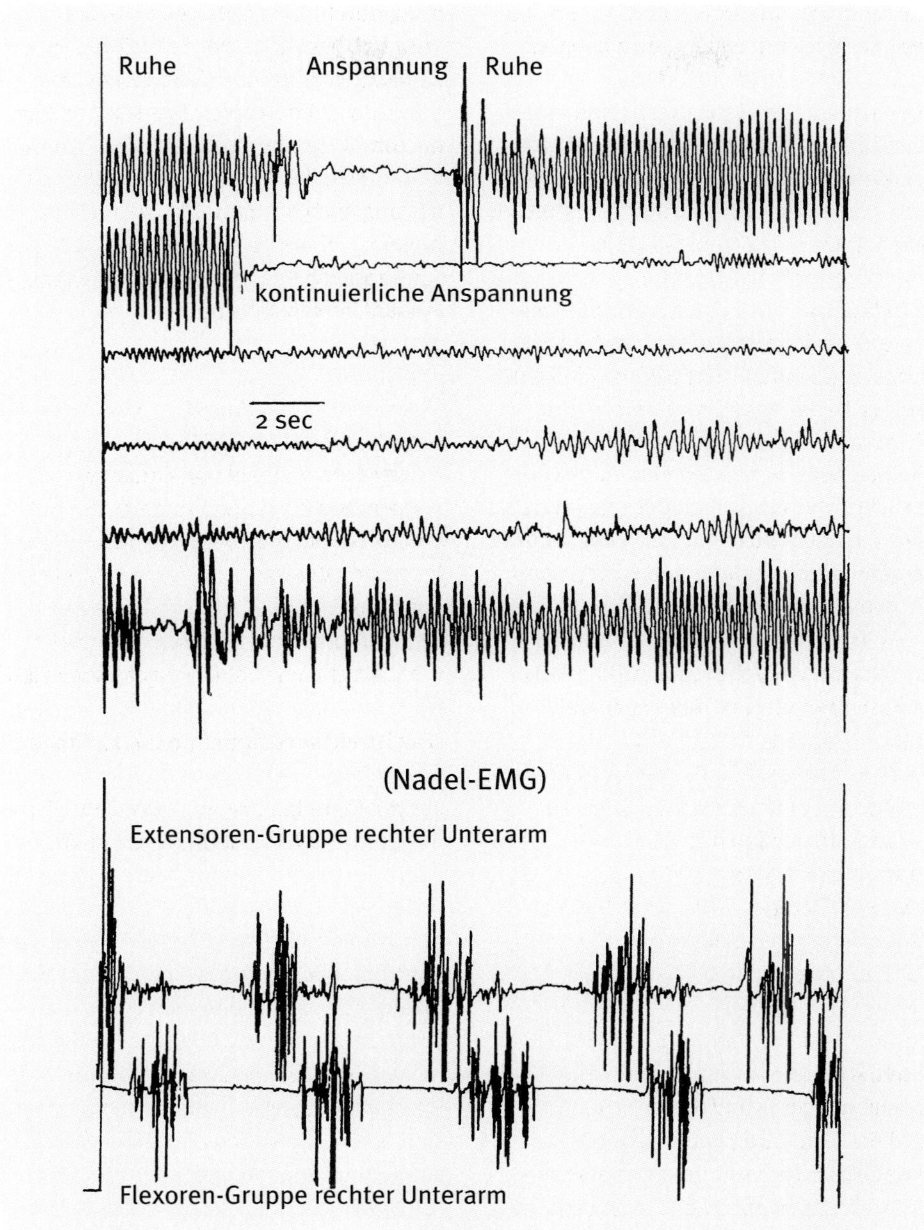
Ruhe
Anspannung
Ruhe
kontinuierliche Anspannung
2 sec
(Nadel-EMG)
Extensoren-Gruppe rechter Unterarm
Flexoren-Gruppe rechter Unterarm

mor zwar vorhanden ist, aber wegen seiner geringen Ausschläge nicht sichtbar und nur mit empfindlichen Messgeräten nachweisbar ist. Dieser Tremor kann aber durch besondere Faktoren so zum verstärkten physiologischen Tremor werden, dass er nun sichtbar und behindernd sein kann.

Es handelt sich um einen mittelschlägigen Haltetremor mit einer höheren Frequenz als die bisher genannten Formen (> 6 Hz, in der Regel 10–12 Hz).

Im Folgenden finden Sie eine Auflistung der häufigsten Ursachen des verstärkten physiologischen Tremors und der medikamentös/toxisch induzierten Tremorformen.

Ursachen (nach den Tremor-Leitlinien):

- Schilddrüsen- und Nebenschilddrüsenüberfunktion
- Kalziummangel
- niedriger Blutzucker
- Niereninsuffizienz
- Vitamin-B_{12}-Mangel
- Drogenentzug
- Emotionen und Stress
- Erschöpfung
- Kälte

Wie zeigt sich ein medikamentös oder toxisch ausgelöster Tremor?

Der medikamentös induzierte Tremor wird als Haltetremor bei ausgestreckten Armen und mit gespreizten Fingern besonders deutlich. Ursächlich kommen Psychopharmaka (Antipsychotika, trizyklische Antidepressiva, Lithium), Medikamente bei Atemproblemen/Asthma, Schilddrüsenhormone, Zytostatika (Medikamente gegen Krebserkrankungen) und einzelne Antikonvulsiva (Medikamente gegen epileptische Anfälle) infrage.

Medikamentös induzierter Tremor (Beispiele):

- Lithium, Valproat
- Asthma-Medikamente
- Metoclopramid
- Schilddrüsenhormone
- Zytostatika
- Antipsychotika
- Antidepressiva
- Antiepileptika
- bei Alkoholabhängigkeit

Nach und unter Alkoholentzug kann ein störender Tremor auftreten, den Alkoholkranke nicht selten mit erneuter Alkoholzufuhr »behandeln«. Auch der Entzug von Beruhigungsmitteln, Nikotin und Koffein kann von einem Tremor begleitet sein, wobei Nikotin und Koffein selbst auch einen Tremor auslösen können. Weitere Beispiele giftiger (toxischer) Tremorauslösung sind Quecksilber, Blei, Mangan, Kohlenmonoxid und Cyanide. Da die Tremoramplituden des medikamentös oder toxisch induzierten Tremors meist klein sind, ist der Betroffene in seiner motorischen Funktion weniger beeinträchtigt, fühlt sich jedoch in seiner sozialen Umgebung gestört. Die Behandlung zielt auf das Absetzen/Umstellen des auslösenden Medikaments oder der Entgiftung der entsprechenden Substanz.

Was ist ein essenzieller Tremor (ET)?
Die wichtigste organische Tremorform neben dem Parkinson-Tremor ist der klassische essenzielle Tremor, der in 60 % der Fälle vererbt wird (familiärer essenzieller Tremor). Man nimmt an, dass jeder hundertste Einwohner (1 %) davon betroffen ist. Damit ist der essenzielle Tremor deutlich häufiger als die Parkinson-Krankheit. Das mittlere Erkrankungsalter wird mit 40 Jahren angegeben. Der Tremor kann jedoch auch schon in der Jugend beginnen und tritt in der Regel als isoliertes Krankheitszeichen auf, das heißt ohne sonstige Bewegungsstörungen oder Muskelsteifheit und ohne weitere neurologische Symptome. Nur ganz selten kann der Tremor mit einer leichten Gangstörung und Extremitätenunsicherheit sowie kognitiven Störungen einhergehen. Etwa 85 % der ET-Patienten beklagen eine deutliche Verschlechterung ihrer Lebensqualität durch den Tremor. In ausgeprägten Fällen hat der ET zum Berufswechsel oder zur Frühberentung geführt. Man geht davon aus, dass der essenzielle Tremor durch eine Regelkreisstörung zentraler Tremorgeneratoren (z. B. Thalamus) mit Verbindungen zum Kleinhirn, zu bestimmten Nervenkernen des Hirnstammes und des Großhirns entsteht. Neben genetischen werden Umweltfaktoren als Ursache diskutiert. Ob ein essenzieller Tremor mit einem erhöhten Risiko für eine spätere Parkinsonerkrankungen verbunden ist, wird uneinheitlich beurteilt.

Tremorformen (nach Deuschl, 2012)

- verstärkter physiologischer Tremor
- medikamentös oder toxisch induzierter Tremor
- essenzieller Tremor
- Tremor bei Parkinson-Syndromen
- orthostatischer Tremor
- aufgaben- und positionsspezifischer Tremor
- dystoner Tremor
- zerebellärer Tremor
- Holmes- und thalamischer Tremor
- Gaumensegeltremor
- Tremor bei peripherer Neuropathie
- psychogener Tremor

In der Regel handelt es sich um einen Halte- und Aktionstremor. Die Patienten sind z. B. beim Halten von Gläsern oder Besteck eingeschränkt und verschütten vieles oder zittern bei feinmotorischen Tätigkeiten. Insbesondere wenn die Patienten sich »beobachtet« fühlen, kommt es zu einer Verschlechterung. Die Frequenz des essenziellen Tremors ist gewöhnlich höher als die des Parkinson-Tremors. Im Unterschied zum Parkinson-Tremor tritt der essenzielle Tremor meist beidseitig, aber auch mit seitendifferenter Intensität auf und zeigt einen normalen DaTSCAN™-Befund. Der Tremor betrifft mit absteigender Häufigkeit die Hände, den Kopf, die Stimme, die Beine, das Kinn und den Rumpf.

Behandlung

Die Mehrzahl der Patienten mit essenziellem Tremor hat die Erfahrung gemacht, dass Alkoholgenuss den Tremor deutlich mindert. Dadurch ist natürlich die Gefahr des Alkoholmissbrauchs gegeben. Dies ist aber selbstverständlich keine Lösung! Zur medikamentösen Behandlung des essenziellen Tremors werden vorwiegend Propranolol (Betarezeptorenblocker), Primidon und Topiramat sowie Gabapentin (Monotherapie) eingesetzt. Reserve-Medikamente sind Clonazepam und Clozapin. Botulinumtoxin ist in erfahrenen Zentren beim Kopf- und Stimmtremor erfolgreich eingesetzt worden. Die invasive Tiefe Hirnstimulation ist zur Behandlung des essenziellen Tremors bei erheblicher Behinderung und fehlender Kontraindikation zugelassen. In Deutschland gibt es in zwei Universitätskliniken erste Erfahrungen mit der nichtinvasiven hochfokussierten Ultraschallbehandlung (MRgFUS, Seite 157).

Sonderform »orthostatischer Tremor«

Eine Sonderform ist der orthostatische Tremor, der als Schwächegefühl und Unsicherheit kurz nach dem Aufstehen (»Gummibeine«) empfunden wird. Ein schneller Tremor der Beine in stehender Position, der sichtbar und fühlbar ist, ist für dieses Krankheitsbild typisch. Die Betroffenen spüren im Stehen eine Bewegungsunruhe der Beinmuskeln, der ein hochfrequenter Tremor von 14–18 Hz zugrunde liegt. Beim Anlehnen wird der Tremor auf die Arme überragen. Das Unsicherheitsgefühl nimmt im Gehen ab, im Sitzen und Liegen sind die Betroffenen meist beschwerdefrei.

Wenn der Patient sich ausschließlich nach dem Aufstehen unsicher fühlt und vielleicht ohne ersichtlichen Grund hinstürzt, wird der Arzt an diese Tremorform denken (müssen). Medikamentös werden Benzodiazepine, Betablocker und Gabapentin eingesetzt, Dopaminergika helfen nicht.

Was ist ein Alterstremor?

Ein nach dem 70. Lebensjahr auftretender Haltetremor wird bisher als seniler Tremor dem essenziellen Tremor zugeordnet. Es wird diskutiert, ob es sich beim Alterstremor nicht um einen eigenständigen altersassoziierten Haltetremor handelt, der mit kognitiven Beeinträchtigungen und erhöhter Mortalität einhergeht (Deuschl, 2015).

Was ist ein aufgaben- und positionsspezifischer Tremor?

Als weitere isolierte Tremorformen sind der aufgabenspezifische Tremor (bei einseitigen beruflichen Tätigkeiten, z. B. bei Berufsmusikern, Sportlern), der primäre Schreibtremor sowie der isolierte Stimm-, Kinn- und Zungentremor bekannt. Der primäre Schreibtremor tritt nur beim Schreiben und nicht bei anderen Tätigkeiten der Hand auf, z. B. nicht beim Essen mit Besteck. Wir kennen eine Patientin, die ausschließlich beim Kämmen ihrer Haare mit einem Kamm einen starken Tremor entwickelt, der bei der Imitation des Haarkämmens (ohne Kamm) nicht auftritt.

Was ist ein psychogener Tremor?

Ein Tremor kann als psychogener oder funktioneller Tremor Ausdruck einer mehr oder weniger bewussten Konfliktsituation sein (somatoforme oder dissoziative Störung). Durch Ablenkung und passive Entspannung lässt sich der meist plötzlich auftretende psychogene Tremor unterdrücken. Im Unterschied zum Parkinson-Tremor ändert der psychogene Tremor seine Frequenz, ist stark variabel, betrifft oft den ganzen Körper und führt wegen der »willkürlichen« Muskelbewegungen rasch zur Ermüdung. Der Arzt prüft, ob ein sogenanntes Koaktivierungszeichen vorliegt, d. h., ob der Gegenspieler zum Tremormuskel auch angespannt wird. Psychotherapeutische Maßnahmen (z. B. kognitive Verhaltenstherapie) oder Ergotherapie können vorübergehend mit Betablockern unterstützt werden.

Wie äußern sich Gang-, Stand- und Haltungsstörungen?

Gang-, Stand- und Haltungsstörungen werden bei Parkinson-Patienten meist erst im weiteren Verlauf der Erkrankung deutlich. Es fällt dem Parkinson-Patienten schwer, eine Bewegung in Gang zu setzen (Startschwierigkeiten), eine Richtungsänderung durchzuführen, sich zu drehen oder plötzlich anzuhalten. Der Gang ist kleinschrittig, engbasig, zu Beginn oft schlurfend, hinkend oder trippelnd, mit der Gefahr des Hinstürzens. Nach einigen Schritten wird das Gangbild dann oft flüssiger und freier. Es kann zu einer ungewollten Beschleunigung des Gehens kommen (Festination des Gehens), wobei der Betroffene oft nicht rechtzeitig am Ziel stoppen kann. Dieses Phänomen hat James Parkinson schon 1817 beschrieben: »Übergang von einer laufenden in eine vorwärtsrennende Bewegung«. Frühes motorisches Parkinson-Zeichen ist das verminderte Mitschwingen der Arme beim Gehen mit Bevorzugung der stärker betroffenen Seite.

Mit zunehmender Krankheitsdauer entwickelt sich die für Parkinson-Patienten typische Körperhaltung: Kopf und Oberkörper sind nach vorn geneigt. Die Schultern fallen nach vorn. Die Arme sind im Ellenbogengelenk angewinkelt, die Oberarme werden dicht am Rumpf gehalten. Die Hände stehen in Beugestellung und sind leicht nach innen gedreht. Hüfte und Knie sind gebeugt und verleihen dem Körper eine insgesamt »gedrückte« Haltung. In dieser Haltung fühlt sich der Parkinson-Kranke wie eingebunden und fixiert. Die beschriebene Körperhaltung kann durch degenerative Veränderungen der Gelenke und der Wirbelsäule verstärkt werden.

Haltungsinstabilität

Der aufrechte Gang und der stabile Stand werden durch komplexe Regulationssysteme gesteuert, an denen das visuelle System, das Kleinhirn, das Gleichgewichtsorgan und Rezeptoren in den Gelenken beteiligt sind. Die bei Gesunden automatisch geregelte Haltungsstabilität (posturale Stabilität) wird bei Parkinson-Patienten zunehmend gestört. Als Frühsymptom wird hierbei ein subjektiver Schwindel beim Gehen in Form einer Unsicherheit und Imbalance wahrgenommen (abzugrenzen sind hierbei Schwindelsensationen wie Benommenheit, die auch als Frühsymtom der Parkinson-Erkrankung gewertet werden). Bei fortgeschrittener Haltungsinstabilität kann bei passiven Stößen (Pulsionen) gegen den Körper (z. B. im Gedränge oder im Bus, insbesondere bei Richtungsänderungen) der Parkinson-Kranke mit seinem Körper oft nicht rechtzeitig gegensteuern, um das Gleichgewicht zu halten. Er neigt dadurch zum Hinstürzen (Störung der gleichgewichtsregulierenden Stell- und Haltereflexe = posturale Reflexe).

Die Unfähigkeit, passive Stöße ausreichend auszubalancieren, wird in der Fachsprache mit »Pulsion« bezeichnet. In der Untersuchungssituation testet der Arzt die Standstabilität, indem er den Patienten plötzlich an den Schultern zu sich nach hinten oder nach vorn zieht (Schubstest, Achtung: Es besteht Sturzgefahr!). Der Gesunde gleicht mit ein bis maximal zwei Korrekturschritten aus, der Parkinson-Kranke benötigt mehrere Ausgleichsschritte. Auch die Anzahl der Einzelschritte bei einer Kehrtwendung auf der Stelle ist erhöht. Der Neurologe bewertet hierbei die sogenannte Schrittwendezahl. Ein Patient mit Parkinson benötigt eine größere Anzahl von Schritten für eine 180-Grad-Drehung und entwickelt dabei ein erhöhtes Sturzrisiko. Das Aufrichten aus dem Liegen, das Drehen im Bett, das Aufstehen von Sitzgelegenheiten oder das Umkehren auf der Stelle können nicht oder nur verzögert eingeleitet werden.

Besondere Haltungsstörungen

An dieser Stelle möchten wir kurz auf besondere Haltungsstörungen eingehen. Es handelt sich um Kamptokormie, Pisa-Syndrom und Anterocollis. Diese Krankheitsbilder können im Verlauf der Parkinson-Krankheit oder bei der MSA und auch als eigenständige Erkrankungen auftreten. Es besteht ein hohes Sturzrisiko. Als Ursachen kommen neben zentralen Mechanismen (dopaminerge und nicht dopaminerge Dysfunktionen im Hirnstamm und den Basalganglien) Muskelerkrankungen oder orthopädische Ursachen infrage.

Kamptokormie (gr. Kamptos = beugen; kormos = Rumpf) bezeichnet eine ausgeprägte, abnorme Beugung des Rumpfes beim fortgeschrittenen Parkinson-Syndrom. Meist im Stehen und Gehen, seltener im Sitzen ist der Oberkörper um mehr als 45 Grad nach vorn geneigt. In Rückenlage bildet sich die Beugung (fast) vollständig zurück. Ursächlich werden ein abnormer Rigor und/oder eine dystone Muskelaktivität, aber auch eine Erkrankung der beteiligten Muskeln selbst diskutiert. Meist entwickelt sich die Kamptokormie innerhalb weniger Wochen mit Rückenschmerzen. Die Therapie ist schwierig. Dopaminerge Medikamente sind in der Regel nicht wirksam, auch wenn sich die Motorik sonst gut bessert. Botulinumtoxin in die Bauchmuskeln kann hilfreich sein und auch für die Tiefe Hirnstimulation gibt es einzelne Erfolgsberichte. Eine gezielte Physiotherapie mit aktiven Trainingsmaßnahmen und Hilfsmitteln (z. B. hoher Rollator) bessern Haltung und Schmerzen. Orthopädische (chirurgische) Maßnahmen werden nicht empfohlen.

Pisa-Syndrom: Beim Pisa-Syndrom steht eine Seitneigung des Oberkörpers und des Rumpfes in sitzender oder stehender Position (»Schiefer Turm von Pisa«) im Vordergrund. Zugleich besteht eine Vorwärtsbeugung. Dieses ebenfalls seltene Syndrom findet sich häufiger bei der Multisystematrophie als bei der Parkinson-Krankheit. Als Auslöser kommen auch atypische Antipsychotika und Antidepressiva infrage. Die Therapie ist schwierig. Man kann versuchen, die dopaminerge Medikation zu reduzieren. Physiotherapie kann die Haltungsstörung geringfügig bessern.

Zusammenfassung: Gang- und Haltungsstörung

- Der Gang ist kleinschrittig, schlurfend, trippelnd.
- Beim Gehen werden die Arme kaum mitgeschwungen, seitenbetont.
- Beim Gehen können Bewegungsblockaden auftreten (Freezing).
- Wendebewegungen oder Aufrichten aus liegender Haltung sind erschwert.
- Die posturale Instabilität im weiteren Krankheitsverlauf erhöht das Sturzrisiko.

Anterocollis (antero = nach vorn; collis = Hals) bezieht sich auf die Halswirbelsäule. Der Kopf ist um mehr als 45 Grad nach vorn geneigt und kann – ähnlich der Kamptokormie – im Liegen gerade gehalten werden. Für die meisten Fälle wird eine zervikale Dystonie als Ursache angenommen. Die therapeutischen Möglichkeiten sind wie bei der Kamptokormie und dem Pisa-Syndrom begrenzt. Als Hilfsmittel kann eine abgepolsterte Halskrause versucht werden. Bei extremen Kopfhaltungen wird von einem »Dropped-Head-Syndrom« gesprochen (»Herabfallen« des Kopfes).

Wie ist das weitere Vorgehen bei der Verdachtsdiagnose?

Zunächst einmal wird der Neurologe eine ausführliche Eigen- und Familienanamnese (Krankengeschichte) erheben. Dabei fragt er insbesondere nach Bewegungsstörungen in der Familie und der Einnahme von Medikamenten, die Parkinsonzeichen auslösen können. Familienangehörige werden befragt, ob schon seit längerer Zeit Symptome wahrgenommen werden, die der Patient selbst vielleicht nicht bemerkt hat. So fällt häufig dem Partner schon früher eine Verlangsamung des Gangbildes oder ein erhöhter Zeitbedarf im Bad beim Rasieren oder beim Schminken auf. Ebenso berichten auch Bekannte oder Familienangehörige, die nicht täglichen Kontakt haben, von motorischen Beeinträchtigungen.

Klinisch werden Ihre Mimik, Blinkrate und Augenmotorik untersucht. Der Arzt wird prüfen, ob ein Tremor in Ruhe, unter mentaler Belastung (Rückwärtszählen, 100 minus 7), in verschiedenen Haltepositionen oder bei Zielbewegungen vorhanden ist. Weiter wird er untersuchen, wie der Bewegungsablauf bei repetitiven (wiederholenden) Bewegungen der Hände und Füße (Finger- und Fußtapping) ist, wie Ihr Gang und Ihre Körperhaltung aussehen und wie gut Sie beim Laufen wenden können. Er wird dokumentieren, wie (rasch) Sie vom Stuhl aufstehen und sich auf die Untersuchungsliege legen und ob Ihre Muskelspannung im Sinne eines Rigors erhöht ist. Die Haltestabilität wird mit dem genannten Schubstest (Seite 42) kontrolliert. Dies sind motorische Zeichen, die auf ein Parkinson-Syndrom hinweisen können. Natürlich wird Ihr Arzt eine komplette neurologische Untersuchung mit Prüfung der Muskeleigenreflexe, der Sensibilität und der Koordination durchführen. Auch der psychische und kognitive Bereich ist Gegenstand der Untersuchungen.

Was sind atypische Parkinson-Syndrome?

Zu den Parkinson-Syndromen im Rahmen anderer neurodegenerativer Erkrankungen zählen die im Kasten auf Seite 45 aufgezählten Erkrankungen, die auch als atypische Parkinson-Syndrome bezeichnet werden.

Trotz ähnlicher Symptomatik findet man bei der Parkinson-Krankheit und den atypischen Parkinson-Syndromen unterschiedliche histopathologische Veränderungen. Beim idiopathischen Parkinson-Syndrom werden Ablagerungen von α-Synuclein in Zellen gefunden. Ähnliche Veränderungen findet man bei der MSA und bei der DLK. Man nennt diese Erkrankungen daher Synucleopathien.

Im Gegensatz dazu sind bei der PSP und der CBD Ablagerungen von Tau-Protein in Hirnstrukturen zu finden. Man zählt diese Erkrankungen daher zu den Tauopathien. Häufige Tauopathien sind die Demenz vom Alzheimer-Typ und die chronisch traumatische Enzephalopathie (CTE) bei Boxern oder Spielern des American Football.

Was ist eine Multi-System-Atrophie (MSA)?

»Multi-System-Atrophie« (MSA) bedeutet, dass sich in mehreren (= multi) neuronalen Systemen eine Atrophie (Zelluntergang) nachweisen lässt. Bei der MSA sind die Basalganglien, das autonome Nervensystem und das Kleinhirn betroffen, wo sich vermehrt fehlgefaltetes verklumptes Protein als α-Synuclein findet.

Man unterscheidet:

- einen Parkinson-Typ der MSA, der auch striatonigrale Degeneration (SND) oder MSA-P genannt wird (P steht für Parkinson), und
- einen Kleinhirn-Typ der MSA, auch sporadische Olivo-Ponto-Zerebelläre-Atrophie (sOPCA) oder MSA-C (C steht für Cerebellum = Kleinhirn).

Die Diagnose einer MSA wird nach Konsensuskriterien von 2008 als möglich, wahrscheinlich oder gesichert eingestuft. Das Auftreten ist sporadisch, genetische bzw. familiäre Formen sind äußerst selten. Eine sichere Diagnose ist nur histopathologisch, also nach dem Tode durch eine Hirnbiopsie möglich. Im MRT lassen sich in vielen Fällen hinweisende Veränderungen in Mittelhirn, der Pons oder dem Kleinhirn nachweisen.

Atypische Parkinson-Syndrome

- Multisystematrophie (MSA)
- Demenz vom Lewy-Körper-Typ (DLK)
- progressive supranukleäre Blickparese (PSP)
- kortikobasale Degeneration (CBD)

Neben Parkinson-Symptomen (MSA-P) oder Kleinhirnzeichen (MSA-C) treten bei beiden Typen als Leitsymptome früh im Krankheitsverlauf autonome Zeichen (Störungen des vegetativen Nervensystems) auf, wie Harninkontinenz, erektile Dysfunktion, Verstopfung und orthostatische Hypotension (Blutdruckregulationsstörung). Anders als bei der Parkinson-Krankheit treten früh Störungen anderer motorischer Nervenbahnen mit einer Steigerung der Muskeleigenreflexe und einem sogenannten Babinski-Zeichen sowie ein Stridor (Atemgeräusch durch Enge der Luftwege) hinzu.

Die ersten Krankheitszeichen der seltenen MSA (3–4 pro 100 000) treten meist zwischen dem 45. und 60. Lebensjahr auf, wobei Männer etwas häufiger als Frauen betroffen sind (1,4:1). Gangstörungen treten schon innerhalb von drei Jahren nach den ersten motorischen Symptomen auf, sodass manche Patienten schon früh auf den Rollstuhl angewiesen sein können. Innerhalb von fünf Jahren treten Sprech- und Schluckstörungen (Dysarthrie, Dysphagie) hinzu. Die mittlere Überlebenszeit ist deutlich vermindert. Eine REM-Schlaf-Verhaltensstörung tritt im Vergleich zur Parkinson-Krankheit schon früh auf. Ein Tremor ist eher selten.

Für MSA ist das mangelnde Ansprechen auf L-Dopa charakteristisch (beim idiopathischen Parkinson-Syndrom unterstützt gerade das gute Ansprechen auf L-Dopa die Diagnose). Die MSA kann mit Depression und pathologischer Affektlabilität (pathologisches, d.h. unangemessenes Lachen und Weinen) einhergehen.

Welche therapeutischen Maßnahmen gibt es bei MSA?

Im Anfangsstadium der MSA ist mit hohen L-Dopa-Gaben manchmal noch eine Besserung zu erreichen (1.000 mg L-Dopa). Die Kombination mit Dopaminagonisten kann versucht werden. Bei Tagesmüdigkeit kann Amantadin helfen. Die Begleitstörungen wie vermehrter Speichelfluss, Schluckstörungen, orthostatische Blutdrucksenkung und Blasenstörungen (Seite 107) werden symptomatisch behandelt. Nichtmedikamentöse Verfahren wie Sprech- und Schlucktraining, Physio- und Ergotherapie (Gang- und Standstabilisation, Alltagsaktivitäten) sind hilfreich. Die pflegerische und psychosoziale Betreuung rückt im weiteren Verlauf zunehmend in den Vordergrund.

Was ist eine progressive supranukleäre Blicklähmung?

Die Ärzte Steele, Richardson und Olszewski haben 1964 ein Krankheitsbild beschrieben, das neben Parkinson-Symptomen mit einer fortschreitenden Augenbewegungsstörung einhergeht. Deshalb wird dieses Krankheitsbild als progressive supranukleäre Blickparese (PSP) bezeichnet (progressiv = fortschreitend, supranukleär = oberhalb eines Kerngebiets im Zentralnervensystem gelegen, Parese = Lähmung). PSP zählt zu den atypischen Parkinson-Syndromen. 2017 hat die Movement Disorder Society (MDS) neue diagnostische Kriterien erarbeitet, die das breite klinische Spektrum der PSP berücksichtigt.[4]

Die MDS-PSP-Kriterien gestalten sich komplex, sie unterteilen die PSP nach diagnostischer Sicherheit in definierte PSP (neuropathologisch nachgewiesen), eine klinisch wahrscheinlich, eine klinisch mögliche PSP und schließlich eine für PSP »suggestive« Form.

Die Erkrankung betrifft mehr Männer als Frauen, tritt meist zwischen dem 50. und 65. Lebensjahr auf und zeigt ein rasches Fortschreiten. Neben der Bradykinese besteht ein deutlicher Rigor vornehmlich im Nackenbereich mit Überstreckung des

Kopfes nach hinten als Retrocollis. PSP-Patienten klagen schon früh, häufig schon im ersten Jahr, über eine ausgeprägte Gang- und Standunsicherheit mit Neigung zu Stürzen. Rigor und Bradykinese sind bei der PSP symmetrisch ausgeprägt, ein Ruhetremor fehlt in der Regel, die Haltung ist eher aufrecht, das Mitschwingen der Arme nur wenig gemindert.

Erkannt werden die Patienten oft daran, dass sie bei einer Blickwendung Kopf und Rumpf »en bloc« mitdrehen müssen (beim Gesunden erreichen zuerst die Augen das Blickziel, der Kopf wird nachgeführt). Im Endstadium sind Blickwendungen nicht nur nach oben oder unten, sondern auch zur Seite weitergehend eingeschränkt, sodass der Blick starr, wie fixiert erscheint. Manche Patienten fallen durch weit aufgerissene Augen und einen »erstaunten Blick« auf. Schon im frühen Krankheitsstadium entwickeln sich kognitive Störungen und Persönlichkeitsveränderungen. Affektive Störungen mit pathologischem Lachen und Weinen begleiten die PSP. Schon nach wenigen Jahren sind PSP-Patienten auf den Rollstuhl angewiesen oder werden bettlägerig.

MRT, SPECT- und PET-Untersuchungen können bei Abgrenzung zur Parkinson-Krankheit helfen. Während bei der MSA die autonome Störung als Leitsymptom wegweisend ist, führt bei der PSP die Augenbewegungsstörung, die der Erkrankung ihren Namen gegeben hat, zur Diagnose.

Mögliche Diagnose einer PSP

- langsam progrediente Erkrankung mit Beginn nach dem 40. Lebensjahr
- entweder mit Augenbewegungsstörungen als vertikale supranukleäre Blickparese
- oder als Verlangsamung der vertikalen raschen Augenbewegungen (Sakkaden)
- Stand- und Gangunsicherheit mit Stürzen schon im ersten Jahr

Untergruppen der PSP und ihre Symptome

- Stand- und Gangunsicherheit sowie Sturzneigung (Richardson-Syndrom, RS-PSP)
- Tremor, Extremitäten-Dystonie und initiales gutes Ansprechen auf L-Dopa (PSP-P)
- progredientes Freezing, erst später Blickparese

Therapeutische Maßnahmen bei der PSP
Wie die MSA lässt sich leider auch die PSP medikamentös wenig beeinflussen. Nur 10% erreichen anfangs unter der Behandlung mit L-Dopa eine kurzzeitige Besserung der Gangstörung und des Rigors. Im Behandlungsversuch mit L-Dopa sollte bis 1 000 mg hochdosiert werden. Bei fehlendem Ansprechen können auch Dopaminagonisten versucht werden. In

einigen Fällen hat Amantadin zu einer Besserung geführt, allerdings mit dem Risiko psychotischer Reaktionen.

Bei Affektinkontinenz kann Amitriptylin hilfreich sein. Schwere Schluckstörungen machen im Spätstadium eine Sondenernährung notwendig. Im Vordergrund der therapeutischen Maßnahmen steht bei der PSP die psychosoziale Betreuung des Patienten und seiner Familie.

Was ist eine kortikobasale Degeneration?

Die kortikobasale Degeneration (CBD) ist eigentlich eine neuropathologische Diagnose, die außerordentlich selten ist (1:100 000). Neben der akinetisch-rigiden Parkinson-Symptomatik stellt sich früh ein Zittern oder ein Zucken (Haltetremor, Myoklonien) einer Hand ein. Weitere Kennzeichen sind eine Apraxie im Hand-Mund-Bereich (Apraxie = Unfähigkeit, Körperteile in einen zweckmäßigen Handlungsablauf einzubinden) und die sogenannte kortikale Empfindungsstörung. Bei dieser eigenartigen Störung haben die Patienten das Gefühl, ihr Arm bzw. ihr Bein gehöre nicht zu ihnen, sei ihnen fremd und ungeschickt. Dieses Phänomen wird deshalb auch als »alien-hand/limb« bezeichnet (engl. alien = fremd; limb = Gliedmaße). Im fortgeschrittenen Stadium kann sich eine typische dystone Haltung einer oberen Extremität ausbilden. Oft entwickeln sich aphasische und Verhaltensstörungen.

Therapeutische Maßnahmen bei der CBD
Leider lässt sich auch diese Erkrankung durch L-Dopa kaum beeinflussen, dennoch sollte L-Dopa hochdosiert bis 1 000 mg über einige Monate versucht werden. Der Einsatz von Dopaminagonisten ist erfolglos. Therapieerfolge sind nach der Tiefen Hirnstimulation beschrieben worden. Aktions- und Haltetremor sowie Myoklonus lassen sich mit Clonazepam und Betablockern beeinflussen. Der Rigor spricht in Einzelfällen auf Baclofen an. CBD-Patienten sind innerhalb weniger Jahre auf den Rollstuhl angewiesen.

Was sind sekundäre/symptomatische Parkinson-Syndrome?

Es gibt eine Reihe von Faktoren und Erkrankungen, die Parkinson-Symptome auslösen können und zu den symptomatischen oder sekundären Parkinson-Syndromen gezählt werden. Hierzu zählen die nachfolgenden Parkinson-Syndrome, die wir kurz besprechen wollen. Sekundäre Parkinson-Syndrome abzugrenzen ist wichtig, weil sich die Parkinson-Zeichen nach Behandlung der auslösenden Ursache zurückbilden können.

Sekundäre/symptomatische Parkinson-Syndrome:

- durch Medikamente ausgelöst (z. B. Antipsychotika)
- durch ein Hirntrauma ausgelöst (z. B. »Chronisch traumatische Enzephalopathie«)

- entzündlich ausgelöst (z. B. »Enzephalitis lethargica«, heute selten)
- durch Stoffwechselstörungen ausgelöst (z. B. Morbus Wilson)

Können Medikamente die Parkinson-Erkrankung auslösen?

Die Parkinson-Krankheit wird nicht durch Medikamente ausgelöst. Es gibt jedoch eine Reihe von Medikamenten, die entweder die Dopaminwirkung am Rezeptor blockieren oder die Dopaminspeicher entleeren und so Parkinson-Symptome auslösen können.

Folgende Medikamente können Parkinson-Symptome auslösen:

Dopaminrezeptorblocker:

- Antipsychotika (bei Verwirrtheitszuständen und Trugwahrnehmung)
- Antiemetika (gegen Übelkeit und Erbrechen, z. B. Metoclopramid)
- Tranquillanzien (Beruhigungsmittel)
- Kalziumantagonisten (Flunarizin, Cinnarizin)

Dopaminspeicherentleerer: Einzelne Medikamente gegen Bluthochdruck wie Reserpin und A-Methyldopa wirken negativ auf den Dopaminspeicher.

Antipsychotika

Ganz im Vordergrund medikamentös ausgelöster Parkinson-Syndrome stehen als Dopaminrezeptorblocker sogenannte Antipsychotika (frühere Bezeichnung: Neuroleptika). Antipsychotika sind Wirkstoffe, die bei psychomotorischer Erregtheit und psychotischen Zustandsbildern eingesetzt werden.

Antipsychotika können die Dopaminrezeptoren in der Substantia nigra blockieren (Dopaminantagonisten), sodass freigesetztes Dopamin den Rezeptor nicht mehr ausreichend aktiviert. Innerhalb von Tagen bis Wochen nach Einleitung der Antipsychotikabehandlung können sich Parkinson-Zeichen ausbilden. Patienten über 65 Jahre sind stärker gefährdet als jüngere. Im weiteren Verlauf oder gleichzeitig können Verkrampfungen der Muskulatur (dystone Störungen) und Überbewegungen im Mundbereich (orofaziale Dyskinesien) hinzutreten. Die durch Antipsychotika ausgelösten Parkinson-Zeichen werden auch medikamentöses Parkinson-Syndrom oder Parkinsonoid genannt.

In den meisten Fällen bilden sich die Krankheitszeichen nach Absetzen der auslösenden Medikamente wieder zurück (was man bei der Parkinson-Krankheit nicht erwarten darf). In der Gruppe der sogenannten atypischen Antipsychotika haben die Substanzen Clozapin und Quetiapin ein geringeres Parkinsonoidpotenzial und eignen sich deshalb auch zur Behandlung von Halluzinationen (Seite 72) und anderen psychiatrischen Symptomen bei Parkinson-Patienten.

Kann eine Hirnverletzung die Ursache sein?

Das Auftreten eines isolierten Parkinson-Syndroms direkt nach einem Schädel-Hirn-Trauma (SHT), z. B. nach einem Unfall oder Anpralltrauma, ist äußerst selten. Jedoch werden infolge chronischer Hirnverletzungen neben kognitiven Störungen und Verhaltensauffälligkeiten auch Parkinson-Symptome beobachtet. Früher nahm man an, dass der »Boxer-Parkinsonismus« durch wiederholte Hirnverletzungen mit kleinen Blutungen und Quetschungen durch Faustschläge verursacht wird. Seit 2005 verwendet man hierfür den Begriff der chronisch-traumatischen Enzephalopathie (CTE). Bekannt wurde der Begriff durch klinische Symptome bei American-Football-Spielern, Eishockeyspielern oder anderen Kontaktsportarten, die Jahre bis Jahrzehnte im Verlauf auftraten. Heute geht man davon aus, dass durch traumatische Nervenzellstörungen Tau-Protein freigesetzt wird und sich im Dominoeffekt mehr und mehr zusammenklumpt. Die CTE zählt damit zu den Tauopathien.

Ist eine Entzündung als Auslöser möglich?

In den 1920er-Jahren erkrankte in Europa eine große Anzahl jüngerer Menschen an einer oft tödlichen Hirnentzündung (Enzephalitis lethargica), die neben anderen neurologischen Störungen mit einem Parkinson-Syndrom einherging. Als Ursache wurde eine Virusgrippe angenommen, jedoch nie nachgewiesen.

Heute kommt es ausgesprochen selten im Rahmen einer Hirnentzündung unterschiedlicher Ursache (Viren, Bakterien, Pilze) zu einem Parkinson-Syndrom. Nach einer erworbenen Immunschwäche (HIV) mit Toxoplasmose oder als HIV-assoziierte, neurologische Erkrankung (HAND) sind (selten) Parkinson-Zeichen beschrieben worden. Auch bei der Borreliose, einer durch Zeckenbiss ausgelösten bakteriellen Infektionserkrankung, können in ganz seltenen Fällen bei Gehirnbeteiligung auch Parkinson-Symptome auftreten. Zu den Parkinson-Zeichen treten dann jedoch in der Regel weitere neurologische und/oder psychische Symptome hinzu.

Es werden derzeit vermehrt auch autoimmunologische Faktoren als Auslöser für neurodegenerative Prozesse – wie der Parkinson-Erkrankung – diskutiert. Diese können durch genetische Faktoren oder frühere virale Prozesse getriggert werden. Es wird vermutet, dass das α-Synuclein die T-Zellen des Immunsystems aktiviert und so eine autoimmunologische Zerstörung betroffener Neurone herbeiführen kann. Diese Immunreaktion scheint sich hauptsächlich in den frühen Stadien der Erkrankung abzuspielen und könnte ein früher Therapieansatz sein. Ziel ist es daher, Patienten sehr früh, am besten bei frühen nicht-motorischen Symptomen oder besser noch zu

Beginn der Neurodegeneration zu identifizieren und einer Antikörperbehandlung zuzuführen. Wissenschaftlich werden derzeit genetische und biologische Marker geprüft, die bei Parkinson-Patienten unterschiedliche Gruppen von Entzündungsprozessen identifizieren sollen. Es bleibt zu hoffen, dass sich aus diesem Forschungszweig in Zukunft krankheitsregulatorische oder -heilende Behandlungen ergeben.

Wie zeigt sich die Wilson-Krankheit?

Bei der Wilson-Krankheit (Morbus Wilson) handelt es sich um eine seltene erbliche Kupferstoffwechselstörung. Die Abgrenzung vom Parkinson-Syndrom ist deshalb so wichtig ist, weil bei rechtzeitiger Diagnosestellung eine wirksame Therapie möglich ist. Die Erkrankung tritt meist im Kindes- und Jugendalter oder im jungen Erwachsenenalter auf. Kupfer ist in geringen Mengen in jedem Körper vorhanden. Bei der Wilson-Krankheit kann Kupfer nicht wie bei Gesunden mit der Galle im Stuhl ausgeschieden werden. Es entsteht eine übermäßige Ablagerung von Kupfer in der Leber (Folge: Leberzirrhose), im Gehirn (Folge: akinetisch-rigides Parkinson-Syndrom) und im Kleinhirn (Folge: Koordinationsstörungen).

Kupferablagerungen in der Hornhaut des Auges sind als goldbrauner Ring zu erkennen (Kayser-Fleischer-Kornealring). Weitere Krankheitszeichen sind Halte- und Intentionstremor, Sprech- und Schluckstörungen, epileptische Anfälle, abnorme Bewegungen und Fehlstellungen der Extremitäten sowie Persönlichkeitsveränderungen und Depression. Unbehandelt kommt es zu schweren Behinderungen und mitunter zum Tod.
Die Diagnose wird durch Labortests gesichert. Die Wilson-Krankheit kann bei rechtzeitiger Diagnose gut medikamentös und diätetisch behandelt werden.

Welche anderen Hirnerkrankungen müssen abgegrenzt werden?

Neben den neurodegenerativen Erkrankungen gibt es weitere Hirnerkrankungen, die mit Parkinson-ähnlichen Symptomen einhergehen können. Als wichtige Formen wollen wir auf den Normaldruckhydrozephalus und die subkortikale arteriosklerotische Enzephalopathie eingehen.

Was ist ein Normaldruckhydrozephalus?

»Hydrozephalus« heißt wörtlich übersetzt »Wasserkopf« und ist die Bezeichnung für eine angeborene oder erworbene krankhafte Erweiterung der inneren (und äußeren) Liquorräume (Liquor = Nervenflüssigkeit). Die Bezeichnung »Normaldruck-« ist eigentlich nicht ganz korrekt, da der Druck im Gehirn (phasenhaft) doch leicht erhöht ist und so allmählich zur Erweiterung der Hirnkammern und Schädigung umliegender Hirnstrukturen führt. Die Erweiterung der inneren Hirnkammern kann im CT oder MRT nachgewiesen werden.

Die klinischen Zeichen eines Normaldruckhydrozephalus (NPH) bei den überwiegend älteren Patienten (über 70 Jahre) äußern sich durch die drei folgenden Symptome (Hakim-Trias):

Zeichen eines Normaldruckhydrozephalus:
- Gangstörung
- demenzielle Entwicklung
- Harninkontinenz

Die Gangstörung ist das häufigste Symptom eines NPH und ähnelt der Gangstörung vieler Parkinson-Patienten mit Unsicherheitsgefühl, kleinen Schritten und Neigung zum Stolpern (Sturzrisiko!). Im Gegensatz zu der Gangstörung bei der Parkinson-Krankheit ist das Gangbild jedoch eher »breitbasig« (verbreiterte Schrittbasis) und am Boden haftend oder »klebend« (»Magnetgang«). Die Beweglichkeit der oberen Extremitäten, das Mitschwingen der Arme und die Gestik sind weniger betroffen, sodass sich die englische Bezeichnung »Lower-Body-Parkinson« auch bei uns als »Parkinson der unteren Körperhälfte« eingebürgert hat.

Die Harninkontinenz (Unfähigkeit, den Urin zu halten) zeigt sich anfangs als sogenannte Dranginkontinenz. Die Demenz ist zunächst nur mit milden kognitiven Defiziten ausgeprägt und lässt sich nur testpsychologisch von anderen Demenzformen unterscheiden. Es bestehen z. B. Aufmerksamkeits- und Konzentrationsstörungen, Störungen des Arbeitsgedächtnisses, der visuokonstruktiven Fähigkeiten (räumliche Orientierung) und der Exekutivfunktionen (Planung und Durchführung von Aufgaben).

Nach der Entnahme von Nervenflüssigkeit (Liquor-/Lumbal-Entlastungspunktion, 50–100 ml) bessert sich häufig die Symptomatik vorübergehend, sodass diese Maßnahme auch zur Diagnosesicherung und zur Indikation einer Shunt-Operation (operative Anlage eines Ventilsystems zum Druckausgleich) beitragen kann.

Was ist eine arteriosklerotische Enzephalopathie?

Eine wichtige (von der Parkinson-Krankheit abzugrenzende) Störung ist die sogenannte subkortikale arteriosklerotische Enzephalopathie (SAE) oder vaskuläre Mikroangiopathie, eine bei älteren Patienten häufige Hirngefäßerkrankung. Die Patienten mit unbehandelten kardiovaskulären Risikofaktoren entwickeln »kleine Durchblutungsstörungen (Infarkte)« in Gehirnregionen unterhalb der Großhirnrinde (= subkortikal) mit Abbau der weißen Hirnsubstanz. Wichtige Risikofaktoren für die SAE sind hoher Blutdruck, Nikotinabusus und Zuckerkrankheit, die ab dem mittleren Lebensalter kontrolliert und eingestellt werden sollten.

Bei Betroffenen mit subkortikaler arteriosklerotischer Enzephalopathie sind vorwiegend die Beine von der Bewegungsstörung (»Lower-Body-Parkinson«) betroffen. Im Unterschied zur Parkinson-Krankheit bleibt die Mimik lange relativ lebhaft und die Arme schwingen beim Gehen meist gut mit. Der Gang ist breitbasig und unbeholfen, die Schritte schlurfend. Ein klassischer Ruhetremor fehlt. Weitere Zeichen sind Sprachstörungen (dysarthrische Sprache) und Affektlabilität mit krankhaftem Weinen und Lachen. Später entwickeln sich kognitive Störungen bis hin zur vaskulären (Gefäß-)Demenz. Die Symptomatik verschlechtert sich schubweise. Im MRT (Magnetresonanztomographie) lässt sich die SAE mit den typischen, mehrfachen kleineren Substanzdefekten relativ gut von der Parkinson-Krankheit abgrenzen. Bei Patienten mit subkortikaler arteriosklerotischer Enzephalopathie sind Parkinson-Medikamente meist unwirksam, können jedoch versuchsweise vom Neurologen eingesetzt werden.

Merkmale der subkortikalen arteriosklerotischen Enzephalopathie

- akuter oder subakuter Beginn mit schubweiser Verschlechterung
- Gangstörung
- weitere neurologische Ausfallerscheinungen und zerebrale Abbauzeichen
- mehrfache kleine Substanzdefekte des Gehirns im MRT

Diagnostik und Dokumentation

Bei der Diagnostik der Krankheit helfen apparative Verfahren wie CT, MRT, PET und SPECT, der Schweregrad wird mit Bewertungsskalen eingeschätzt.

Der Arzt stellt das Ausmaß der Behinderung fest, wobei nicht nur die Hauptsymptome Akinese, Rigor, Tremor und Haltungsinstabilität, sondern auch die vegetativen und psychischen Begleiterscheinungen in die Beurteilung mit eingehen. Erst in neuerer Zeit wird den Auswirkungen der Erkrankung auf die Alltagsaktivitäten (ADL, engl.: Activities of Daily Living) und die Lebensqualität (QoL, Quality of Life) mehr Bedeutung geschenkt und diese in die Beurteilungsskalen miteinbezogen.

Wie wird die Schwere der Erkrankung eingestuft?

Vor Einführung der L-Dopa-Therapie haben 1967 die amerikanischen Ärzte Hoehn und Yahr eine Einteilung der Krankheitsstadien (Seite 55) veröffentlicht, die bis heute in leicht modifizierter Form international in Gebrauch ist. Es handelt sich um eine einfache, global-orientierende Bewertung der Krankheitsstadien. Motorische Fluktuationen, Überbewegungen (Dyskinesien), psychische und vegetative Begleitstörungen sowie die Lebensqualität werden hier allerdings nicht berücksichtigt.

UPDRS

In den meisten klinischen Studien und zunehmend auch in der stationären Beurteilung wird die 1987 publizierte »Unified Parkinson's Disease Rating-Scale« (UPDRS) zur Einschätzung des Verlaufs und Therapieerfolgs eingesetzt. Die UPDRS ist eine vierteilige Skala mit Un-

Einteilung der Krankheitsstadien, basierend auf Hoehn und Yahr (modifizierte Fassung von 1987)

Krankheitsstadien	Symptome
Stadium 1	Symptomatik einseitig keine oder nur geringe funktionelle Beeinträchtigung
Stadium 1,5	Symptomatik einseitig, rumpfnah (axial) betont
Stadium 2	Symptomatik beidseitig keine posturale Gleichgewichtsstörung (Störung der aufrechten Körperhaltung)
Stadium 2,5	Symptomatik beidseitig Ausgleich bei Pulsionsprovokation (Schubstest)
Stadium 3	Erste Anzeichen gestörter Stellreflexe: Unsicherheit beim Umdrehen. Der Patient kann das Gleichgewicht nicht halten, wenn er mit geschlossenen Augen, mit geschlossenen Beinen stehend, angestoßen wird. Der Patient ist funktionell eingeschränkt, ist aber (abhängig von der Art der Arbeit) noch teilweise arbeitsfähig. Der Patient kann sich selbst versorgen und unabhängig leben. Die Behinderung ist schwach bis mäßig ausgeprägt.
Stadium 4	Voll entwickelte, schwer beeinträchtigende Symptomatik Der Patient kann noch gehen und stehen, ist aber stark behindert.
Stadium 5	Der Patient ist ohne Hilfe auf den Rollstuhl angewiesen oder bettlägerig.

tergruppen, mit denen kognitive Funktionen, Verhalten und Stimmung (Teil I), die Aktivitäten des täglichen Lebens (Teil II), die motorische Leistungsfähigkeit (Teil III) des Patienten sowie Komplikationen der Therapie (Teil IV) erfasst werden.

Kriterien:
- Kognition, Halluzinationen, Stimmung und Antrieb (UPDRS I)
- Auswirkung motorischer Störungen auf die Aktivitäten des täglichen Lebens (UPDRS II)
- Schweregrad motorischer Störungen (UPDRS III)
- Schweregrad von Fluktuationen und Dyskinesien (UPDRS IV)

Von der Movement Disorder Society (MDS) wurde 2008 eine erweiterte Version als »MDS-UPDRS« entwickelt. Diese Skala bewertet detailliert nicht-motorische Symptome.[5]

Welche apparativen Zusatzuntersuchungen sind wichtig?

Apparative Zusatzuntersuchungen, insbesondere bildgebende Verfahren, können die Diagnose »Parkinson-Krankheit« nicht sichern, aber bei der Abgrenzung atypischer oder sekundärer Parkinson-Syndrome helfen. Wir möchten Sie auf den folgenden Seiten über Art, Aussagekraft und Durchführung der Untersuchungsmethoden informieren. Eine kraniale Computertomographie (CT) – besser eine Magnetresonanztomographie (MRT) – wird bei Diagnosestellung dringend empfohlen.

Was ist eine Computertomographie des Gehirns (CT)?

Die Computertomographie (CT) ist eine spezielle Röntgenuntersuchung, bei der mit Röntgenstrahlen schichtweise Dichtemessungen, z. B. des Gehirns, vorgenommen werden. Die gemessenen Werte werden von einem Computer zu einem Schnittbild (Computertomogramm) verarbeitet. Die Untersuchung dauert etwa fünf Minuten, wobei der Patient in einer kurzen »Röhre« ruhig auf dem Rücken liegen muss. Die Strahlenbelastung ist relativ gering und entspricht etwa drei Röntgenaufnahmen des knöchernen Schädels. Bei der Parkinson-Krankheit ist das Computertomogramm unauffällig. Um zusätzliche Schädigungen des Gehirns nicht zu übersehen, führen wir bei jedem Patienten mit einem Parkinson-Syndrom einmal eine MRT-Untersuchung durch.

Was ist eine Magnetresonanztomographie des Gehirns (MRT)?

Die Magnetresonanztomographie (MRT) wird auch als Kernspintomographie bezeichnet. Das MRT erlaubt im Vergleich zum CT eine genauere Detailauflösung der Hirnstrukturen. Die Messung erfolgt nicht wie im CT mit Röntgenstrahlen, sondern in einem Magnetfeld. Durch das starke äußere Magnetfeld werden Atomkerne (Wasserstoffkerne) des Gewebes in der Magnetfeldrichtung ausgerichtet. Dabei führen die Wasserstoffkerne eine Kreiselbewegung um ihre eigene Achse durch, was als Spin bezeichnet wird (daher auch der Name »Kernspintomographie«). Durch kurze magnetische Impulse hoher Frequenz werden die Wasserstoffkerne aus ihrer Hauptfeldrichtung herausgedreht. Nach Ende des Hochfrequenzimpulses drehen sich die Kerne wieder in die Ausgangsrichtung zurück und entwickeln dabei elektromagnetische Signale, die zu einem Schnittbild rekonstruiert werden.

Mit dem MRT kann die Diagnose einer Parkinson-Krankheit nicht gesichert werden. Wenn der Verdacht auf ein nicht-idiopathisches Parkinson-Syndrom (MSA, PSP, CBD) besteht, kann das MRT bei der weiteren Differenzierung helfen.

Wie funktioniert eine PET?

Mit der Positronen-Emissions-Tomographie (PET) können biochemische Veränderungen im Gehirn sichtbar gemacht werden. Mit radioaktiv markiertem L-Dopa kann bei Parkinson-Patienten die dopaminerge Störung dargestellt und quantifiziert werden (Abbildung, Seite 58).

Vereinfacht lässt sich das Prinzip etwa folgendermaßen beschreiben: Positronen sind Elementarteilchen mit positiver Ladung. Treffen Positronen und Elektronen aufeinander, zerstören sie sich gegenseitig unter Aussendung von Gammastrahlen. Inaktive biologische Atome können durch gammastrahlende Atome ersetzt (markiert) werden. Diese als Tracer benannte radioaktive Substanz wird kurz nach der Herstellung über eine Armvene injiziert. Der Tracer verhält sich genauso wie die biologische Substanz, verteilt sich im Blut und erreicht schließlich auch das Gehirn. Die Tracersubstanz strahlt nur Minuten bis Stunden und ist für den Patienten nicht schädlich. Die Gammastrahlung wird von ringförmigen Detektoren des PET-Geräts gemessen und über aufwendige Computerberechnungen bildlich umgesetzt. 18F-Fluorodopa (F-Dopa) war der erste PET-Tracer, mit dem die Degeneration dopaminerger Neurone nachgewiesen werden konnte. Für die Parkinson-Diagnostik werden auch F-18-FDG-PET, C-11-Racloprid und F-18-Spiperon zur Differenzierung atypischer Parkinson-Syndrome eingesetzt.

Was ist eine SPECT-Untersuchung?

Ein dem PET ähnliches Verfahren der funktionellen Bildgebung ist die Single-Photon-Emissionscomputertomographie (SPECT). Während des Zerfalls radioaktiver Substanzen entsteht eine Gammastrahlung. Nach diesem Vorgang, der auch »single photon emission« genannt wird, hat die Methode ihren Namen erhalten. Wie bei der PET wird die Verteilung radioaktiv markierter Substanzen in räumlicher und zeitlicher Abfolge mit einer rotierenden Gammakamera gemessen und mittels Computer in ein Schnittbild umgesetzt. Die radioaktive Substanz zerfällt nach einigen Stunden, die Strahlenbelastung ist also relativ niedrig. Die SPECT ist weiterverbreitet und kostengünstiger als die PET.

Was bedeutet DaTSCAN™?

Ein häufig verwendetes Radiopharmakon ist 123I-FP-CIT, das unter dem Handelsnamen DaTSCAN™ zur Verfügung steht. Mit dieser Methode kann die Dichte noch funktionsfähiger Dopamin-Transporter (DAT) präsynaptisch bestimmt werden. Eine sichere Korrelation zum Schweregrad der Parkinson-Krankheit besteht jedoch nicht. Zugelassen ist DaTSCAN™ für die Abgrenzung des idiopathischen Parkinson-Syndroms vom essenziellen Tremor und für die Differenzialdiagnose »Lewy-Körper-Demenz« und »Alzheimer-Krankheit«. MSA und PSP können nicht sicher vom idiopathischen Parkinson-Syndrom abgegrenzt werden.

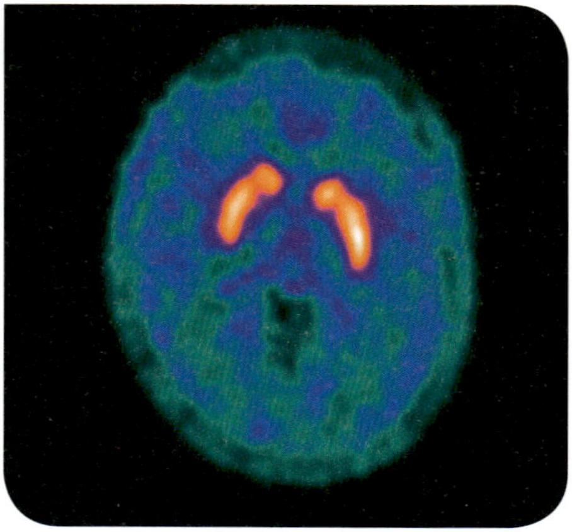

Positronen-Emissions-Tomogramm (PET). Normalbefund mit seitengleicher Speicherung. (Quelle: Prof. Dr. M. Schreckenberger, Nuklearmedizin der UM Mainz)

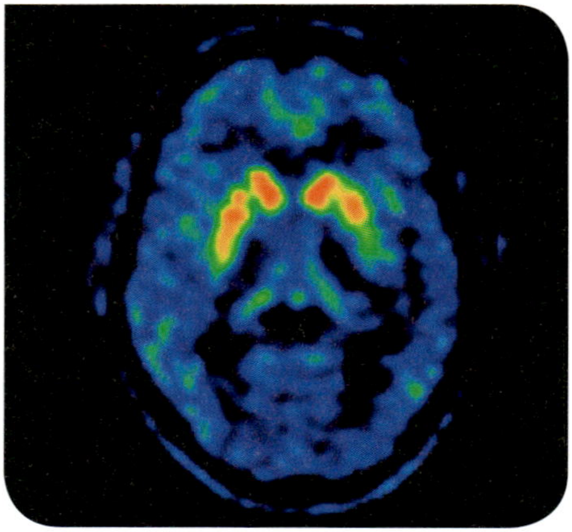

Patient mit einem Ruhetremor der rechten Hand, keine Bewegungsverlangsamung. Der PET-Befund mit reduzierter Speicherung links spricht für eine Parkinson-Krankheit. (Quelle: Prof. Dr. M. Schreckenberger, Nuklearmedizin der UM Mainz)

SPECT-Untersuchung (DaTSCAN(TM)). Normalbefund. Patient mit essenziellem Tremor. Normalbefund mit seitengleicher Speicherung. (Quelle: Prof. Dr. M. Schreckenberger, Nuklearmedizin der UM Mainz)

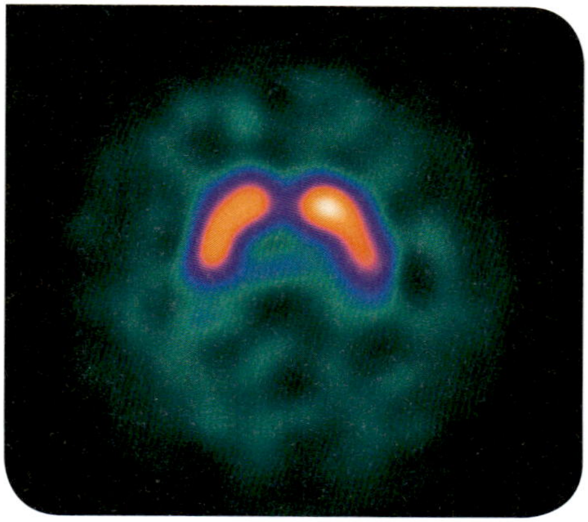

SPECT-Untersuchung (DaTSCAN(TM)): Patientin mit subjektiv zunehmender »Ungeschicklichkeit« der rechten Hand. Kein typischer Tremor, leichte Hypomimie. Befund: verminderte Speicherung links (Quelle: Prof. Dr. M. Schreckenberger, Nuklearmedizin der UM Mainz)

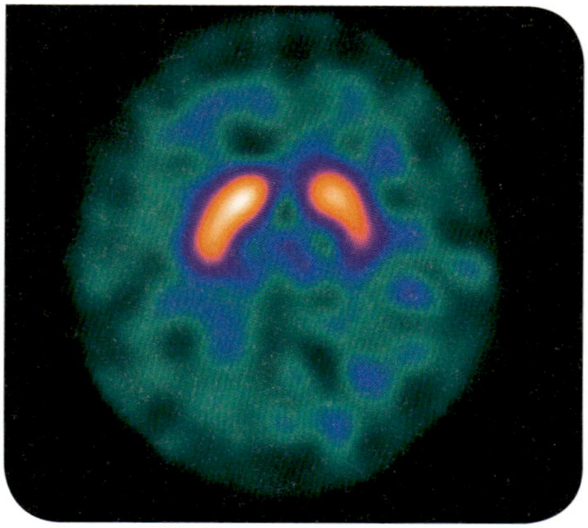

Welche Bedeutung haben PET und SPECT für Parkinson-Patienten?

Mit PET und SPECT ist es möglich, Störungen der dopaminergen Nerven im Gehirn bzw. der Nervenfasern im Herzmuskel (MIBG-SPECT) schon vor Auftreten der motorischen Parkinson-Zeichen zu erfassen. Insbesondere kommen diesen Verfahren jedoch eine Bedeutung in der Unterscheidung verschiedener Parkinson-Syndrome zu. PET mit Fluorodeoxyglukose (FDG-PET) kann mit hoher Treffsicherheit ein idiopathisches Parkinson-Syndrom von atypischen Parkinson-Syndromen abgrenzen. Beim essenziellen Tremor-Syndrom ist der DaTSCAN™-SPECT unauffällig. SPECT- und PET-Untersuchungen können bisher nur Hilfsmittel in der Diagnostik sein, entscheidend ist der klinische Befund.

Wie funktioniert eine apparative Tremoranalyse?

Die grobe Einschätzung und Zuordnung eines Tremors gelingt schon durch die klinische Beobachtung des Tremors unter verschiedenen Bedingungen (psychische und mentale Belastung, Muskelanspannung). Mithilfe eines Positions- oder Beschleunigungsaufnehmers kann der Arzt die Frequenz (Tremorschläge pro Sekunde) sowie die Ausschläge des Tremors (Tremoramplituden) messen und aufzeichnen.

Mit einem am Handgelenk tragbaren digitalen Bewegungsmonitor lassen sich nicht nur die Tremoraktivität, sondern generell Bewegungsaktivitäten messen.

Was ist der Tapping-Test?

Eine einfache Methode der Motorikprüfung ist, den Patienten aufzufordern, in schneller Folge Zeigerfinger und Daumen zu berühren, mit dem Finger auf die Tischplatte oder mit dem Vorderfuß auf den Boden zu klopfen und die Anzahl der Schläge während einer bestimmten Zeit zu beurteilen (Tapping-Test, Finger-Tapping, Fuß-Tapping). Wir haben ein kleines Taschengerät entwickelt, mit dem die Tapping-Frequenz der Finger semiquantitativ bestimmt werden kann. Innerhalb einer vorgegebenen Zeit muss der Patient in rascher Folge eine Taste drücken. Die Tapping-Frequenz wird digital angezeigt. Für die rechte und die linke Hand werden jeweils drei Durchgänge gewertet und die Mittelwerte bestimmt.

Was ist eine transkranielle Ultraschalluntersuchung?

Mithilfe der transkraniellen Ultraschalluntersuchung (TCS) kann der erfahrene Neurologe durch dünne knöcherne »Fenster« im Schläfenbereichs des Schädels (transkraniell = durch den Schädel) nebenwirkungsfrei verschiedene Ebenen des Gehirns darstellen. Bedeutung bei Parkinson-Syndromen haben hierbei unterschiedliche Echosignale von Strukturen im Mittelhirn, wo die Nervenkerne der Basalganglien und die Sub-

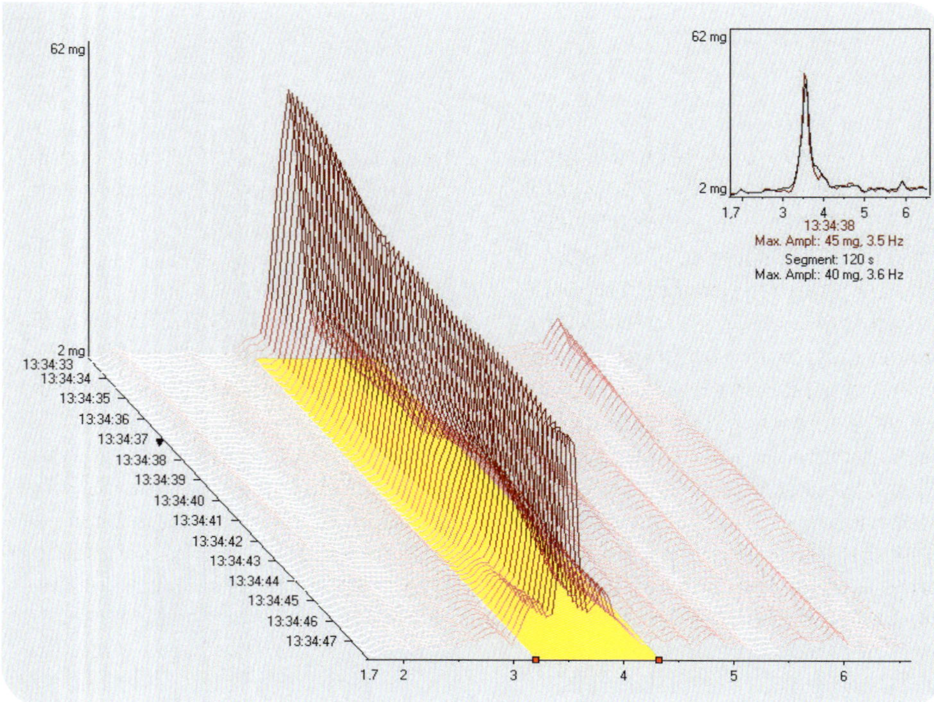

Tremoranalyse: Aufzeichnung der Tremorfrequenz und -intensität über einen Zeitabschnitt. Die Tremorfrequenz liegt in diesem Fallbeispiel bei 3,5 Hz. Quelle: SOMNOmedics GmbH

Digitaler Bewegungsmonitor am Handgelenk. Quelle: SOMNOmedics GmbH

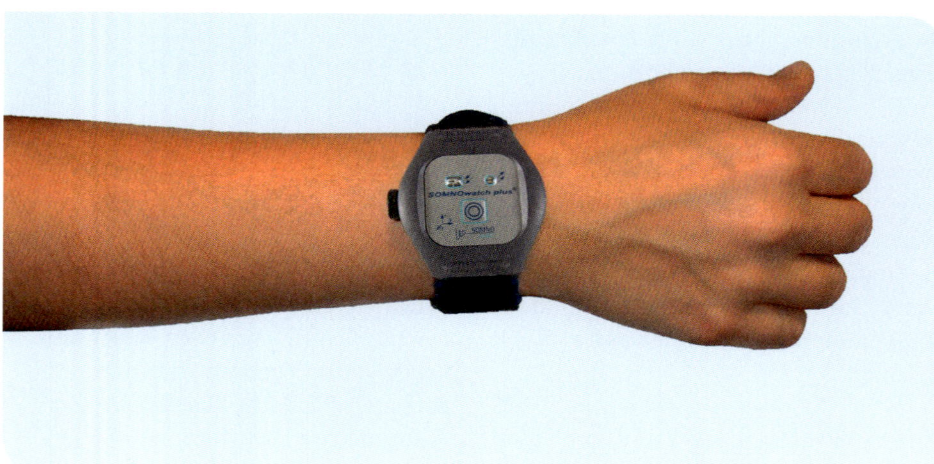

stantia nigra liegen. Insbesondere bei Patienten mit einer Parkinson-Erkrankung findet sich im Ultraschall eine charakteristische Hyperechogenität der Substantia nigra (SN+), die sich mit CT und MRT nicht darstellen lässt. Diese echoreiche Veränderung in der Substantia nigra lässt sich auch bei Gesunden und Menschen ohne Parkinson-Diagnose, aber mit REM-Schlaf-Störung oder Riechstörung nachweisen. Hierbei konnte die SN+ einen Risikofaktor für die zukünftige Entstehung einer Parkinson-Erkrankung darstellen.[6] Bei gesunden Probanden über 50 Jahren konnte in einer Studie gezeigt werden, dass Menschen mit SN+ ein 20-fach erhöhtes Risiko hatten, innerhalb von fünf Jahren eine Parkinson-Erkrankung zu entwickeln. Zusammen mit einer Riechstörung sowie weiteren Faktoren, zum Beispiel positiver Familienanamnese oder minimalen motorischen Einschränkungen, konnte eine recht gute Vorhersage getroffen werden, ob jemand an Parkinson erkranken wird. Neben der Frühdiagnostik beim Parkinson kann die TCS auch zur Differenzierung unterschiedlicher atypischer Parkinson-Syndrome und neurodegenerativer Demenzen eingesetzt werden.

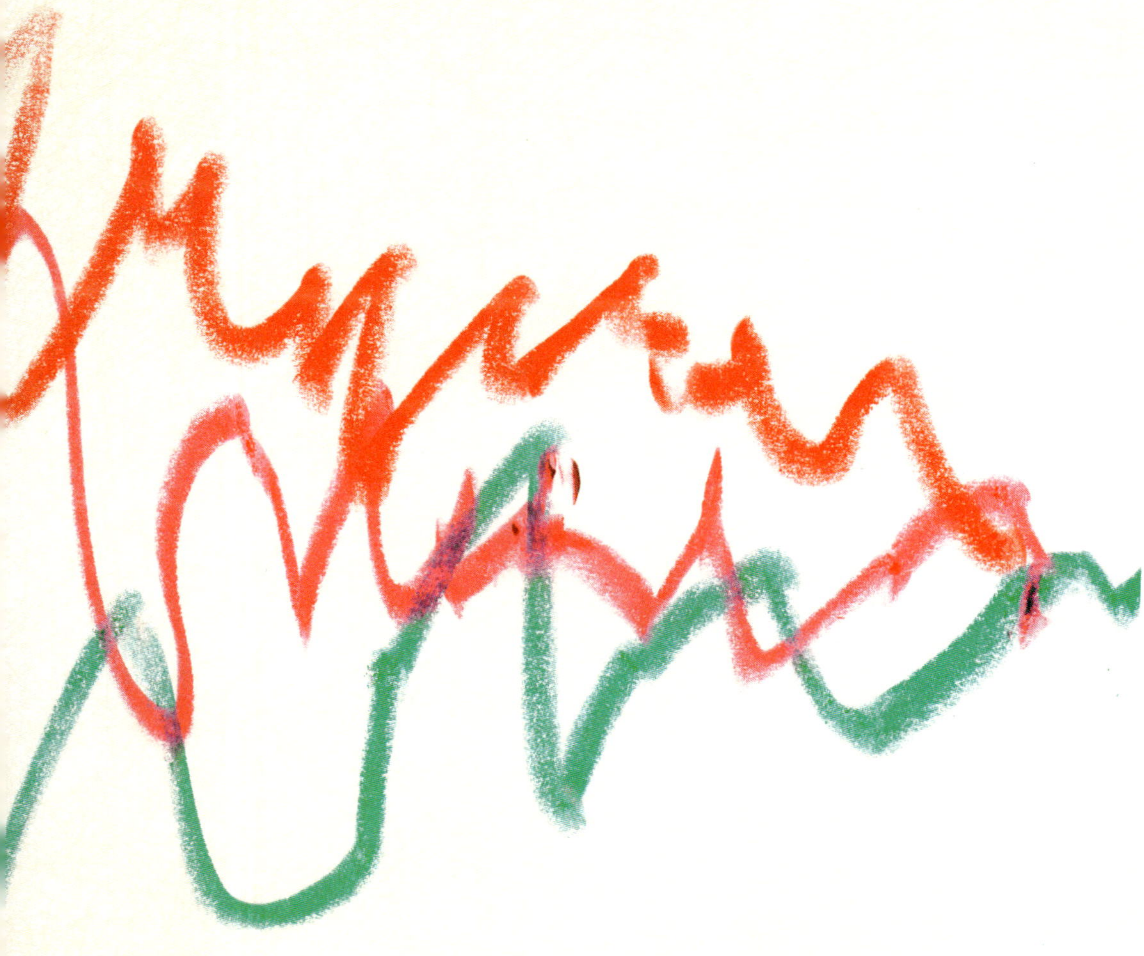

Verlauf und Begleit-erscheinungen

Wie die Erkrankung bei Ihnen persönlich verlaufen wird, kann zwar nicht vorhergesagt werden. Aber Sie können helfen, den Verlauf günstig zu beeinflussen.

Verlauf und Prognose der Krankheit

Leider kann die Parkinson-Krankheit nach wie vor nur symptomatisch behandelt werden, der Krankheitsprozess an sich ist bislang medikamentös nicht beeinflussbar.

Wie ist der Krankheitsverlauf?

Bei vielen Parkinson-Patienten kann der Dopaminmangel medikamentös mit Dopaminergika (Dopamin-ähnliche Medikamente) über lange Zeit gut ausgeglichen werden (»Honeymoon«, die »Parkinson-Flitterwochen« halten glücklicherweise jedoch länger an als »gewöhnliche Hochzeits-Flitterwochen«). Sie sind in ihrer motorischen Leistungsfähigkeit und Lebensqualität über mehrere Jahre kaum beeinträchtigt. Die meisten Patienten müssen allerdings nach fünf bis acht Jahren unter der Medikation mit Wirkungsfluktuationen oder anderen nicht-motorischen Begleitsymptomen rechnen. Das gute Ansprechen der motorischen Symptome auf Medikamente macht die Diagnose »Parkinson-Krankheit« sicherer.

Bei initialer schlechter Ansprechbarkeit der Parkinson-Mittel wird Ihr Arzt auch an andere Erkrankungen denken, die mit Parkinson-Zeichen einhergehen können (z. B. Multi-System-Atrophie, progressive supranukleäre Blicklähmung).

Sie selbst werden vielleicht die Erfahrung gemacht haben, dass es anderen Parkinson-Patienten (z. B. in der Selbsthilfegruppe) besser geht als Ihnen und andere schwerer eingeschränkt sind. Die Patienten, denen es besser geht, werden dann oft nach deren medikamentöser Einstellung gefragt, um dem eigenen Arzt eine »gleich gut wirksame Medikation« vorzuschlagen. Denken Sie bitte daran, dass es individuell unterschiedliche Krankheitsstadien und -verläufe gibt. Das »therapeutische Fenster«, in dem man eine breite Auswahl medikamentöser Therapiestrategien hat, wird mit zunehmendem Fortschreiten der Erkrankung immer kleiner (siehe Abb. Seite 122). Auch für den Parkinson-Spezialisten wird es dann zunehmend schwieriger, einen guten Therapierfolg zu erzielen.

Ist das Fortschreiten der Erkrankung beeinflussbar?

Es muss immer wieder darauf hingewiesen werden, dass bei der Parkinson-Krankheit letztlich die Ursache des zugrundeliegenden Krankheitsprozesses nicht bekannt und eine Heilung nicht möglich ist. Wir vermeiden jedoch Patienten gegenüber die Bezeichnung »unheilbare Erkrankung«, weil diese Formulierung sehr negativ besetzt ist und Hoffnungslosigkeit signalisiert. Wir klären ihn über seine chronisch-fortschreitende Erkrankung und die möglichen Therapiestrategien auf. Auch der vorliegende Ratgeber kann helfen, dass Sie Ihren derzeitigen Zustand besser einordnen, Ihre aktuelle Therapiestrategie verstehen und Ihren Arzt »fachlich« unterstützen können. Fragen Sie nicht nur: »Was kann mein Arzt gegen meine Erkrankung tun?«, sondern fragen Sie auch: »Was kann ich selbst tun?« Sie selbst können den weiteren Verlauf dadurch günstig beeinflussen, dass Sie Ihre Behandlung in regelmäßigen Abständen mit Ihrem Parkinson-Arzt abstimmen, ein regelmäßiges geistiges und körperliches Training betreiben und darüber hinaus für eine gesunde Lebensweise sorgen. Der Neurologe schätzt den Patienten als »Fachmann für seine eigene Parkinson-Erkrankung«. Als gemeinsames Ziel sollte vereinbart werden, Ihre Lebensqualität so gut wie möglich zu verbessern bzw. zu erhalten.

Ob Dopaminagonisten, MAO-B-Hemmer oder Amantadin beim Menschen eine zellschützende Wirkung haben, ist derzeit nicht gesichert. Vitamin C und Vitamin E bzw. Coenzym Q10 haben nach bisherigen Studien keinen Einfluss auf das Fortschreiten der Erkrankung. Eine ausreichende Eiweiß- und Kalziumzufuhr beugt einer Osteoporose vor, verlangsamt jedoch nicht den Krankheitsprozess.

Welche nicht-motorischen Störungen können auftreten?

Zu den beschriebenen charakteristischen motorischen Parkinson-Symptomen treten nicht-motorische Störungen hinzu oder diese können auch schon viele Jahre vor der Bewegungsstörung vorhanden sein. Dabei handelt es sich um psychische, kognitive und vegetative Störungen sowie sensorische Beeinträchtigungen, Schmerzen und Sexualfunktionsstörungen, die sich im Verlauf verstärken und das Beschwerdebild beherrschen können. In einer aktuellen Studie aus den USA wurden in einer riesigen Kohorte von 1,5 Millionen Kriegsveteranen 303 693 Parkinson-Patienten hinsichtlich nicht-motorischer Frühsymptome mit 1,5 Millionen Kontrollpersonen verglichen. Die unten aufgeführten Symptome traten teilweise schon 20 Jahre vor den Bewegungsstörungen auf. Die frühesten Prodromalsymptome waren Störungen der Riech-, Magen-Darm- und Sexualfunktion. Unbekannt war bisher das gehäuft frühe Auftreten von Hautpilzerkrankungen und Prostatavergrößerungen bei den späteren Parkinson-Patienten.

Welche psychischen Störungen sind möglich?

Wie schon angesprochen, können psychopathologische Auffälligkeiten den motorischen Störungen vorauseilen. Nachfolgend werden wir Sie über Depression, Angststörungen und kognitive Beeinträchtigungen bei der Parkinson-Krankheit informieren.

Die meist medikamentös bedingt und im Langzeitverlauf auftretenden psychotischen Symptome (illusionäre Verkennung, Halluzinationen, Wahnvorstellungen, Verwirrtheitszustände) und Verhaltensstörungen (Impulskontrollstörungen, dopaminerges Dysregulationssyndrom, Punding) werden wir im Kapitel »Psychische (Langzeit-)Komplikationen« (Seite 72) besprechen.

Wie äußern sich Depressionen bei Parkinson-Patienten?

James Parkinson hat schon in seiner Erstbeschreibung einen seiner sechs Patienten als »melancholisch, deprimiert« charakterisiert. Verständlicherweise sind Patienten direkt nach der Diagnosestellung »Parkinson« deprimiert und verunsichert, nicht zuletzt wegen unzureichender Aufklärung über die Art der Erkrankung, den Verlauf und die Behandlungsmöglichkeiten. Die zunehmenden krankheitsbedingten Beeinträchtigungen können gleichermaßen zu Verstimmungen führen. Als Reaktion auf die Diagnose einer chronischen Erkrankung ist die Parkinson-Depression nicht zu erklären. Die frühere Bezeichnung »reaktive Depression« ist nicht mehr gültig. Heute wird nur noch zwischen einer leichten, einer mittelschweren und einer schweren Depression unterschieden. Depressive Symptome lassen sich anamnestisch bei vielen Patienten schon mehrere Jahre vor den ersten motorischen Symptomen dokumentieren.

Unabhängig von der Parkinson-Krankheit kann sich eine Depression in späteren Lebensabschnitten als »Depression im Alter« entwickeln. Älteren Menschen erscheint das Leben häufig nicht mehr so attraktiv, weil der letzte Lebensabschnitt zunehmend mit Beeinträchtigungen, Zukunftsängsten und Verlustereignissen assoziiert ist. Bei Parkinson-Patienten ist weiter zu bedenken, dass es – unabhängig von der Parkinson-Krankheit – im höheren Alter auch zu einer Verschärfung negativer Charakterzüge kommen kann.

Als Hauptkriterien einer Depression sind traurige und gedrückte Stimmung, Interesse-, Freudlosigkeit sowie verminderter Antrieb und Aktivitätsverlust definiert. Die Hauptsymptome müssen mindestens zwei Wochen andauern. Unterstützende Kriterien sind Konzentrations- und Aufmerksamkeitsstörungen sowie das Gefühl der Wertlosigkeit. Unterschiedlich wird bewertet, ob sich eine spezifische Depressionsform beim idiopathischen Parkinson-Syndrom abgrenzen lässt. Bei der »Parkinson-Depression« herrschen oft Gefühle der inneren Leere, Hoffnungslosigkeit, Gereiztheit und Pessimismus vor, während weitere, sonst klassische Depressionszeichen wie tiefe, ausgeprägte Traurigkeit, Schuldgefühle, Selbstanklagen und Suizidalität fehlen oder weniger häufig sind. Nicht selten wird die Depression durch Schlafstörungen, Konzentrationsprobleme und eine allgemeine körperliche und emotionale Müdigkeit (Fatigue, Seite 80) maskiert. Für die leichte parkinson-assoziierte depressive Symptomatik wurde die Bezeichnung »subsyndromale Depression« vorgeschlagen, zu der auch die »Off-Depression« gezählt wird.

Off-Depressionen sind depressive Episoden mit gereizter Stimmung, unberechtigten Vorwürfen, pessimistischen Äußerungen, Hoffnungslosigkeit und Angstgefühlen in Phasen schlechter Beweglichkeit. Off-Depressionen lassen sich meist durch eine Anpassung der dopaminergen Medikation beeinflussen.

Die Angaben in der Literatur über die Häufigkeit von Depressionen bei der Parkinson-Krankheit sind sehr variabel. Nach der MoPed-Studie (2018) hatten 45 % eine Depression im Vergleich zur Kontrollgruppe mit 22 %. Es zeigt sich keine sichere Korrelation zwischen Schweregrad bzw. Krankheitsdauer der Parkinson-Krankheit und Häufigkeit einer Depression. In der Bildgebung lässt sich bei depressiven Parkinson-Patienten im Vergleich zu nichtdepressiven Parkinson-Patienten eine reduzierte Rezeptoraktivität des Botenstoffs Serotonin (»Glückshormon«) nachweisen.

Es ist auch für den behandelnden Arzt eine Herausforderung, einzelne Zeichen (z. B. Hypomimie) und anamnestische Hinweise (Interessenverlust, sexuelle Funktionsstörungen, Appetitminderung) als Depression zu erkennen. Unterstützen Sie als Patient oder Angehöriger Ihren Arzt mit entsprechenden Informationen. Nicht selten bestehen Hemmungen, gerade psychische Störungen und Beeinträchtigungen offen anzusprechen. Sie werden erfahren, dass depressive Symptome relativ häufig bei Parkinson-Patienten anzutreffen sind und erfolgreich behandelt werden können.

Wie behandelt man eine Depression bei Parkinson-Kranken?

Zunächst muss eine Optimierung der dopaminergen Therapie erfolgen, insbesondere bei Vorliegen einer »Off-Depression«. Der schwache antidepressive Effekt von einzelnen Dopaminagonisten (z. B. Pramipexol, Piribedil) und Safinamid kann bei der Einstellung mit Parkinson-Medikamenten ausgenutzt werden.

Es werden vielfältige Therapiestrategien nichtmedikamentöser und medikamentöser antidepressiver Maßnahmen angeboten. Die Lichttherapie und Ernährungsempfehlungen (z. B. Omega-3-Fettsäuren, Vitamin D3) zählen zu den Komplementärmaßnahmen.

Nicht medikamentöse Maßnahmen
Bei milden depressiven Symptomen kann ohne Medikamente oder Psychotherapie ein aktiv-abwartendes Verhalten eingesetzt werden. Psychoedukative Ansätze klären über die Depression auf, empfehlen eine geordnete Tagesstruktur, körperliche Aktivität und einen geregelten Schlaf-wach-Rhythmus. Daneben werden soziotherapeutische Unterstützungsmaßnahmen (Trainings- und Motivationsmethoden durch geschulte Personen) angeboten. Unter Einbindung des sozialen Umfeldes kann so eine Stimmungsverbesserung abgewartet werden.

Psychotherapeutisch häufig angewendet wird die kognitiv-behavoriale Therapie bei Parkinson-Patienten. Diese Behandlung ist eine Verhaltenstherapie, die auf einer aktiven Gestaltung der subjektiven Wahrnehmung basiert. Hierbei wird individuell eine problem-, ziel- und handlungsorientierte Veränderung des Verhaltens erlernt. Durch Veränderung von Einstellungen, Gedanken und Wertungen der Lebensumstände können schon relativ kurzfristig gute Erfolge erzielt werden. Entspannungstechniken und eine realistische Planung der Alltagsaktivitäten in Abhängigkeit von den motorischen Beeinträchtigungen ergänzen die Therapie.

Medikamentöse antidepressive Therapie
Wenn sich nicht innerhalb von zwei bis drei Wochen eine Verbesserung der Stimmung und anderer Symptome einer Depression erreichen lässt, wird eine medikamentöse Therapie mit Antidepressiva eingeleitet. Die Auswahl der Wirksubstanz richtet sich nach dem Schweregrad der Depression, den begleitenden Symptomen, möglichen Kontraindikationen und Nebenwirkungen. Ein wichtiger Hinweis: Antidepressiva machen nicht abhängig!

Die Therapieeinleitung erfolgt anfangs in niedriger Dosierung, um mögliche Nebenwirkungen zu vermeiden, und kann im Verlauf individuell optimiert werden. In der Regel benötigt ein Antidepressivum Tage bis wenige Wochen, bis eine stimmungsstabilisierende Wirkung erkennbar wird. In Medikamentenstudien zeigen sich Ansprechraten von 50–70 %, wobei eine schwere Depression eher auf Medikamente anspricht als eine leichte.

Es bestehen nach dem heutigen Kenntnisstand keine wesentlichen Unterschiede in der Wirksamkeit unterschied-

Hinweise für den Partner

In der Phase der Depression benötigt der Betroffene (und fordert oft auch) ein hohes Maß an persönlicher Zuwendung. Der depressive Parkinson-Patient muss in seiner Traurigkeit ernst genommen werden, ihm muss das Gefühl gegeben werden, für alle Bezugspersonen wichtig zu sein.
Der Patient muss noch stärker als bisher in das Familiengeschehen einbezogen und darf nicht alleingelassen werden. Es ist nicht förderlich, ihm in einer depressiven Phase psychisch belastende Informationen mitzuteilen. Etwaige Suizidgedanken müssen offen angesprochen werden. Ratschläge wie »Reiß dich doch mal zusammen, es gibt doch gar keinen Grund, traurig zu sein ...« sind für den Betroffenen wenig hilfreich. Es sollte dem Depressiven Hoffnung vermittelt werden, dass sich die Depression unter der veränderten oder zusätzlichen Medikation bald bessern wird.

licher Antidepressiva, jedoch erhebliche im Ausmaß möglicher Nebenwirkungen.

Nach der DGN-S3-Leitlinie zur Therapie der Parkinson-Krankheit werden trizyklische Antidepressiva (TCA), selektive Serotoninwiederaufnahme-Hemmer (SSRI) und selektive Serotonin-Noradrenalin-Wiederaufnahme-Hemmer (SSNRI) empfohlen. SSRI dürfen nicht zusammen mit MAO-B-Hemmern gegeben werden.

Für die schon sehr lange eingesetzten trizyklischen Antidepressiva besteht gegenüber den SSNRI und SSRI ein höheres Nebenwirkungs- und Interaktionsrisiko. Das betrifft besonders die anticholinerge Wirkung der TCA. In Kombination mit Dopaminagonisten können TCAs an der Auslösung von Impulskontrollstörungen beteiligt sein. Beim tetrazyklischen Antidepressivum Mirtazapin kann die schlafanstoßende Wirkung ausgenutzt werden.

Im Gegensatz zu den sedierenden Eigenschaften der trizyklischen Antidepressiva haben SSRI eine eher aktivierende Wirkung. Bei Antriebsschwäche wird man ein antriebssteigerndes Antidepressivum und bei agitierten Patienten eher ein sedierendes Antidepressivum vorziehen. Bei leichter depressiver Symptomatik kann Johanniskrautextrakt wirksam sein, das im Vergleich zu den trizyklischen Antidepressiva weniger Nebenwirkungen hat.

Wie zeigen sich Angststörungen und Panikattacken?

Situativ ausgelöste Angst ist eigentlich ein ganz normaler psychologischer Zustand (im Sinne eines Schutz- und Motivationsverhaltens) und wirkt bei Bedrohung als Alarm- und Aktivierungssignal. In der Evolution gilt es, sich in einer bedrohlichen Situation vorzubereiten, zu kämpfen oder zu fliehen. Bei Angst werden Teile des vegetativen Nervensystems aktiviert, um Reserven des Stoffwechsels und des Herz-Kreislauf-Systems zur Verfügung zu stellen. Symptome sind Engegefühl in der Brust, Herzklopfen, Atmungsbeschleunigung, Muskelverspannung, Mundtrockenheit, Unruhe und Zittern.

Pathologisch wird Angst, wenn sie weiterbesteht, auch wenn keine Bedrohung vorliegt, zu lange andauert, mit erheblichen körperlichen Beschwerden einhergeht, keine Bewältigungsstrategien verfügbar sind und Alltagsaktivitäten deutlich eingeschränkt werden. Um die Diagnose einer krankhaften Angst zu stellen, müssen die Symptome über mindestens sechs Monate anhalten

Angststörungen können bei verschiedenen internistisch-endokrinologischen Erkrankungen (z. B. Schilddrüsen-, Herz- und Lungenerkrankungen) und auch bei Entzug von Medikamenten bzw. Alkohol auftreten.

Eine abnorme, sich vor objektiv ungefährlichen Situationen oder Objekten zwanghaft aufdrängende Angst wird als Phobie bezeichnet. Zu den Phobien zählen Ängste vor weiten Plätzen oder vor Menschenansammlungen (Agoraphobie), in engen Räumen, im Fahrstuhl oder z. B. in der engen »Röhre« des CTs/MRTs (Klaustrophobie). Weitere an bestimmte Objekte oder Situationen gekoppelte Ängste sind soziale Phobien (z. B. Angst, eine Rede zu halten, Angst, negativ aufzufallen oder abgelehnt zu werden) und spezifische Phobien (bestimmte Objekte oder Situationen, z. B. Spinnen- oder Flugangst).

Bei der generalisierten Angststörung bestehen abnorm gesteigerte, zumeist unbegründete Sorgen und Befürchtungen. Hierbei kann der Patient aufgrund der »frei flottierenden« Angst in der Bewältigung seiner Alltagsaktivitäten sehr deutlich eingeschränkt sein. Der Patient erlebt häufig auch Schwindel, Benommenheit und das Gefühl, die Kontrolle zu verlieren.

Panikattacken stellen episodische Angstattacken dar, die in der Regel nur einige Minuten anhalten, dafür aber mit massiven körperlichen und psychischen Reaktionen einhergehen können. Panikattacken können an bestimmte Angstauslöser (z. B. bei Agoraphobie, Flugangst) oder psychische Störungen (Burn-out, posttraumatische Belastungsstörungen) gekoppelt sein, aber auch völlig unabhängig davon auftreten. Plötzlich entwickeln sich, zumeist ohne Anlass, lawinenartig stärkste Angstsymptome, die sich bis zur Todesangst steigern können. Die im Sinne einer Fluchtreaktion auftretenden körperlichen Symptome (Engegefühl in Hals und Brustkorb, Atemnot, Gefühl, bewusstlos zu werden) werden von dem Betroffenen als zusätzliche Bedrohung empfunden und treiben wie ein Teufelskreis die Panik weiter an.

Etwa 40 % der Parkinson-Patienten entwickeln eine Angststörung, die oft an Off-Phasen gebunden ist und in eine Panikattacke münden kann. Wenn sich die Ängste in einem begründeten Ausmaß und ohne Beeinträchtigung des Alltags, z. B. auf befürchtete Bewegungsblockaden (»Freezing«) und Stürze oder auf die Ungewissheit vor der weiteren Krankheitsentwicklung oder Pflegebedürftigkeit beziehen, liegt keine Angststörung im Sinne einer Erkrankung vor.

Was kann ich bei Angst und Panik tun?

Zur nichtmedikamentösen Behandlung der Angststörungen zählen Maßnahmen zur Krankheitsbewältigung, kognitive Verhaltenstherapie und weitere stützende psychotherapeutische Maßnahmen. Wenn die auslösende Situation bekannt ist, kann eine stufenweise Konfrontation helfen. Bei an Off-Phasen gebundenen Angstzuständen (»Wearing-off-Angstsyndrom«) steht die optimierte medikamentöse Behandlung der motorischen Fluktuationen im Vordergrund.

Führen nichtmedikamentöse Maßnahmen nicht zum Erfolg, werden Antidepressiva eingesetzt, vorwiegend die genannten selektiven Serotonin-Wiederaufnahmehemmer (SSRI) und zunehmend auch die selektiven Serotonin-Noradrenalin-Wiederaufnahmehemmer (SSNRI). Diese Medikamente sind für Angst- und Panikstörungen zugelassen und führen auch ohne Vorliegen einer Depression zu einer Eindämmung der Angst. Hierbei wollen wir erneut darauf hinweisen, dass Antidepressiva nicht abhängig machen. Der langsame Wirkungseintritt sowie das Neben- und Wechselwirkungsprofil sind zu beachten.

Rascher wirksame angstlösende Medikamente (Anxiolytika) aus der Reihe der Benzodiazepine können initial bis zum Wirkungseintritt der Antidepressiva verordnet oder bedarfsweise bei einer Angstattacke eingenommen werden. Sie wirken rasch und unterschiedlich sedierend. Wegen des Gewöhnungspotenzials ist die regelmäßige Einnahme auf zwei bis vier Wochen zu befristen. Gerade bei älteren Parkinson-Patienten können bei höheren Dosierungen als Nebenwirkungen Tagesmüdigkeit und Aufmerksamkeitsstörungen auftreten bzw. zunehmen und das Sturzrisiko kann sich deutlich erhöhen.

Psychische (Langzeit-) Komplikationen

Auf den nächsten Seiten werden wir uns mit psychischen und neuropsychiatrischen Symptomen im Langzeitverlauf der Parkinson-Krankheit beschäftigen

Im Parkinson-Krankheitsverlauf kann es zu vermehrter Müdigkeit, plötzlichem Einschlafen, psychotischen Episoden und Verhaltensstörungen kommen.

Welche neuropsychiatrischen Symptome treten auf?

Obwohl schon vor der L-Dopa-Behandlung bei Parkinson-Patienten psychotische Symptome beschrieben wurden, werden diese seit Einführung von L-Dopa, Dopaminagonisten und anderen Parkinson-Medikamenten deutlich vermehrt beobachtet.

Zu den psychotischen Symptomen zählen:

- Halluzinationen
- Wahnvorstellungen
- Verwirrheitszustände, Delir

Bei medikamentös induzierten psychotischen Episoden muss eine vorsichtige Anpassung der dopaminergen Medikation erfolgen, wobei Wirkstoffe mit dem höchsten Psychose- bzw. Halluzinationsrisiko zuerst reduziert oder herausgenommen werden. Fieberhafte Infekte, Flüssigkeitsmangel oder Veränderungen der gewohnten Umgebung können zusätzlich auslösende Faktoren sein.

Wie äußern sich Halluzinationen (Trugwahrnehmungen)?

Als Halluzinationen (lat. alucinatio »Träumerei«) bezeichnet man eine Wahrnehmung verschiedener Sinnesgebiete (Sehen, Hören, Fühlen), ohne dass entsprechende reale Sinnesreize vorliegen. Halluzinationen treten bei Parkinson-Patienten vorwiegend als optische Halluzinationen, seltener als akustische Halluzinationen auf (optisch = das Sehen betreffend, akustisch = das Hören betreffend). Gehäuft kommen Halluzinationen in der Dämmerung bei abnehmender Wachheit wie z. B. in den frühen Abend- oder Morgenstunden vor, jedoch auch tagsüber. Vorboten sind nicht selten lebhafte Träume (Albträume) und illusionäre Verkennungen.

Optische Halluzinationen gestalten sich in frühen Krankheitsstadien für den Betroffenen in der Regel wenig beeinträchtigend (benigne visuelle Halluzinationen, »Minor-Halluzinationen«). Es tauchen plötzlich unbekannte (seltener bekannte) Gestalten, Fahrzeuge, Groß- und Kleintiere auf, die meist innerhalb von 60 Minuten wieder verschwinden (Passage- oder Präsensgefühle). Diese Halluzinationen, für die sich im Raum keine physikalischen Korrelate finden lassen, werden von dem Patienten als real, jedoch nicht bedrohlich wahrgenommen.

Illusionen stellen eine veränderte Wahrnehmung tatsächlich bestehender Objekte dar. Hierbei werden z. B. Muster der Tapete oder der Einrichtungsgegenstände als sich bewegende Figuren oder Gesichter wahrgenommen. Ursache der visuellen Halluzinationen bzw. Illusionen sind degenerative Vorgänge in den visuellen Regelkreisen. Sie können schon vor der Therapie mit dopaminergen Wirkstoffen auftreten. Oft werden sie aber durch Änderungen und besonders Dosiserhöhungen der Parkinsonmedikamente getriggert.

Dopaminagonisten sollen ein höheres Halluzinose-Risiko tragen als L-Dopa-Präparate

Akustische Halluzinationen beinhalten bekannte und unbekannte Stimmen oder auch Geräusche – diese akustischen Sinnestäuschungen sind beim Parkinson jedoch selten und treten häufiger bei psychiatrischen Erkrankungen auf.

»Presence hallucinations« sind eine häufige und insbesondere bei der Parkinsonerkrankung zu beobachtende Form von Halluzinationen. Übersetzen könnte man diese mit »Anwesenheits-Halluzinationen«. Der Patient hat, häufig schon in früheren Krankheitsstadien, das Gefühl, dass eine Person anwesend ist oder hinter ihm steht. Dieses Phänomen soll bis 60 % der Patienten betreffen und weniger in Ruhezuständen als unter motorischen Aktivitäten auftreten.[7] Bei einem Teil der Parkinson-Patienten treten die Minor-Halluzinationen am Tage, also im Wachzustand auf. Bei anderen Betroffenen zeigen sich die Halluzinationen insbesondere im Rahmen einer Weckreaktion aus dem Schlaf heraus oder spontan am frühen Morgen beim Erwachen. Oft korrelieren Minorhalluzinationen mit höheren Dosen von Dopmaminergika, längerer Krankheitsdauer und kognitiven Beeinträchtigungen.

Anfangs ist dem Patienten oft bewusst, dass seine Halluzination nicht der Realität entspricht. Diese Form wird als Pseudohalluzination bezeichnet.

Für Angehörige sind die Phasen der Trugwahrnehmungen meist beunruhigender als für den Patienten selbst (»Ich habe Angst, dass mein Partner durchdreht und in eine geschlossene Einrichtung muss«). Im weiteren Verlauf kann sich der Patient dann immer weniger von den Trugerscheinungen distanzieren. Sie können bedrohlicher wirken und zu ausgeprägten agitierten Zuständen bis hin zu Panikreaktionen führen (bedrohliche Halluzinationen). Wenn noch Wahnvorstellungen hinzutreten, wird die häusliche Betreuung immer schwieriger.

Als Ursache werden neben der Degeneration dopaminerger Neuronen auch dadurch bedingte Fehlschaltungen in der Verarbeitung unterschiedlicher Reize vermutet. Weitere ursächliche Faktoren neben Dopamin sind andere Botenstoffe im Gehirn. Hierzu zählen Serotonin, GABA und Glutamat. Zu beachten ist, dass die Botenstoffe des Gehirns untereinander abgestimmte funktionelle Regelkreise bilden. Die Veränderung eines Botenstoffes – hier Dopamin – hat also Einfluss auf die Funktion der anderen, primär nicht betroffenen Botenstoffe.

Wie äußern sich Wahnvorstellungen?

Unter einem Wahn versteht man eine Fehlwahrnehmung der Realität, bei der eine unkorrgierbare Wirklichkeitsüberzeugung seitens des Patienten besteht. Hierbei werden nicht wie bei Halluzinationen akustische oder visuelle Sinnestäuschungen wahrgenommen, sondern eine andere Realität, die auch nicht durch Argumente beeinflussbar ist und an der mit absoluter Gewissheit festgehalten wird.

Wahnvorstellungen bei Parkinson-Patienten haben oft paranoide Inhalte, d. h., es entwickeln sich übertriebenes Misstrauen und gelegentlich auch feindselige Tendenzen (paranoider Wahn). Wahninhalte sind oft Verfolgungsideen und Eifersuchtswahn. Rechthaberei sowie Vorwürfe, belogen und betrogen zu werden, und Streitsüchtigkeit belasten die Partnerschaft.

Es gibt auch Kombinationen von Halluzination und wahnhaften Vorstellungen: »Einer unserer Patienten sieht im Garten dunkle Gestalten, die seinen Zaun abbauen und danach auch an seinem Haus Zerstörungen vornehmen wollen. Er kenne diese Leute nicht und wisse nicht, warum man ihn schädigen wolle.« Von Wahnvorstellungen müssen Verwirrtheitszustande abgegrenzt werden.

Wann kommt es zu einem Delir?

Bei Verwirrtheit (Delir) handelt es sich um einen akuten, vorübergehenden Zustand einer Störung des Bewusstseins und der kognitiven Fähigkeiten, der in der Regel mit psychomotorischer Unruhe gekoppelt ist (agitierte Verwirrtheitszustände). Neben Halluzinationen können im Delir ausgeprägte räumliche und zeitliche Orientierungsstörungen bestehen. Der unruhige, getriebene, teilweise auch aggressive Patient ist meist nicht dialogfähig.

Verwirrtheitszustände können bei älteren Parkinson-Patienten – insbesondere mit kognitiver Vorschädigung – unter der Therapie mit Anticholinergika, aber auch anderen Parkinson-Medikamenten auftreten. Gefährdet sind Patienten mit Demenz oder internistischen Begleiterkrankungen. Mangelnde Flüssigkeitsaufnahme stellt generell bei älteren Personen ein hohes Risiko für Verwirrtheitszustände dar. Aber auch Veränderungen in der gewohnten Umgebung wie z. B. der Wechsel einer Bezugsperson und eine Krankenhauseinweisung können einen Auslöser darstellen. Häufig tritt ein Delir im Rahmen von (akuten) Infektionen oder Operationen auf.

Diagnosekriterien eines Delirs nach DSM-5-Krirerien:

- Störungen der Aufmerksamkeit und des Bewusstseins
- akuter Beginn (Stunden bis Tage)
- akute Veränderung der Kognition
- Das Delir ist durch eine medizinische Störung ausgelöst.

Die Behandlung bezieht sich auf eine Korrektur der Ursache und Beseitigung von verstärkenden Faktoren. Das Beherrschen der Agitation gestaltet sich oft schwierig und bezieht sich vorwiegend auf nichtmedikamentöse Maßnahmen (Deeskalation). Wichtig ist die Zimmergestaltung, wobei Licht, Wärme und Musik beruhigend wirken. Neben einer reizarmen Umgebungsgestaltung ist auch dafür zu sorgen, dass Betroffene ihre Hilfsmittel wie Brille, Hörgeräte, Kalender, Uhr und Zahnprothese zur Verfügung haben. Medikamentös werden Clozapin (Blutbildkontrollen vorgeschrieben!), Quetiapin oder Benzodiazepine eingesetzt.

Wie soll ich mich bei Halluzinationen und Wahn verhalten?

Da sind sich die Experten nicht ganz einig. Sollte man sich als Partner so verhalten, als erkenne man auch selbst die Trugbilder, oder sollte man mit allen Mitteln versuchen, den Beweis für die Irrealität der Bilder zu führen?

Die überwiegende Expertenmeinung ist, dass man nicht »mitspielen« soll. Versuchen Sie als Partner, die Äußerungen ernst zu nehmen, ruhig zu bleiben und zu erklären, dass es sich um eine Sinnestäuschung handelt (»Das ist wie im Traum, du siehst Figuren, die in Wirklichkeit nicht da sind, warte ab, gleich werden sie wieder verschwinden«). Lenken Sie Ihren Partner ab, führen Sie ihn zu »sicheren Themen«. Wechseln Sie das Zimmer, sorgen Sie für eine helle Beleuchtung, bleiben Sie in seiner Nähe und wirken Sie beruhigend auf ihn ein.

Wahnvorstellungen haben nicht selten zum Inhalt, bestohlen oder betrogen worden zu sein. Da diese Inhalte auch trotz vielfacher Erklärungen und »Beweisen« von außen nicht korrigierbar sind, sind endlose Diskussionen nicht sinnvoll. Hierbei ist, wie bei den Halluzinationen, ein Themenwechsel anzuraten. Letztendlich kann Wahn auch ein »funktionelles Symptom« sein: Es ist bei Demenz leichter zu akzeptieren, dass man bestohlen wird, als sich einzugestehen, ständig Dinge zu verlegen.

Konsultieren Sie umgehend den Arzt, um eine Änderung der Medikation zu besprechen. Bei Halluzinationen im Rahmen eines Verwirrtheitszustandes wird Ihr Arzt zunächst einen Infekt (Lunge, Harnwege) ausschließen und u. a. überprüfen, ob Blutzucker und Elektrolyte normal sind. Anticholinergika werden abgesetzt und es wird überlegt, ob auch andere Medikamente mit anticholinerger Wirkung reduziert oder herausgenommen werden können.

Nach Ausschluss einer Zweiterkrankung und eines Flüssigkeitsmangels muss meist in Abhängigkeit vom klinischen Bild die Parkinson-Medikation reduziert werden. Wenn der psychotische Zustand nach Dosiserhöhung eines bestimmten Parkinson-Mittels aufgetreten ist, wird zunächst diese Dosissteigerung wieder rückgängig gemacht (»last in – first out«). Ansonsten werden zuerst jene Medikamente langsam reduziert oder abgesetzt, die mit dem höheren Psychose-Risiko und der geringeren motorischen Wirksamkeit behaftet sind. Wie erwähnt, können alle Parkinson-Medikamente zu Halluzinationen und Psychosen führen. Die praktische Erfahrung zeigt jedoch, dass Dopaminagonisten ein höheres Psychoserisiko tragen, insbesondere bei höherem Lebensalter und kognitiver Beeinträchtigung. Wenn Anticholinergika, Amantadine oder MAO-B-Hemmer verordnet sind, werden diese als Erste langsam herausgenommen. In besonderen Fällen wird es sich nicht umgehen lassen, auch den Dopaminagonisten und zuletzt L-Dopa zu reduzieren.

Wenn die Reduktion der Parkinson-Medikamente nicht erfolgreich ist oder mit einer nichttolerablen Bewegungsminderung einhergeht, werden atypische Antipsychotika (siehe nächste Frage) eingesetzt. Eventuell kann unter dieser Therapie die dopaminerge Therapie später wieder erhöht werden. Es darf nicht verschwiegen werden, dass besonders die Therapie psychiatrischer Störungen bei Parkinson-Patienten eine Gratwanderung zwischen Psychose und Beweglichkeit bedeutet.

Welche Antipsychotika kommen infrage?

Clozapin ist in Deutschland für die Behandlung von »Psychosen im Verlauf eines Morbus Parkinson nach Versagen der Standardtherapie« zugelassenn. Clozapin wird bei Parkinson bevorzugt, weil nur »geringe extrapyramidalmotorische Störwirkungen« , d. h. wenig Parkinson-Zeichen als Nebenwirkungen zu erwarten sind. Weitere Nebenwirkungen sind orthostatische Hypotonie, Herzrasen, Verstopfung, Mundtrockenheit und Schläfrigkeit. Da es zu Veränderungen der weißen Blutzellen kommen kann, sind regelmäßige Blutbildkontrollen erforderlich. Bei Parkinson-Patienten soll von 12,5 mg in wöchentlichen Schritten auf maximal 50 mg als Einmaldosis am Abend aufdosiert werden. Erfahrungsgemäß sind schon niedrige Dosen von 12,5 mg bis 25 mg wirksam.

Eine Alternative zu Clozapin ohne die Auflage regelmäßiger Blutbildkontrollen ist Quetiapin, das allerdings in Studien ein geringeres Evidenzniveau erreichte. Es besteht keine Zulassung speziell für die »Parkinson-Psychose« (Off-Label). Die notwendige Dosis ist – wie beim Clozapin – deutlich niedriger als bei der Schizophrenie-Therapie (25 mg bis 100 mg)

Was versteht man unter Impulskontrollstörung?

Bei Impulskontrollstörungen können Betroffene verhaltensrelevanten Impulsen nicht widerstehen. Sie verlieren ihre Kontrolle über teilweise suchtartige Verhaltensweisen und Bedürfnisse. Hierzu zählen Impulskontrollstörungen, Zwangshandlungen, Punding (sterotypes Wiederholen von Tätigkeiten) und das dopaminerge Dysregulationssyndrom. Zu den Impulskontrollstörungen gehören die pathologische Spielsucht, Hypersexualität, Kaufsucht und zwanghaftes Essen.

Über die Ursache der Verhaltensstörungen besteht nur wenig Klarheit. Der Einfluss von Dopamin auf das »Belohnungssystem« scheint eine wichtige Rolle zu spielen, wenn sich lustbetonte Verhaltensstörungen entwickeln (z. B. Kaufrausch, Hypersexualität). Dabei steht die Zielrichtung der Handlungen nicht mehr im Vordergrund, sondern die Handlung selbst. Diskutiert werden eine Balancestörung hemmender und erregender Verschaltungen sowie eine funktionelle Anomalie bestimmter Dopaminrezeptoren. Es ist unklar, warum nur ein Teil der Parkinson-Patienten unter der dopaminergen Therapie diese Verhaltensstörungen entwickelt. Diskutiert werden protektive, möglicherweise genetisch determinierte Faktoren.

Für Impulskontrollstörungen soll eher hochdosiertes L-Dopa verantwortlich sein, während Zwangshandlungen und das dopaminerge Dysregulationssyndrom eher mit der Dopaminagonisten-Therapie zusammenhängen könnten. Die genannten Verhaltensstörungen sind oft mit Schlafstörungen verbunden. Bekannt ist, dass Spieler (auch Computerspieler) ganze Nächte im Kasino oder am PC verbringen, ohne zu ermüden. Dass die Spiele selbst in der Regel nicht anspruchsvoll sind, ist ein Kriterium für die Suchthandlung.

Verhaltensstörungen unter dopaminerger Therapie:

- Impulskontrollstörungen:
  - pathologisches Spielen (»Spielsucht«)
  - pathologisches Kaufen (»Kaufrausch«)
  - pathologisches Essverhalten (»Esssucht«)
  - pathologisches Sexualverhalten (Hypersexualität)
  - Zwangshandlungen:
    - Punding (sterotypes Wiederholen von Tätigkeiten)
    - Hobbyismen
- dopaminerges Dysregulationssyndrom: suchtartiges Überdosieren von Dopaminergika

Wie äußern sich Impulskontrollstörungen?

Impulskontrollstörungen treten keineswegs selten unter Dopaminergika auf. Zu den Impulskontrollstörungen zählen die pathologische Spielsucht, zwanghaftes Sexualverhalten, Kaufsucht und Essstörungen. Nicht wenige Patienten haben mehrere Impulsstörungen gleichzeitig. Als Risikofaktoren sind oft »Reizhunger« und »Bereitschaft zu neuen Erfahrungen mit hoher Risikobereitschaft« sowie Substanzabhängigkeit nachweisbar. Es scheint eine hohe Dunkelziffer zu bestehen, da mit Impulskontrollstörungen nicht offen umgegangen wird, weder unter Angehörigen noch dem Arzt gegenüber. Es besteht deshalb ein deutlicher Aufklärungsbedarf.

Von Spielsucht Betroffene bevorzugen meist Glückspiele, die keine »anspruchsvolle Hirnleistung« erfordern: Dazu gehören Roulette, Lotto, Spielautomaten, Rubbellose und Internet-Glücksspiele.

Wenn Glücksspielsucht und Kaufrausch zusammentreffen, sind natürlich fatale finanzielle Konsequenzen zu befürchten. Technische Maßnahmen, wie z. B. Konto- und Kreditkartensperrung, werden meist zu spät eingeleitet.

Hypersexualität soll bei männlichen Parkinson-Patienten häufiger sein. Das abnorme sexuelle Verhalten kann sich als verändertes und gesteigertes sexuelles Verlangen zeigen, was natürlich bei erektiler Dysfunktion frustrierend ist. Bei älteren Parkinson-Patienten kann es zu sexueller Enthemmung und sexuellen Belästigungen kommen. Exhibitionismus kann Folge einer Impulskontrollstörung sein. Es ist zu vermuten, dass die Dunkelziffer wesentlich über den angegebenen Werten liegt.

Was ist »Punding«?

Bei Punding (schwedische Umgangssprache: »blockierter Kopf«) handelt es sich um komplexe, stereotyp wiederholte unproduktive Tätigkeiten. Die intensive Beschäftigung bezieht sich bei Frauen häufiger auf das Sortieren und Ordnen von Sachen und Reinigungsvorgänge, während Männer vermehrt mit technischen Dingen beschäftigt sind, wie z.B. der Manipulation an technischen Geräten und dem sinn- und ziellosen Umherfahren mit dem Auto. In der Regel besteht also keine Zielorientierung.

Betroffene fühlen sich nicht unter Zwang, sondern erleben die wiederholten Tätigkeiten als eher angenehm und entspannend – im Gegensatz zu den »genervten Angehörigen«. Die Tätigkeiten beziehen sich auch oft auf (frühere) berufliche Tätigkeiten. Einer unserer Patienten war Sachbearbeiter in einer Verwaltung und spitzte stundenlang Bleistifte. Eine Patientin war in der Kinderbetreuung tätig und faltete Hunderte von kleinen Papierschiffchen. Von dieser Verhaltensstörung sind oft jüngere Patienten mit hoher Dopaminergika-Dosierung in der Vergangenheit betroffen. Das Wegnehmen der »Punding-Objekte« ist keine hilfreiche Maßnahme, da ein »Objektwechsel« die Folge ist.

Nicht nur Sozialkontakte, sondern auch die eigenen Grundbedürfnisse, wie Essen und Schlafen, werden allein durch den hohen Zeitaufwand der »Tätigkeiten« beeinträchtigt. Partner, Familie und Freunde werden vernachlässigt; Probleme am Arbeitsplatz sind absehbar.

Der Versuch, die L-Dopa- bzw. Dopaminagonisten-Dosis zu reduzieren, kann zu aggressiven Reaktionen führen und natürlich auch mit einer deutlichen Verschlechterung der Parkinson-Symptome einhergehen. Da die als Impulskontrollstörung bezeichneten Verhaltensexzesse deutliche Merkmale einer Verhaltenssucht zeigen, wird eine kognitive Verhaltenstherapie favorisiert.[8] Medikamentös kann die Kombination mit Amantadin oder mit Antidepressiva (SSRI) den Reduktionsversuch der Dopaminagonisten unterstützen. Der Stellenwert der Hirnstimulation und der intestinalen Levodopa-Gel-Applikation als Therapie kann derzeit nicht ausreichend eingeschätzt werden. Quetiapin kann Impulskontrollstörungen bessern. Beim Einsatz von Clozapin muss das Risiko der Blutbildveränderungen beachtet werden.

Was ist das dopaminerge Dysregulations-Syndrom?

Beim dopaminergen Dysregulations-Syndrom handelt es sich um die suchtartige Einnahme von L-Dopa oder Dopaminagonisten, also um eine Medikamentenabhängigkeit. Dopaminagonisten tragen ein höheres Risiko, mit einem Dysregulations-Syndrom einherzugehen als L-Dopa. Das begehrte Medikament ist allerdings oft die rasch wirkende lösliche L-Dopa-Tablette.

Ohne Indikation und ohne ärztliche Verordnung steigert der Betroffene seine Dosis, auch wenn er eine gute motorische Wirkung oder sogar schon Dyskinesien entwickelt hat. Ein hohes Risiko tragen Patienten mit einem jungen Erkrankungsalter, mit Substanzgebrauch in der Anamnese und Depressionen. Von einer Substanzgebrauchsstörung spricht man, wenn eine Substanz verwendet wird, obwohl sie Probleme zu Hause oder bei der Arbeit macht (Drogen, Alkohol). Die Häufigkeit wird mit 4% angegeben. Männer sind häufiger betroffen. Als Persönlichkeitsmerkmale werden Risikofreude und Reiz an Neuem herausgestellt. Die Betroffenen betreiben Selbstmedikation, lassen sich dopaminerge Wirkstoffe von verschiedenen Ärzten verschreiben oder beschaffen sich die Medikamente im Internet. Nach unserer Erfahrung muss auch bei Parkinson-assoziierten Schmerzsyndromen an ein dopaminerges Dysregulationssyndrom gedacht werden, wenn häufige L-Dopa-Einzeldosen eingefordert werden. Eine Besserung kann letztlich nur durch Dosisreduktion erreicht werden, die aber schwierig ist.

Was versteht man unter Tagesmüdigkeit und Fatigue?

Tagesmüdigkeit und Fatigue unterscheiden sich deutlich voneinander.

Tagesmüdigkeit: Die Lebensqualität von Parkinson-Patienten (und ihren Angehörigen) ist nicht selten durch eine ausgeprägte Tagesmüdigkeit beeinträchtigt. Ursache hierfür kann natürlich eine unzureichende Schlafdauer und -qualität sein. Diese wiederum können folgende Ursachen haben: nächtliche Atemstörungen (Schlafapnoe), nächtlicher Harndrang und daher häufiges Erwachen, schmerzhafte dystone Verkrampfungen und nächtliche Beinbewegungen. Im Schlaflabor lassen sich auch bei Gesunden periodische Beinbewegungen im Schlaf (PML) nachweisen. Wenn mehr als 5 PMLs pro Stunde abgeleitet werden, sucht der Arzt nach verschiedenen Erkrankungen, wie z.B. Restless-Legs-Syndron (RLS). Aber auch beim Parkinson-Syndrom können PML gehäuft, d.h. häufiger als 5 pro Stunde, auftreten.

Wenn bei Schlafstörungen Schlafmittel befristet verordnet wurden, kann die sedierende Wirkung bis in den folgenden Tag hineinreichen. Störungen der Schlaf-wach-Regulation können nicht selten schon im prämotorischen Stadium auftreten und als Folge von krankhaftem α-Synuclein in den korrespondierenden Hirnstammzentren eingeordnet werden.

Fatigue bedeutet nicht einfach Müdigkeit. Unter Fatigue versteht man eine über das übliche Funktionsniveau im Alltag hinausgehende, anhaltende, subjektive Empfindung von psychischer und mentaler Erschöpfung und Mangel an

Energie. Fatigue muss nicht abhängig sein vom Krankheitsstadium und kann auch schon in der prämotorischen Phase auftreten.

Abgegrenzt werden muss:

- Müdigkeit und Erschöpfung nach schwerer körperlicher und/oder geistiger Arbeit
- Müdigkeit bei Schlafmangel
- Müdigkeit bei Depression
- Müdigkeit bei Stoffwechselstörungen, z.B. Schilddrüsenerkrankung

Auszuschließen sind als Faktoren:

- Anämie (Blutarmut)
- Schilddrüsenunterfunktion (Hypothyreose)
- Nebenwirkungen von Arzneimitteln
- Flüssigkeitsmangel (Exsikkose)
- Vitaminmangel (Vitamin B_{12}, Vitamin D_3 usw.)

Maßnahmen Die dopaminerge Medikation (Levodopa und Dopaminagonisten) können zu Vigilanzstörungen beitragen. Amantadin kann die Vigilanz und Fatigue verbessern. Der Einsatz von aktivierenden Antidepressiva erfolgt bei Fatigue auch ohne Vorliegen einer Depression, wobei bei höheren Dosierungen mögliche Nebenwirkungen zu berücksichtigen sind (Seite 68). Mit dem Einsatz spezieller Vigilanz steigernder Medikation wie Modafinil sollte sehr zurückhaltend umgegangen werden. Modafinil ist zugelassen für eine ausgeprägte Tagesmüdigkeit bei Narkolepsie oder Schichtarbeit.

Wenn Sie festgestellt haben, dass bestimmte Tagesabschnitte nicht so sehr von Tagesmüdigkeit/Fatigue betroffen sind, sollten Sie diese Phasen für notwendige Alltagsaktivitäten nutzen (z.B. Einkaufen, Schriftverkehr, Haushalt).

Plötzliches Einschlafen

Unter der Therapie mit Dopaminagonisten (aber auch L-Dopa) kann es zu plötzlichen, unerwarteten und teilweise ohne jegliche Vorwarnung auftretenden unüberwindbaren Einschlafepisoden kommen, die als »Schlafattacken« (»sleep attacks«) bezeichnet werden. Plötzliches Einschlafen kann also auch nach ausreichendem Schlaf auftreten. Vielleicht – hoffentlich nicht! – sind Sie selbst schon während einer längeren Autofahrt plötzlich »eingenickt« und erschreckt erwacht. Vor der Therapieeinleitung mit Dopaminagonisten wird Ihr Arzt Sie auf mögliche Tagesmüdigkeit sowie plötzliches Einschlafen und die mögliche Einschränkung der Fahrtüchtigkeit hinweisen.

In einer von der Deutschen Parkinson Vereinigung (dPV) unterstützten großen Untersuchung berichteten 42% von 7500 befragten Parkinson-Patienten über ein plötzliches Einschlafen am Tage. Das Einschlafen war mit und ohne Wahrnehmung einer vorherigen Müdigkeit aufgetreten. Ob plötzliches Einschlafen aus ungestörter Wachheit entsteht oder nicht doch vorher Müdigkeitserscheinungen vorhanden waren, wird diskutiert.

Demenz und Parkinson

In diesem Kapitel wollen wir Ihnen zunächst eine kurze allgemeine Übersicht über Demenzen geben, um dann auf die Parkinson-Demenz einzugehen.

Demenz ist ein Syndrom als Folge einer meist fortschreitenden Krankheit des Gehirns, die mit dem Abbau und Verlust von kognitiven Funktionen und Alltagskompetenzen einhergeht.

Zu den Beeinträchtigungen, die als Zeichen einer Demenz auftreten, gehören:

- Störungen des Gedächtnisses
- gestörte Aufnahme und Wiedergabe neuer Informationen
- Verlust früher erlernter und vertrauter Inhalte
- Störungen des Denkvermögens
- Verminderung des Ideenflusses
- Beeinträchtigung der Informationsverarbeitung
- Störung der emotionalen Kontrolle
- Störung des Sozialverhaltens und der Motivation

Was sind kognitive Störungen?

Kognitive Leistungen im engeren Sinne beziehen sich auf das intellektuelle Erkennen und Beurteilen (Wahrnehmen, Denken). Der motorischen Verlangsamung (Bradykinese) bei Parkinson-Patienten wird gern die Verlangsamung der Denk- und Wahrnehmungsvorgänge (kognitive Verlangsamung) im psychischen Bereich gegenübergestellt und als »Bradyphrenie« bezeichnet (griech. Brady = langsam; phren = Geist, Seele, Gedächtnis). Bradyphrenie soll auf den Rückgang der Spontaneität, auf die Minderung und Verzögerung emotionaler Reaktionen, auf die erschwerte Umstellung auf eine neue Umgebung mit verminderter Entschlusskraft und auf Aufmerksamkeitsstörungen hinweisen. Sie als Betroffener und vielleicht auch Sie als Partner haben sicher schon erfahren, wie schwierig sich Alltagsaktivitäten in einer veränderten Umgebung gestalten können (z. B. Urlaub, Besuch bei Verwandten und Krankenhausaufenthalte).

Weitere neuropsychologische Symptome sind Störungen der zeitlichen und räumlichen Wahrnehmung und Orientierung. Die im Rahmen einer Depression auftretenden kognitiven Störungen mit Konzentrations- und Aufmerksamkeitsmangel werden als »Pseudodemenz« bezeichnet, die sich mit Abklingen der Depression zurückbilden, aber auch parallel auftreten können.

Höhere kortikale Funktionen beziehen sich auf Gedächtnis, Denken, Orientierung, Auffassung, Rechnen, Lernfähigkeit, Sprache, Sprechen, Urteilsvermögen und Entscheidungsfähigkeit. Die Wachheit ist nicht beeinträchtigt. Nach ICD-10-Definition (eine Internationale statistische Klassifikation) müssen die Demenz-Symptome mindestens sechs Monate bestanden haben.

Was ist eine leichte »Altersvergesslichkeit«?

Im Alter kann sich die Zeit für das Einspeichern und Abrufen neuer Informationen verlängern. Man erinnert sich nicht sofort an Namen und kann Termine nicht so gut behalten. Es ist Ihnen sicherlich auch schon passiert, dass Sie Ihren Autoschlüssel verlegt hatten und nicht sofort fanden. Oder Sie mussten überlegen: »Was wollte ich denn gerade noch im Keller oder was aus dem Kühlschrank holen?« Oder es fallen Ihnen Telefonnummern nicht sofort ein. Das kann passieren! Aber wichtig ist, dass Sie nach kurzer Zeit den Schlüssel wiederfinden oder es Ihnen nach einem »gedanklichen erneuten Gang in den Keller« wieder einfällt.

Die Altersstruktur hat sich in den letzten Jahrzehnten deutliche verändert. Die Lebenserwartung ist stark gestiegen und damit leider auch das Risiko, eine Demenzerkrankung zu erleben. Jüngere sehen häufiger als früher demente Menschen und stellen sich die Frage, ob eine eigene »banale kognitive Störung« nicht schon Anzeichen einer Demenzentwicklung sein könnte.

Die Ursache für diese phasenhafte Vergesslichkeit können Stress und Aufmerksamkeitsmangel sein. Die Aufmerksamkeit schaltet gern bei Routineaufgaben ab. Noch ein Tipp: Wählen Sie feste Orte für Ihre Ablage. Aber Vorsicht! Der Haustürschlüssel sollte nicht unter der Fußmatte liegen!

Wichtig ist, dass nicht jede phasenhafte kognitive Leistungseinbuße gleich als beginnende Demenz eingeordnet wird. Manche Parkinson-Patienten neigen bei subjektiv empfundenen kognitiven Störungen zu übertriebener Selbstbeobachtung und hypochondrischen Befürchtungen. Ihr Arzt wird auch an mögliche Nebenwirkungen Ihrer Medikamente denken, z.B. Anticholinergika, Trizyklika und vom Urologen verordnete Substanzen.

Was bedeutet »leichte kognitive Störung«?

Eine leichte kognitive Störung (engl. »mild cognitive impairment«, MCI) liegt vor, wenn subjektiv und objektivierbar eine kognitive Leistungsverschlechterung eingetreten ist. Die MCI kann, aber muss nicht zwangsläufig in eine Demenzentwicklung münden, d.h., die MCI ist auch rückbildungsfähig. Neben neurodegenerativen und vaskulären Ursachen muss besonders nach Depression, Medikamenteneinfluss, Alkoholkrankheit und Funktionsstörungen der Schilddrüse gefahndet werden. Risikopatienten für eine Demenzentwicklung bei MCI sind Patienten mit Bluthochdruck, Zuckerkrankheit, Fettstoffwechsel- und Nierenfunktionsstörungen, Vitamin- und Hormonmangel.

Wie werden die Demenzen eingeteilt?

Nach ursächlichen Kriterien werden primäre Demenzformen und sekundäre Demenzformen unterschieden. Die sorgfältige differenzialdiagnostische Abklärung einer Demenz ist auch deswegen wichtig, weil die sekundären Demenzsyndrome potenziell behandelbar bzw. rückbildungsfähig sind. Primäre Demenzformen sind:

- Demenz bei Alzheimer-Krankheit
- vaskuläre Demenz
- gemischte Demenz
- frontotemporale Demenz
- Demenz bei Morbus Parkinson
- Lewy-Körper-Demenz

Demenz bei Alzheimer-Krankheit

Die häufigste und dem Laien zunehmend bekannte primäre Demenz ist die Demenz als Alzheimer-Krankheit, die nach dem deutschen Nervenarzt Alois Alzheimer (1864–1915) benannt ist. Man spricht auch von einer »Demenz vom Alzheimer-Typ« (DAT). Im Gehirn von Alzheimer-Kranken werden Zelluntergänge in den gedächtnisrelevanten Hirnarealen mit einer Schrumpfung des Gehirns (Atrophie) gefunden. Die Ursache für den Zelluntergang bei der Alzheimer-Krankheit kennen wir ebenso wenig wie die der Parkinson-Krankheit. Es wird vermutet, dass es für beide Krankheiten ähnliche Schädigungsmechanismen fehlstrukturierter Proteine gibt.

Die Alzheimer-Krankheit kann vor dem 65. Lebensjahr beginnen (»früher Beginn«) mit raschem Fortschreiten oder erst später, meist in den späten 1970er-Jahren mit eher langsamer Progredienz, auftreten. Charakteristisch für die Alzheimer-Krankheit ist eine episodische Gedächtnisstörung (z.B. Erinnerung an persönliche Erlebnisse), die mit anderen

Der erste Alzheimer-Fall

Alois Alzheimer (1864–1915) untersuchte 1901 in der damaligen »Städtischen Anstalt für Irre und Epileptische in Frankfurt« eine 51-jährige Patientin. Sie wurde von ihrem Mann eingewiesen, nachdem sie innerhalb weniger Monate ein ausgeprägtes Demenzsyndrom entwickelt hatte (Patientin Deter: »Ich habe mich sozusagen selbst verloren.«). 1906 starb Frau Deter an einer Blutvergiftung. Prof. Alzheimer, der zu dieser Zeit an einer Münchener Klinik forschte, konnte das Gehirn von Frau Deter untersuchen und die untergegangenen Nervenzellen und Eiweißablagerungen unter dem Mikroskop nachweisen. Alzheimers Vorstellung seines Falles Deter bei einer Fachtagung 1906 in Tübingen fand zunächst keine Anerkennung. Die Patientenakte der Frau Deter wurde erst 1996 von Prof. Maurer und seinen Kollegen in den verstaubten Kellerarchiven der Frankfurter Psychiatrischen Universitätsklinik gefunden.

kognitiven Beeinträchtigungen (z. B. örtliche Orientierungsstörung, Wortfindungsstörung, verminderte Problemlösungsstrategie, Probleme im Erlernen neuer Dinge) und Verhaltensveränderungen assoziiert sein kann.

Durch Zusatzuntersuchungen lassen sich in der Nervenflüssigkeit (Liquor) einzelne Biomarker (z. B. erniedrigtes Aβ42, erhöhtes Gesamt- bzw. phosphoryliertes Tau-Protein) nachweisen. Im MRT und im PET können sich weitere Hinweise ergeben, jedoch keine Beweise.

Vaskuläre Demenz

Demenzen können durch mehrfache »kleine« Schlaganfälle (Hirninfarkte) entstehen (vaskuläre Demenz, Multiinfarktdemenz). Im Gegensatz zu der schleichend beginnenden und unaufhaltsam fortschreitenden Alzheimer-Demenz zeichnet sich die vaskuläre Demenz auch durch eine raschere stufenweise Entwicklung nach mehreren kleinen Schlaganfällen aus, die durch Verschlüsse kleiner Hirngefäße oder Blutungen auftreten. Andere neurologische Ausfälle wie z. B. Lähmungen müssen hierbei nicht auftreten. Die sogenannte Multiinfarkt-Demenz beginnt eher schleichend, zeigt aber einen fluktuierenden Verlauf und klinisch-neurologische Herdbefunde. Den fluktuierenden Verlauf erklärt man sich durch zeitlich voneinander getrennte »kleine Schlaganfälle«.

Gemischte Demenz: In ca. 10–15 % der Fälle tritt die Kombination von Alzheimer-Krankheit und vaskulärer Demenz auf, die als gemischte Demenz bezeichnet wird.

Frontotemporale Demenz

Diese Demenzform zeichnet sich durch eine frühe, fortschreitende Persönlichkeitsänderung und den Verlust sozialer Fähigkeiten aus. Erst dann folgen kognitive Beeinträchtigungen und Sprachstörungen. Im MRT kann im Verlauf der Erkrankung eine frontotemporale Atrophie (vorderer und seitlicher Hirnschwund) nachgewiesen werden, die dieser Demenz den Namen gegeben hat.

Entsprechend der oben genannten Einteilung werden wir jetzt die Demenz bei der Parkinson-Krankheit und die Lewy-Körper-Demenz besprechen. Es wird diskutiert, ob diese Demenzformen nicht eine gemeinsame Grundlage und nur unterschiedliche Verlaufsformen haben.

Wie zeigt sich eine Demenz bei Parkinson?

Das Risiko von Parkinson-Kranken, eine Demenz zu entwickeln (Parkinson-assoziierte Demenz, PDD) ist deutlich erhöht und steigt mit dem Alter. Etwa 10% der unter 65-Jährigen, 20% der 65- bis 75-Jährigen und über die Hälfte der über 75-Jährigen müssen mit einer Demenz rechnen. Nach der Sydney-Multicenterstudie (2008) lag die Demenzrate nach 20-jährigem Verlauf bei 83%. Für Patienten mit einem frühen Beginn der Erkrankung (vor dem 40. Lebensjahr) wird das Risiko einer Demenzentwicklung als geringer eingeschätzt. Nach der erwähnten MoPed-Studie (2018) hatten 39% eine Demenz im Vergleich zur Kontrollgruppe mit 13%. Bei Tremordominanz soll eine geringeres Demenzrisiko bestehen.

Die Movement Disorders Society hat für die PDD nachfolgende Kriterien definiert:

- klinische Diagnose einer Parkinson-Krankheit nach den Brain-Bank-Kriterien
- kognitive, alltagsrelevante Beeinträchtigungen in mindestens zwei der vier kognitiven Kerndomänen
  - Aufmerksamkeit
  - Exekutivfunktionen
  - visuell-räumliche Funktionen
  - Gedächtnis

Die Diagnose »Parkinson-assoziierte Demenz« erfordert also, dass zunächst die Parkinson-Diagnose nach den oben beschriebenen Brain-Bank-Kriterien gestellt wurde. Hinsichtlich der kognitiven Defizite müssen mindestens zwei der vier genannten Kerndomänen (Aufmerksamkeit, Exekutivfunktionen, visuell-räumliche Funktionen, Gedächtnis) bestehen, die zu alltagsrelevanten Beeinträchtigungen geführt haben. Wichtig ist der Ausschluss medikamentöser Faktoren, z. B. Anticholinergika, Benzodiazepine.

Exekutive Funktionen betreffen die Initiierung, Planung und Konzeptbildung von

Aufgaben. Die visuell-räumliche Funktion bezieht sich auf die räumliche Orientierung, die z. B. im Uhren-Zeichen-Test geprüft wird. Die Gedächtnisstörung bezieht sich z. B. auf das Kurzzeitgedächtnis und das Erlernen neuer Inhalte.

Gedächtnis- und Sprachstörungen sind im Vergleich zur Alzheimer-Demenz weniger stark ausgeprägt. Die Fähigkeit, Neues zu erlernen, bleibt länger erhalten. Persönlichkeitsveränderungen mit Störung der Motivation, der emotionalen Kontrolle und des Sozialverhaltens können hinzutreten. Psychotische Symptome wie optische Halluzinationen (Seite 72) können auch ohne Demenz auftreten.

Wenn zusätzlich zu den kognitiven Beeinträchtigungen und Verhaltensmerkmalen auch Einschränkungen der beruflichen und sozialen Tätigkeiten, der persönlichen Beziehungen und besonders der Lösung der Alltagsaufgaben auftreten, die Störungen mindestens ein halbes Jahr andauern und keine anderen Ursachen objektivierbar sind, kann die Diagnose einer Parkinson-Demenz erfolgen.[9]

Psychopathologische Merkmale bei fortgeschrittener Parkinson-Demenz:

- Apathie
- Persönlichkeitsveränderungen
- visuelle Halluzinationen (Personen, Tiere, Objekte)
- paranoide Wahnvorstellungen (z. B. Untreue des Partners oder Anwesenheit unwillkommener Personen)
- verstärkte Tagesmüdigkeit

Unterscheidung

»Parkinson-Krankheit mit Demenz« und »Lewy-Körper-Demenz« unterscheiden sich in der zeitlichen Abfolge des Auftretens der Demenz. Bei der Lewy-Körper-Demenz tritt die Demenz vor oder mit den Parkinson-Symptomen auf. Die Diagnose »Parkinson-Krankheit mit Demenz« wird gestellt, wenn eine Demenz im späteren Stadium der Parkinson-Krankheit hinzutritt.

Was ist die Lewy-Körper-Demenz?

Lewy-Körper hatten Sie als Einschlusskörper in Gehirnzellen beim Parkinson-Syndrom kennengelernt (Seite 19). Die aus fehlgefalteten Eiweißen bestehenden Lewy-Körper(chen) haben dieser Demenzform ihren Namen gegeben. Es handelt sich um eine häufiger bei Männern (2:1) vorkommende progrediente Demenz in Kombination mit einem Akinese-Rigor-dominanten Parkinson-Syndrom. Die Lewy-Körper-Demenz (LKD) macht 10 % der Demenzen aus. Eine Abgrenzung zur Alzheimer-Demenz (beim Fehlen motorischer Symptome) ist durch nuklearmedizinische Zusatzuntersuchungen (SPECT/PET) und Liquordiagnostik möglich.

Charakteristisch sind fluktuierende kognitive Störungen mit wechselnder Aufmerksamkeit (Vigilanz). Häufig sind psychotische Episoden mit komplexen Halluzinationen (visuell und akustisch). Als weitere klinische Kriterien werden Sturzneigung, Ohnmachten (Synkopen) und vorübergehende Bewusstseinsveränderungen herausgestellt. Früh finden sich Blasenentleerungsstörungen. Wie bei anderen Synucleinopathien können als Frühsymptom REM-Schlafstörungen auftreten. Es besteht eine ausgeprägte Überempfindlichkeit gegenüber Medikamenten, die bei Psychosen eingesetzt werden (Antipsychotika-Hypersensitivität). Die Parkinson-Symptomatik ist bei der Lewy-Körper-Krankheit eher mild ausgeprägt und zeigt ein nur geringes Ansprechen auf Dopaminergika. Die klinischen Symptome bei LKD und idiopathischer Parkinson-Erkrankung sind so ähnlich und der zeitliche Verlauf nicht eindeutig verfolgbar, sodass eine Differenzierung oft nur sehr schwer möglich ist.

Welche psychologischen Kurz-Tests werden durchgeführt?

Als orientierende Verfahren bei kognitiven Störungen werden in der ambulanten Praxis z. B. der Mini-Mental-Status-Test, der MoCA-Test, der DemTect, der Test zur Früherkennung von Demenzen mit Depressionsabgrenzung und der Panda-Test herangezogen. Ergänzend findet der Uhren-Test Anwendung. Es handelt sich um Screening-Verfahren, die einen ersten Hinweis auf eine Demenzentwicklung geben können. Diese Tests ersetzen nicht ausführliche neuropsychologische Testbatterien und standardisierte diagnostische Interviews. Der Arzt wird Sie fragen, ob und wann Sie eine derartige Testuntersuchung wünschen. Stimmungslage, Aufregung und Wachheit können diese Testergebnisse beeinflussen. Die Tests sollten möglichst in der motorischen On-Phase erfolgen, wobei diese nicht immer mit der besten kognitiven On-Phase korreliert. Für Parkinson-Patienten ohne Beschwerden und Symptome, die für eine Demenz sprechen, werden kognitive Testuntersuchungen nicht empfohlen.

Mini-Mental-Status-Test (MMST)

Der MMST ist der älteste und bekannteste Test für eine erste Beurteilung von kognitiven Beeinträchtigungen und Demenz. Der Test beinhaltet unter anderem Fragen nach zeitlicher und örtlicher Orientierung. Drei Begriffe müssen gemerkt, eine Rechenaufgabe gelöst (von 100 immer 7 abziehen) und ein einfacher Satz formuliert werden. Danach müssen geometrische Figuren nachgezeichnet und ein einfacher Auftrag ausgeführt werden.

MoCA-Test

Der MoCA-Test (Montreal Cognitive Assessment) wird als Kurztest gern in neurologischen Praxen eingesetzt. Dieser Test prüft Aufmerksamkeit, visuell räumliche Fähigkeiten, Gedächtnis, Sprache und Orientierung. Normal sind 28–30 Punkte, 26 und 27 Punkte entsprechen einer leichten kognitiven Beeinträchtigung (MCI).

DemTect-Test

»DemTect« ist die Abkürzung von »Demenz-Detection«. Der Test besteht aus dem Gedächtnistest für Wörter und Zahlen, der Zahlenumwandlungsaufgabe und dem Nennen von Gegenständen, die es in einem Supermarkt zu kaufen gibt. Die Ergebnisse werden mit Punkten bewertet. Im Vergleich zum MMST ist die Trefferrate höher. Da visuell-konstruktive Fähigkeiten nicht untersucht werden, empfiehlt sich die Kombination mit dem Uhren-Zeichen-Test. Auch der DemTect-Test kann nur als Screening-Test gelten.

PANDA-Test

Panda ist die Abkürzung von »Parkinson Neuropsychometric Dementia Assessment« und wurde speziell für die Demenzdiagnostik bei Parkinson-Patienten entwickelt. Entsprechend den kognitiven Beeinträchtigungen beim Parkinson-Syndrom liegt der Schwerpunkt auf der Erfassung mnestischer und exekutiver sowie visuell-räumlicher Funktionen. Geprüft werden Paarassoziationslernen, Wortflüssigkeit, räumliches Vorstellungsvermögen, Arbeitsgedächtnis, und verzögerte Abfrage. In einer Selbstbewertung kann die Stimmung eingeschätzt werden.

Uhren-Zeichen-Test

Der Uhren-Zeichen-Test prüft die visuell-konstruktiven Funktionen sowie abstraktes Denken und mnestische Fähigkeiten. Der Patient wird aufgefordert, in einen vorgegebenen Kreis das Ziffernblatt einer Uhr zu zeichnen und die Zeiger auf eine mündlich vorgegebene Uhrzeit einzuzeichnen, z. B. 11.10 Uhr. Die Auswertung erfolgt über ein Punktesystem.

Wie wird die Demenz behandelt?

Nootropika: Über die Wirkung bei Parkinson-Demenz liegen nur wenige Daten vor. Zu den Nootropika gehören Substanzen wie Piracetam, Pyritinol, Dihydroergotoxin, Nimodipin und Nicergolin.
Zu den pflanzlichen Nootropika zählen Gingko-Biloba-Trockenextrakte, deren Einsatz (in einer Dosierung von 40–240 mg pro Tag) »erwogen werden kann« (Leitlinien Demenz, 2016). Wenn Nootropika nicht innerhalb von drei (bis sechs) Monaten zu einer Besserung führen, sollten sie wieder abgesetzt werden.

Acetylcholinesterase-Hemmer: Die modernen Mittel gegen Alzheimer-Demenz (= Antidementiva) gehören zu der Wirkgruppe der Acetylcholinesterase-Hemmer (AChE-Hemmer) oder der Glutamat- bzw. der NMDA-(N-Methyl-D-Asparat)

Antagonisten. Als AChE-Hemmer stehen Donepezil, Rivastigmin und Galantamin für die Behandlung der leichten bis mittelschweren Demenz vom Alzheimer-Typ zur Verfügung. Die Anwendung ist bei relevanten Erkrankungen des Herz-Kreislauf-Systems eingeschränkt. Die häufigsten potenziellen Nebenwirkungen umfassen Kopfschmerzen und Magen-Darm-Beschwerden. Nur der Acetylcholinesterase-Hemmer Rivastigmin (3–12 mg/d) ist zur symptomatischen Behandlung der leichten bis mittelschweren Demenz bei der Parkinson-Krankheit (Parkinson-Demenz) zugelassen, allerdings nur in der oralen Form (Kapsel). Die transdermale Applikation (Pflaster) wird besser vertragen, ist jedoch nicht für Parkinson-Patienten zugelassen. Nach Studien mit über 500 Parkinson-Patienten konnte ein geringer bis mäßiger Therapierfolg erreicht werden. Die Zielparameter der Studien waren Beurteilungen von Kognition, Aktivitäten des täglichen Lebens und neuropsychiatrische Symptome. Nebenwirkungen sind Übelkeit, Erbrechen, Tremor und Verwirrheitszustände. Verwirrtheitszustände können durch Rivastigmin verstärkt werden.

Donepezil und Galantamin haben für die Parkinson-Demenz keine spezielle Zulassung, können aber in zulassungsüberschreitender Anwendung (Off-Label-Use) bei unerwünschten Nebenwirkungen von Rivastigmin oder unzureichender Wirkung probatorisch verabreicht werden.

Glutamatantagonisten: Der Glutamatantagonist Memantine ist für mittelschwere bis schwere Formen der Alzheimer-Demenz zugelassen, also auch nicht speziell für die Parkinson-Demenz.

Nicht medikamentöse Maßnahmen

Wichtige Faktoren der nicht medikamentösen Therapie sind die Aufklärung und Information über die Art der Erkrankung und den zu erwartenden Verlauf. Betroffene, Angehörige (und auch Therapeuten) vermeiden es in der Regel, offen über die Demenz zu sprechen, es sei denn, die erhebliche intellektuelle Beeinträchtigung ist sofort für jeden erkennbar. Erst wenn durch eine sorgfältige Abklärung eine sekundäre Demenzform ausgeschlossen ist, darf bzw. muss man sich auf den leider fortschreitenden Prozess einstellen.

Künstlerisch-expressive Therapieformen wie Malen, Musik und Tanz zählen zu den psychosozial-stabilisierenden Maßnahmen. Soziale Kontakte sollten möglichst lange erhalten bleiben. Langfristig bleibt Angehörigen und Betreuern nur der Weg, sich auf die Defizite und eingeschränkten Möglichkeiten des Demenzkranken einzustellen und diese zu akzeptieren. Man sollte sich also an den noch vorhandenen Ressourcen des Betroffenen orientieren, diese in den Alltag integrieren, weiter fördern und versuchen, diese möglichst lange zu erhalten, ohne den Betroffenen damit zu überfordern.

Bei Orientierungsstörungen und Neigung zu Verwirrtheitszuständen mit Weglauftendenz sollten Betroffene nicht unbeaufsichtigt das Haus verlassen können und sich womöglich auf der Straße einer Gefahr aussetzen. In besonderen Fällen sind Angehörige gezwungen, zwischen Sicherheitsüberlegungen und Freiheitsschutz abzuwägen. Es kann auch notwendig sein, ein Bettgitter anzubringen oder Türen zu verschließen. Die juristischen Vorbedingungen dafür müssen natürlich erfüllt sein und mit einem Amtsrichter der Betreuungsbehörde abgestimmt werden. Möglicherweise kann man sich aber auch mit einem Alarmsystem für die Haustür, einer Matratze vor dem Bett oder dem Abschalten der Sicherung für den Herd bei kurzfristiger Abwesenheit der versorgenden Person behelfen.

Nach umfassender Studienlage gibt es Hinweise, dass eine gesunde Ernährung und besonders regelmäßiger Sport sich positiv auf die fortschreitende Demenzerkrankung auswirken.

Wie gehe ich mit der »Vergesslichkeit« meines Angehörigen um?

Es ist wichtig, sich klarzumachen, dass ein Mensch, der an einer Demenz leidet, die Fähigkeit verliert, Dinge zu lernen. Das heißt, dass er auch nicht mehr in der Lage ist, sich Dinge wieder anzueignen, die er vergessen hat. Es ist also »verlorene Liebesmüh«, biografische Daten, den Ablauf des zurückliegenden Tages usw. zu üben oder ihn auf Fehler diesbezüglich hinzuweisen. Zudem wird der Kranke dadurch immer wieder damit konfrontiert, dass er Dinge nicht mehr kann. Dies führt zu Verunsicherungen, Traurigkeit und eventuell zu Aggressionen.

Immer wieder kann man beobachten, wie Angehörige ihren an Demenz erkrankten Partner ungewollt und hilflos »vorführen«, indem sie in Anwesenheit anderer z. B. seine biografischen Daten von ihm abrufen. In seiner Anwesenheit sollte nicht über ihn und seine kognitiven Defizite geredet werden, als wäre er nicht anwesend. Vielleicht wehrt er sich in dieser Situation nicht, verletzen oder beschämen kann es ihn dennoch. Dies führt dann oft zu einer Verschlechterung der krankheitsbedingten Verhaltensauffälligkeiten wie Verunsicherung, Ängste, Unruhe und/oder Aggressionen.

Soll ich mit Demenzkranken Dinge üben, die er vergessen hat?

Wie erwähnt, ist es wenig sinnvoll, Dinge zu üben, die ein Mensch mit Demenz verlernt hat – das konfrontiert ihn nur mit seinen Defiziten. Das heißt aber keinesfalls, ihm Dinge abzunehmen, die er vielleicht noch kann! Das wiederholte Ausführen von noch funktionierenden Tätigkeiten stärkt seine Ressourcen und erhält seine Alltagskompetenz länger. Zu dem Zeitpunkt, an dem er diese Dinge verlernt hat, sollte man jedoch unauffällig diese Tätigkeiten übernehmen ohne den deutlichen Hinweis, dass man das ab jetzt für ihn erledigen werde (müsse!).

Ein Beispiel: Vielleicht tut sich Ihr Angehöriger schon etwas schwer, seine Schnürsenkel zu binden (zumal er aufgrund seines Parkinson-Syndroms auch feinmotorisch eingeschränkt ist), man verfällt dann leicht dem Fehler, dies »mal schnell« zu übernehmen.

Alltagsaktivitäten regelmäßig auszuführen erhält diese Fähigkeiten jedoch länger und stützt das Selbstwertgefühl, weil man etwas so »Banales« noch kann. Die Beibehaltung von Tagesstruktur und Förderung der Alltagskompetenz sind anzuraten. Zu dem Zeitpunkt jedoch, an dem ihr Angehöriger mit den Schnürsenkeln nichts mehr anzufangen weiß, sollten Sie Schuhe mit Klettverschlüssen kaufen – am besten mit dem Hinweis darauf, dass die alten Schuhe ja schon durchgelaufen seien. Ähnliches gilt für das Knöpfen eines Hemdes.

Wie gehe ich mit den Aggressionen meines Angehörigen um?

Zunächst sollten Sie analysieren, in welchen Situationen diese Verhaltensstörungen auftreten. Nach Überforderung? Nach Korrekturen? Nach Kritik? Im Rahmen von Wahnepisoden? Häufig kommt es im Rahmen der Pflege zu abwehrendem und z.T. aggressivem Verhalten. Versuchen Sie entsprechend, die Situationen zu verändern. Ein Patient mit Demenz kann sich seiner Umwelt nicht anpassen – seine Umwelt muss sich ihm anpassen! Also: keine Eile, keine Kritik, keine Korrekturen. Konflikte und Überforderungssituationen vermeiden, Kompetenzerleben stärken.

Mein Angehöriger macht von sich aus nichts, was kann ich tun?

Viele Menschen mit Demenz »leiden« an Antriebsstörungen. Die Frage hierbei sollte jedoch sein, wer daran leidet. Oftmals sind es eher die Angehörigen, die an der Antriebsstörung des demenzkranken Partners leiden. Ihr Partner macht von sich aus nichts mehr, beteiligt sich wenig an Gesprächen, äußert keine Wünsche, hilft nicht im Haushalt und trägt wenig zu den Alltagsaktivitäten bei.

In diesen Fällen kann soziale Aktivierung hilfreich sein, z.B. der Besuch einer Tagespflege, die Aktivierung durch eine geregelte Tagesstruktur, Besuche von Freunden und Angehörigen, Spaziergänge oder die Teilnahme an Seniorensportgruppen (aber Achtung: keine Überforderung!). Auch Gespräche über vertraute Themen und Einbeziehung in einfache hauswirtschaftliche Tätigkeiten (z.B. Obstsalat schnippeln, Wäsche zusammenlegen) sind geeignet. Wenn möglich, aktivieren Sie zum Musizieren, Mitsingen und zur Teilnahme an einfachen Gesellschaftsspielen. Dies gelingt oft noch lange und fördert das Kompetenzerleben und Wohlbefinden.

Ist Ergotherapie bei Demenz sinnvoll?

Grundsätzlich ist Ergotherapie bei Patienten mit einem Parkinson-Syndrom einschließlich der Parkinson-Krankheit mit Demenz sinnvoll. Nach den Demenz-Leitlinien (2016) ist Ergotherapie wirksam, wenn sie individuell ausgerichtet im häuslichen Umfeld unter Einbeziehung des pflegenden Angehörigen von einem demenzerfahrenen Therapeuten durchgeführt wird. Alltagskompetenz sollte Vordergrund stehen und ressourcenorientiert sein.

Grundsätzliche Empfehlungen

Wichtig im Umgang mit Demenzkranken sind:

- regelmäßige Tagesstruktur
- soziale Kontakte pflegen
- ressourcenorientierte Förderung der erhaltenen Kompetenzen
- keine Eile
- die drei »K«: keine Kritik, keine Korrekturen, Konflikte meiden

Hilft kognitives Training bei Demenz?

Ein Patient mit Demenz profitiert davon, Dinge zu trainieren, die er noch kann, damit sie nicht so schnell verlernt werden. Beeinflussen lässt sich das Fortschreiten der Erkrankung jedoch nicht. Kreuzworträtsel zu lösen oder Aufgaben aus dem Bereich des »Hirn-Joggings« zu lösen ist nur dann sinnvoll, wenn der Patient Spaß daran hat und nicht unter seinen Defiziten leidet. Nach den Demenz-Leitlinien gibt es einen Nachweis für geringe Effekte eines kognitiven Trainings bzw. einer kognitiven Stimulation auf die kognitive Leistung bei Patienten mit leichter bis moderater Demenz.

Wann und wie muss ich für meinen Angehörigen entscheiden?

Im Verlauf einer demenziellen Erkrankung kommt der Zeitpunkt, an dem ein Patient Entscheidungen nicht mehr selbst treffen kann. Damit Sie als Angehöriger Entscheidungen für ihn/in seinem Sinne treffen können, benötigen Sie unbedingt eine rechtliche Grundlage (Lesen Sie hierzu die Frage »Wo kann ich mir Beratung, Hilfe oder Entlastung holen?«

Beispiel: Ihr Angehöriger lebt allein, aber kann sich nicht mehr allein versorgen, läuft nachts im Winter unbekleidet auf die Straße und vergisst, zu essen oder die Medikamente einzunehmen. Dann müssen Sie gegebenenfalls auch gegen seinen Willen Entscheidungen treffen und zum Beispiel Pflegedienst, Medikamentendienst, Umzug ins Pflegeheim oder zu Angehörigen organisieren. Hierfür brauchen Sie jedoch auf jeden Fall die rechtliche Grundlage.

Es hilft, wenn man im Vorfeld gemeinsam besprochen hat, wie die Wünsche des Patienten aussähen, wenn er irgendwann in eine solche Situation käme. Wie hätte er entschieden? Was wäre sein Wunsch gewesen? Dies betrifft auch Entscheidungen über medizinische Maßnahmen, welche ein Patient über eine Patientenverfügung im Vorfeld in seinem Sinne regeln kann. Möchte ich bei Schluckstörungen eine künstliche Ernährung, möchte ich im Falle eines Herzstillstandes wiederbelebt werden? Möchte ich an lebenserhaltende Instrumente angeschlossen werden? Dies sind Fragen, die nicht nur bei einer beginnenden Demenz besprochen werden sollten. Letztendlich kann es jedem von uns passieren, dass wir aufgrund einer Erkrankung oder eines Unfalls nicht mehr für uns selbst entscheiden können.

Wo kann ich mir Beratung, Hilfe oder Entlastung holen?

Die Deutsche Alzheimergesellschaft als Anlaufstelle für Angehörige von Alzheimererkrankten berät bei allen Demenzformen, auch bei Parkinson-Demenz. Die Adresse finden Sie im Serviceteil (Seite 209). Dort erhalten Sie auch die Kontaktdaten der Pflegestützpunkte oder Beratungs- und Koordinierungsstellen, die in vielen Gemeinden ansässig sind. Außerdem bekommen Sie dort Unterstützung bei der Organisation von entlastenden Hilfen, z. B. bei der Beantragung einer Pflegestufe und bei der Kontaktaufnahme mit Pflegediensten oder Tagespflege-Einrichtungen.

Betreuungsvereine unterstützen Sie beim Erstellen von Patientenverfügungen und einer Vorsorgevollmacht. Diese Dokumente müssen nicht notariell beglaubigt werden.

Wenn die Demenz Ihres Angehörigen schon weit fortgeschritten ist und er die Tragweite einer Vorsorgevollmacht nicht mehr erfassen kann, können die Betreuungsvereine Sie bei der Beantragung einer gesetzlichen Betreuung unterstützen. Alternativ können Sie sich direkt an die zuständige Betreuungsbehörde des Amtsgerichts wenden.

Vielen Angehörigen hilft der Besuch von Angehörigen-Gruppentreffen. Dort erfahren Sie, wie andere Hilfe organisiert haben und mit bestimmten Situationen umgegangen sind. Sie werden erfahren, dass Sie mit Ihrer Situation nicht allein sind.

Informationen, Beratung und Unterstützung in Bezug auf Parkinson allgemein erhalten Sie bei der Deutschen Parkinson Vereinigung e. V. Auch diese Adresse finden Sie im Serviceteil (Seite 209).

Sensorische und autonome Begleitstörungen

Nicht-motorische Begleitstörungen, wie z. B. Riechstörungen oder Kreislaufbeschwerden, können schon früh auftreten und sich im weiteren Verlauf in den Vordergrund drängen.

Wir haben erwähnt, dass Riechstörungen schon Jahre vor den motorischen Parkinsonzeichen auftreten können. Aber auch Seh- und Augenbewegungsstörungen können begleitend auftreten. Stimm- und Sprechstörungen fördern soziale Rückzugstendenzen. Vermehrtes Schwitzen kann nicht nur zu Hautproblemen, sondern zu einem gefährlichen Flüssigkeits- und Elektrolytmangel führen. Ein erhebliches Problem für Parkinson-Patienten sind Blutdruckschwankungen, wobei ein Blutdruckabfall nach dem Aufstehen zur Ohnmacht führen kann.

Welche »Augensymptome« sind zu erwarten?

Der seltene Lidschlag bei Parkinson-Patienten kann zu Augentrockenheit und Bindehautentzündungen führen. Schwierigkeiten beim Lesen können dadurch auftreten, dass die zum Lesen notwendigen raschen Blicksprünge (Sakkaden) verzögert sind. Doppeltsehen entsteht oft dadurch, dass kleine Stellungsfehler der Augen nicht mehr zentral kompensiert werden können. Eine sogenannte Prismenbrille kann hilfreich sein.

Klagen über verschwommenes Sehen können auch Ausdruck einer Akkommodations- und Konvergenzschwäche sein. Konvergenzschwäche bedeutet, dass Betroffene die Augen in Zielnähe nicht mehr ausreichend nach innen bewegen (konvergieren) können. Störungen des Farb- und Kontrastsehens werden häufig vom Patienten nicht bemerkt und basieren auf Veränderungen dopaminerger Neurone in der Netzhaut. Die genannten Sehstörungen treten durch Veränderung der Augenmotorik oder die gestörte visuelle Verarbeitung im Gehirn auf. Jedoch können auch die medikamentöse Therapie (häufig bei Überdosierung) oder das fortgeschrittene Krankheitsstadium Sehstörungen hervorrufen.

Gehören Riech- und Geschmacksstörungen dazu?

Eine Minderung des Riechvermögens wird »Hyposmie« (griech.: osme = Geruch) und ein funktioneller Riechverlust »Anosmie« genannt. Die dauerhafte Minderung oder Aufhebung des Riechvermögens ist bei der Parkinson-Krankheit häufig und schon früh anzutreffen (nach Angaben in der Literatur bei 75% im Vergleich zur Altersnorm), wenn gezielt danach gefragt und eine erweiterte quantitative Untersuchung des Geruchssystems durchgeführt wird (z. B. Riechstifte, »Sniffin-Sticks-Test«, Geruchsstoffe auf Filzstiften).

Wir hatten erwähnt, dass eine Schädigung der Riechzellen schon vor der Schädigung der dopaminergen Zellen in der Substantia nigra auftreten kann. Unter der dopaminergen Therapie wird keine Verbesserung der Riechfunktion erreicht. Da Geschmacksempfindungen wesentlich durch den Geruch mitbestimmt werden, klagen viele Patienten auch über einen verminderten Geschmack.

Hilfreich in der differenzialdiagnostischen Abklärung zu anderen atypischen Parkinson-Syndromen können Hinweise sein, dass bei der Multi-System-Atrophie (MSA) Geruchsstörungen seltener bzw. erst im weiteren Verlauf auftreten. Bei der progressiven supranukleären Blicklähmung (PSP) und bei der kortikobasalen Degeneration (CBD) treten Riechstörung nicht vermehrt auf. Patienten mit im Vordergrund stehendem Tremor haben eine bessere Riechfunktion als Patienten mit der akinetisch-rigiden Verlaufsform oder dem Äquivalenz-Typ. Die Alzheimer-Demenz und die Lewy-Körper-Demenz gehen ebenfalls mit Riechstörungen einher. Als ursächlich für die Riechstörung werden α-Synuclein-Ansammlungen in Riechzentren vermutet. Die Dichte von α-Synuclein im Riechorgan korreliert hierbei mit der Schwere des Parkinson-Syndroms.[10] Riechstörungen, die bei Entzündungen und Allergien im Bereich der Riechschleimhaut häufig auftreten, sind in der Regel reversibel.

Seit der Corona-Pandemie ist es Allgemeinwissen, dass Riechstörung ein wichtiges klinisches Zeichen der viralen Infektion mit SARS-CoV-2 (COVID-19) ist. Natürlich drängt sich die Frage auf, ob und welche Rolle Viren als mitverursachender Faktor bei der Parkinson-Erkrankung spielen könnten.

Wie zeigen sich Stimm- und Sprechstörungen?

Bei etwa der Hälfte aller Parkinson-Patienten lassen sich besonders in späteren Stadien deutliche Stimm- und Sprechstörungen nachweisen. Die Aussprache (= Artikulation) kann sich im weiteren Verlauf so verändern, dass Parkinson-Patienten nur noch schwer zu verstehen sind (Dysarthrie). Die Stimme wird mit zunehmender Krankheitsdauer oft leise, heiser, rau und monoton (Dysphonie). Die Kombination von leiser Sprech- und Stimmbildungsstörung bezeichnet der Arzt als hypophone Dysarthrophonie.

Die veränderte Sprachmelodie (meist falsche Betonung beim Sprechen und das Setzen von Pausen) ist sowohl der gestörten Atemmechanik als auch der Steifheit (Rigor) der Schlundmuskulatur zuzuordnen. Die Störung der Artikulation (Formung der Sprachlaute) wird dagegen auf den Rigor der Zungen- und Mundmuskulatur zurückgeführt. Der Silbenfluss (die Sprechrate) kann verlangsamt, beschleunigt oder normal sein und im Sprachfluss auch die Frequenz wechseln.

Einige Patienten stufen ihre Sprechweise als »weich und weinerlich« ein, sodass für den Gesprächspartner der falsche Eindruck einer depressiven Verstimmung entstehen kann. Manchmal werden ein Stimmtremor, ein Stottern oder das völlige Auslassen von Sprachlauten beobachtet. Das Sprechen kann plötzlich, besonders zu Beginn eines Satzes, blockiert sein (»Freezing des Sprechens«), sich aber auch abnorm beschleunigen (»Festination des Sprechens», lat. festinare = sich beeilen). Zusätzlich kann ein vermehrter Speichelfluss oder auch eine trockene Mundschleimhaut den Sprechablauf stören. Die Therapie besprechen wir bei der Frage »Welche Bedeutung hat die Logopädie« (Seite 184).

Übermäßiges Schwitzen – was tun?

Beim Parkinson-Syndrom, insbesondere beim atypischen Parkinson-Syndrom ist die zentrale Temperatursteuerung gestört. Bei Temperaturerhöhung kann die vermehrte Wärme nicht durch Gefäßerweiterung abgeführt werden und es können sich hochfieberhafte Zustände entwickeln.

Belastend sind starke, besonders nächtliche Schweißausbrüche, die häufig in Phasen schlechter Beweglichkeit auftreten, sodass Betroffene auf Hilfe beim Wäschewechseln angewiesen sind. Das Wechseln der Wäsche ist aber unbedingt notwendig, um nicht durch längeres Liegen im Feuchten Hautveränderungen (Druckstellen, Druckgeschwüre) zu fördern.

Die vermehrte Schweißsekretion betrifft besonders die Nacken- und Kopfregion, kann sich jedoch auf den gesamten Körper ausbreiten. Vermutlich fühlen Sie sich während der heißen Jahreszeit deutlich unwohler, weil Ihre Körpertemperatur stärker als bei Gesunden ansteigt.

Auf der anderen Seite wird Parkinson-Patienten auch eine erhöhte Kältetoleranz zugeschrieben, sodass sie bei niedrigen Temperaturen durch Unterkühlung gefährdet sind.

Maßnahmen

Während der warmen Jahreszeit sollten Sie luftige Kleidungsstücke aus Naturstoffen bevorzugen, die stärker als Kunststoffe den Wärmeaustausch fördern und den Schweiß besser aufnehmen können. Bei Kälte dagegen müssen Sie sich mit warmer Kleidung schützen. Plastiküberzüge bei Sitzmöbeln oder Kissen fördern das Schwitzen und sollten gegen entsprechende Stoffwaren ausgetauscht werden.

Hautpflege

Versuchen Sie bei Seborrhoe zunächst entfettende Seifen oder Badezusätze. Bei trockener Haut sind natürlich fetthaltige Hautpflegemittel zu bevorzugen. Viele Patienten klagen über zu trockene Haut mit starker Schuppen- und Aknebildung. Hier helfen eher indifferente oder fetthaltige Cremes, Seifen, Anti-Schuppen-Shampoos und bei dermatologischer Indikation hydrocortisonhaltige Hautsalben. In einzelnen Fällen kann sich eine seborrhoische Dermatitis ausbilden.

Denken Sie daran, bei starkem Schwitzen für eine ausreichende Flüssigkeits- und Elektrolytzufuhr zu sorgen.

Die Einnahme von Salbeiextrakten am Abend kann durchaus hilfreich sein. Bei massiven Schweißausbrüchen werden sogenannte Betablocker (z. B. Propranolol) oder auch das Anticholinergikum Bornaprin eingesetzt. Salben auf Aluminiumbasis oder auch Botulinuminjektionen sind nur dann sinnvoll, wenn sich die abnorme Schweißsekretion auf umschriebene Körperareale beschränkt.

Wie behandelt man fettige oder zu trockene Haut?

Eine häufige Begleiterscheinung beim Parkinson-Syndrom ist eine veränderte Talgproduktion, die sowohl als fettige oder seltener als trockene Haut in Erscheinung tritt. Als Ursache für eine vermehrte Talgproduktion (Seborrhoe) wird eine erhöhte Freisetzung von Hormonen (Androgene) angenommen, die beim Gesunden durch Dopamin gehemmt wird. Bevorzugte Stellen sind das Gesicht (Stirn, Schläfe) und der Nacken. Die vermehrte Talgproduktion kann dem Gesicht ein fettig glänzendes Aussehen verleihen, sodass von einem »Salbengesicht« gesprochen wird.

Bei Parkinson-Patienten sind die Tränensekretion und die Blinkrate vermindert, sodass sich zusammen mit der vermehrten Talgproduktion Entzündungen im

Augenbereich ausbilden können (Blepharitis und als weitere Folge Keratitis). In schweren Fällen helfen hydrocortisonhaltige Augensalben. Bei verminderter Tränensekretion empfehlen sich die Anwendung einer künstlichen Tränenflüssigkeit und das mehrmalige Auflegen warmer Kompressen. Als Nebenwirkungen von Dopaminagonisten und Amantadin können Ödeme und netzförmige bläuliche Hautveränderungen (Livedo reticularis) auftreten. Interessant ist der Hinweis, dass im prämotorischen Stadium von Parkinson statistisch häufiger Hautpilz in der Krankengeschichte dokumentiert ist.

Welche Herz-Kreislauf-Beschwerden treten auf?

Charakteristisch für die Parkinson-Krankheit sind Blutdruckschwankungen mit relativ hohen Blutdruckwerten im Liegen (bis 160 mmHg) und niedrigen Werten im Stehen. Die Klagen über einen ungerichteten Schwindel mit Schwarzwerden vor Augen lassen sich bei Parkinson-Patienten oft auf Kreislaufregulationsstörungen zurückführen. Parkinson-Patienten neigen zu einem plötzlichen Blutdruckabfall nach dem Aufrichten, den man als orthostatische Hypotonie bezeichnet.

Was ist eine orthostatische Hypotonie (Blutdruckabfall)?

Bei der orthostatischen Hypotonie handelt es sich um einen Blutdruckabfall, der beim Wechsel in die aufrechte Körperlage, also kurz nach dem Aufstehen auftritt. Normalerweise steuert das autonome Nervensystem einem drohenden Blutdruckabfall entgegen, wenn es zum »Versacken des Blutes« in die unteren Körperabschnitte kommt. Diese Gegenregulation ist bei Parkinson-Kranken häufig gestört. Ihr Arzt misst Ihren Blutdruck (und Puls) im Liegen und sofort nach dem Aufstehen (Schellong-Test) oder prüft das Blutdruckverhalten auf dem Kipptisch. Bei der orthostatischen Hypotonie sinkt der systolische Blutdruckwert (oberer Wert) um mehr als 20 mmHg. Vielleicht besitzen Sie ein Blutdruckmessgerät zu Hause und können Ihrem Arzt schon einige Messwerte liefern.

Die orthostatische Hypotonie als vegetative Störung kann durch mangelnde Bewegung, unzureichende Flüssigkeitszufuhr oder durch Parkinson-Medikamente verstärkt werden und wird mit dem Schweregrad der Erkrankung deutlicher. Bei Parkinson-Patienten mit orthostatischer Hypotonie bestehen nicht selten nächtliche Blutdruckanstiege, die durch eine 24-Stunden-Blutdruckmessung erkannt werden können.

Tipp: Trainieren Sie Ihren Kreislauf durch ein regelmäßiges körperliches Training und achten Sie auf eine ausreichende Flüssigkeits- und Kochsalzzufuhr.

Wie können Sie Ihren Blutdruck stabil halten?

Gerade in der Einstellungsphase mit L-Dopa und Dopaminagonisten kann es zur Blutdrucksenkung kommen, sodass die Dosissteigerung langsam, in kleinen Schritten erfolgen muss. Um dem niedrigen Blutdruck entgegenzuwirken, sollten Sie ein regelmäßiges körperliches Training durchführen und genügend Flüssigkeit und Kochsalz zu sich nehmen. Meiden Sie Alkohol und Hitze. Gut helfen auch Trockenmassagen, Wechselduschen und angepasste Kompressionsstrümpfe.

Lassen Sie sich Zeit, wenn Sie aus dem Liegen aufstehen. Setzen Sie sich z. B. morgens beim Aufstehen zuerst auf die Bettkante und warten Sie einen Moment, bis der Kreislauf »in Schwung» gekommen ist. Sie sollten mit angehobenem Oberkörper ruhen oder schlafen (gilt auch für den Mittagsschlaf). Heben Sie Ihren Lattenrost oben um 20–30 Grad an. Bei bettlägerigen Patienten sollte das Bett mehrmals am Tag zum Fußende geneigt werden. Voluminöse Mahlzeiten können die hypotone Kreislaufstörung fördern, sodass Parkinson-Patienten nach dem Mittagsschlaf stärker gefährdet sind. Wenn Sie einen niedrigen Blutdruck spüren (Schwächegefühl, Schwarzwerden vor Augen), gehen Sie in die Hocke oder legen Sie sich hin, um einem weiteren Blutdruckabfall entgegenzuwirken. Falls Sie Medikamente gegen Bluthochdruck einnehmen, besprechen Sie mit Ihrem Arzt, ob die Dosierung angepasst werden muss.

Erst wenn die natürlichen Maßnahmen nicht helfen, wird Ihr Arzt eine medikamentöse Behandlung einleiten.

Maßnahmen bei orthostatischer Blutdrucksenkung

Neben Medikamenten können auch die nachfolgenden allgemeinen Tipps helfen.

Allgemein:

- Hitze, heiße Bäder meiden (lieber duschen)
- intensives Pressen vermeiden
- für ausreichende Flüssigkeitszufuhr sorgen
- keine zu voluminösen Mahlzeiten
- kochsalzreiche Diät (wenn kein Bluthochdruck)
- Schlafen mit angehobenem Oberkörper
- ggf. Kompressionsstrümpfe

Medikamentös:

- Midodrin
- Fludrocortison

Verdauungssystem und Blasenfunktion

Hier erhalten Sie Antworten darauf, wie Schluckbeschwerden, Verstopfung und Blasenentleerungsstörungen entstehen und was Sie jeweils dagegen machen können.

Schon der Erstbeschreiber James Parkinson hat 1817 auf Magen-Darm-Störungen hingewiesen:

» *Die Nahrung verweilt längere Zeit im Munde, bis sie zerkaut wird … wenn sie mit Schwierigkeiten geschluckt ist, findet der Speichel nicht den hinteren Weg zum Schlund, sondern rinnt fortwährend aus dem Munde … Die Eingeweide, die bisher gut funktionierten, brauchen in den meisten Fällen Medizinen von großer Kraft; das Ausstoßen von Stuhl aus dem Enddarm braucht manchmal mechanische Hilfe.* «

Uns als Parkinsonärzte beeindrucken die Beobachtungen von James Parkinson vor über 200 Jahren immer wieder. Den hohen Stellenwert der nicht-motorischen Parkinson-Symptome – insbesondere auch der Magen-Darmstörungen – haben wir Ärzte erst in neuerer Zeit wiederentdeckt.

Begleitstörungen, die den gesamten Verdauungstrakt betreffen, sind:

- vermehrter Speichelfluss
- Schluckstörungen
- Störungen der Magenentleerung
- Störungen der Darmentleerung

Wie entsteht vermehrter Speichelfluss?

Vermehrter Speichelfluss kann zu einer erheblichen Störung im sozialen Umfeld führen und bedingt nicht selten eine zunehmende Isolierung. Ursache für den störenden Speichelfluss (Hypersalivation) ist nicht die vermehrte Speichelproduktion, sondern die Schluckstörung (Dysphagie). Aufgrund der Schluckstörung sind die Patienten nicht in der Lage, die normale Speichelmenge vollständig hinunterzuschlucken. Schluckstörungen sind in Phasen schlechter Beweglichkeit (Off-Phase) besonders stark ausgeprägt.

Wie kann ich den Speichelfluss verringern?

Bei vermehrtem Speichelfluss hilft oft die Optimierung der medikamentösen Einstellung mit L-Dopa oder Dopaminagonisten, um die Schluckfähigkeit zu verbessern und damit den Speichelfluss zu vermindern. Die zusätzliche Gabe von Anticholinergika (z. B. Biperiden, Scopalaminpflaster) vermindert den Speichelfluss, wobei die Nebenwirkungen – insbesondere Minderung der Hirnleistung – zu beachten sind. Oft helfen auch pflanzliche Mittel (z. B. Salbei) oder das Kauen von Kaugummi. Nach Injektion von Botulinumtoxin in die Speicheldrüsen ist die Speichelproduktion für einige Monate vermindert.

Gehören Schluckstörungen zur Erkrankung?

Der Schluckvorgang ist ein komplexer Mechanismus, der die Nahrung in die Speiseröhre transportiert, ohne Nahrungsteile in die Luftröhre gelangen zu lassen. Der Schluckvorgang kann willkürlich eingeleitet werden, läuft dann aber automatisch ab.

Schluckstörungen können auch schon im frühen Krankheitsverlauf auftreten. Oft sind sie Betroffenen gar nicht bewusst. Schluckstörungen sind in Phasen schlechter Beweglichkeit (Off-Phase) stärker ausgeprägt. Nicht nur der Speichel, sondern auch die Nahrung und die Medikamente werden unvollständig und verlangsamt mit der Zunge in den Rachen geschoben, geschluckt und in der Speiseröhre nur langsam weiterbefördert. Folgen sind z. B. Mangelernährung und Wirkungsminderung der Parkinsonmedikamente. Wenn zusätzlich der Hustenreflex abgeschwächt ist, können Nahrungsreste in die Luftröhre und von dort in die Lunge gelangen (Aspirationsgefahr!). Eine sogenannte »stille Aspiration« ist bei Parkinson-Patienten nicht selten die Ursache für eine Lungenentzündung. Mit der endoskopischen Schluckuntersuchung (Videofluoroskopie), radiologisch und manometrisch, kann der Schluckakt für verschiedene Konsistenzen der Nahrung überprüft werden.

Was kann ich bei Schluckstörungen tun?

Die Behandlung von Schluckstörungen gestaltet sich oft schwierig. Um Mundschleimhautentzündungen (z. B. Soor) vorzubeugen, sollten Sie Ihre Zahn- und Prothesenpflege durch Mundspülungen (z. B. Kamille, Salbei) ergänzen.

So können Sie sich das Schlucken erleichtern

Versuchen Sie, den Kopf beim Schlucken gerade zu halten, und schließen Sie nach dem Schlucken fest die Lippen. Nehmen Sie erst die nächste Portion, wenn Sie die vorherige vollständig langsam gekaut und hinuntergeschluckt haben. Trennen Sie vielleicht Essen und Trinken. Essen Sie möglichst in der Phase guter Beweglichkeit (On-Phase). Im Anschluss an die Mahlzeit sollten Sie noch etwa eine halbe Stunde in aufrechter Position verbringen, um den Nahrungstransport zu unterstützen. Das Lutschen eines sauren Bonbons und das Kauen von Kaugummi fördern zwar den Speichelfluss, aber auch das vermehrte Schlucken. Pflanzliche Ballaststoffe und angedickte Getränke lassen sich oft besser schlucken (benutzen Sie keine Stärke, die sich bereits im Mund verflüssigt!). Stellen Sie sich bitte frühzeitig in der Logopädie vor und nutzen Sie die apparative Schluckfunktionsdiagnostik.

Zunächst muss geprüft werden, ob eine Optimierung der dopaminergen Therapie die Schluckfunktion verbessert. Die meisten Tabletten dürfen im Mörser zerkleinert oder in Wasser aufgelöst werden. Mit dem Rotigotin-Pflaster können Sie die orale Gabe von Dopaminergika umgehen. Bei Schluckstörungen sollten Sie sich früh um eine logopädische Schluckdiagnostik und -therapie bemühen. Hilfsmittel wie der Ausatemtrainer (EMST 150) oder die videoassistierte Schlucktherapie (VAST) können hilfreich sein. Versuchen Sie nicht, feste Speisen mit viel Flüssigkeit hinunterzuspülen, das erhöht Ihr Schluckproblem. Hilfreich kann sein, wenn Sie feste Nahrung in dickere Soßen oder Dips eintunken. Wenn die medikamentösen und logopädischen Maßnahmen nicht erfolgreich sind, lässt sich bei anhaltenden schweren Schluckstörungen und Gewichtsabnahme eine Sondenernährung (PEG-Sonde) nicht umgehen.

Wie sind Magen-Darm-Beschwerden einzuordnen?

Krankheitsbedingte Störungen der Magen-Darm-Funktion müssen von Störungen abgegrenzt werden, die als Nebenwirkungen von Parkinson-Medikamenten auftreten.

Gestörte Magenentleerung

Schon in früheren Krankheitsstadien kann es zu einer verminderten Magenbeweglichkeit und verzögerten Magenentleerung kommen. Wenn sich die Nahrung im Magen abnorm ansammelt, entsteht ein Völle- und vorzeitiges Sättigungsgefühl. Die verzögerte Magenentleerung kann zu Übelkeit und Brechreiz sowie Aufstoßen und Sodbrennen führen. Parkinson-Medikamente werden erst im Dünndarm in den Blutkreislauf abgegeben, um schließlich das Gehirn zu erreichen. Der verzögerte Transport führt zur Wirkungsminderung und ist ein wesentlicher Verursacher für Off-Phasen. Sie sollten Ihr L-Dopa möglichst nüchtern bei leerem Magen mit viel Flüssigkeit (Wasser, keine Milch oder andere eiweißhaltige Nahrung!) eine halbe Stunde vor der nächsten Mahlzeit einnehmen. Bei vermuteter verzögerter Magenentleerung sollten Sie probieren, ob in Wasser aufgelöstes L-Dopa besser wirkt.

Verstopfung

Sehr häufig klagen Parkinson-Patienten über Darmträgheit bzw. Verstopfung (Obstipation), die sich mit zunehmendem Alter und der Schwere der Erkrankung verschlechtern kann. Verstopfung kann schon lange vor den motorischen Symptomen als frühes nicht-motorisches Zeichen auftreten. Sie entsteht infolge verlängerten Verweilens des Stuhls im Dickdarm mit seltener, verminderter und erschwerter Entleerung des oft verhärteten Stuhls. In seltenen Fällen kann es zur maximalen Erweiterung des Dickdarms und sogar zum Durchbruch kommen.

Als Ursache für Verstopfung beim Parkinson-Syndrom ist zunächst einmal der Krankheitsprozess selbst zu nennen. Darmbewegungen werden durch Nervenzellen geregelt, die neben den Blutgefäßen in der Darmwand verlaufen. Wir haben gehört, dass schon in einem frühen Stadium der Krankheitsentwicklung degenerierte Neurone mit Lewy-Körpern in der Darmwand nachgewiesen werden.

Für den Transport durch den Enddarm ist ein koordiniertes Zusammenspiel von Öffnung des Darmausgangs und Anspannung der Muskeln des Enddarms, des Beckenbodens, der Bauchwand und des Zwerchfells notwendig.

Weitere ursächliche Faktoren sind die Therapie mit Dopaminergika (L-Dopa, Dopaminagonisten), Anticholinergika und Amantadin. Aber auch trizyklische Antidepressiva und andere Medikamente können mitbestimmende Faktoren sein. Verminderte körperliche Aktivität, verminderte Anspannung der Zwerchfell- und Bauchmuskulatur, unzureichende Flüssigkeitsaufnahme und falsche Ernährung (zu wenig Ballaststoffe) sind weitere Ursachen für Verstopfung.

Ursachen für Magen-Darm-Störungen bei Parkinson-Patienten:

- Degeneration der Darmnerven
- Anticholinergika, Dopaminergika
- verminderte Anspannung der Zwerchfell- und Bauchmuskulatur
- unzureichende Flüssigkeitsaufnahme
- falsche Ernährung (verminderte Zufuhr von Ballaststoffen)
- verminderte körperliche Aktivität

- Wenn die Obstipation neu auftritt, muss sorgfältig nach anderen Ursachen gefahndet werden.

Welche Maßnahmen helfen gegen Verstopfung?
Wichtig zu wissen ist, dass man nicht täglich Stuhlgang haben muss. Der Transport der Nahrungsreste durch den Dickdarm dauert bei Gesunden bis zu drei Tage. Diese Kolontransitzeit kann man mit kleinen röntgendichten Kapseln nachweisen.[11] Nach den internationalen ROME-IV-Kriterien (2016) liegt eine funktionelle Obstipation bei Reduktion der Stuhlfrequenz auf weniger als drei pro Woche während der letzten sechs Monate vor. Es muss ein weiterer Punkt der folgenden Kriterien vorliegen: starkes Pressen, harter Stuhl, inkomplette Entleerung, Gefühl einer Blockierung und digitale Ausräumung bei > 25 % der Stuhlgänge.

Zwei ursächliche Faktoren für eine Darmträgheit können Sie selbst günstig beeinflussen: mangelnde körperliche Bewegung und unzureichende Flüssigkeitsaufnahme. Wichtig ist eine ballastreiche Kost mit viel Gemüse, frischem Obst und Dörrobst. Leinsamen und Weizenkleie lassen sich unter Joghurt oder Quark verrühren. Weitere Ballaststoffe und Quellmittel sind Flohsamen, Methylzellulose oder Karaya. Weißbrot, Reis, Bananen, fleischreiche Kost und Süßigkeiten fördern dagegen die Verstopfung. Probiotika mit Stämmen verschiedener Lactobazillen oder Bifidobakterien können zu einer verbesserten Stuhlkonsistenz und Stuhlfrequenz mit weniger Entleerungsschmerz oder Reststuhlgefühl führen.[12] Kaugummikauen kann die Darmtätigkeit fördern. Wenn wegen Schluckstörungen kleine Mahlzeiten bevorzugt werden, ist die mechanisch ausgelöste reflektorische Darmentleerung vermindert. Paraffine und Glyzerin zählen zu den sogenannten Stuhlweichmachern bzw. Gleitmitteln, die mit reichlich Flüssigkeit einzunehmen sind, um eine mechanische Verstopfung zu verhindern. Lactulose wirkt relativ rasch. In hartnäckigen Fällen lassen sich (Micro-) Klistiere, Darmrohr-Einläufe oder die digitale Ausräumung (bei der harter Stuhl aus dem Enddarm manuell entfernt wird) nicht umgehen. Zu beachten ist, dass bei einer Beckenbodenfehlfunktion stimulierende Abführmittel zu schmerzhaften Verkrampfungen führen können.

Domperidon zur Beschleunigung der Darmbeweglichkeit war bei Parkinson-Patienten nur wenig wirksam und ist wegen möglicher QT-Verlängerung im EKG nicht mehr zur Dauertherapie zugelassen.

Macrogol (als Pulver, auch in flüssiger Form) hat sich als wirksames Mittel zur Behandlung der Verstopfung bei Parkinson-Kranken bewährt. Die großen Moleküle von Macrogol werden nicht aus dem Darm ins Blut aufgenommen. Durch Anlagerung von Wassermolekülen im Stuhl wird dieser voluminöser und weicher –

daher muss ausreichend getrunken werden! Durch Dehnung der Darmwand wird der reflektorische Darmbewegungs- und Entleerungsprozess eingeleitet. Bei diesem relativ natürlichen Vorgang findet kein Verstoffwechseln von Macrogol statt und unangenehme Blähungen sind nicht zu erwarten. Macrogol ist daher von Abführmitteln abzugrenzen, die neben Krämpfen auch zu einem Flüssigkeits- und Elektrolytverlust über den Darm führen können. Diese Abführmittel sind für den andauernden Gebrauch nicht geeignet. Bei schwerer Obstipation kann Prucaloprid hilfreich sein. Unwillkürliche, dystone Kontraktionen des analen Schließmuskels werden in Einzelfällen mit Botulinumtoxin-Injektionen behandelt. Physikalische Therapie oder sanfte Massagen der Bauchdecke können unterstützend wirken.

Wie zeigen sich Blasenentleerungsstörungen?

Fast die Hälfte aller Parkinson-Kranken klagt mit zunehmendem Alter und zunehmender Dauer der Erkrankung über Blasenentleerungsstörungen (Miktionsstörungen). Zu beachten ist jedoch, dass Blasenentleerungsstörungen häufiges Symptom bei älteren Menschen sind. Bei Männern spielt die Vergrößerung der Prostata (Prostatahypertrophie) und bei Frauen eine Beckenbodenschwäche oder eine Gebärmutter- bzw. Blasensenkung eine wichtige Rolle.

Für die normale Blasenentleerung ist ein kompliziertes Zusammenspiel zwischen dem Hohlmuskel der Blase und dem Blasenschließmuskel nötig. Unsere Blase fasst etwa 500 ml Urin. Täglich produzieren wir bei einer Trinkmenge von 1½–2 Liter etwa 1½ Liter Urin, die in drei bis fünf Toilettengängen entleert werden. Wenn im Alter die Muskelkraft der Blase und ihre Speicherfähigkeit sinken, müssen wir häufiger und auch nachts zur Toilette.

Allgemein werden drei Formen von Blasenentleerungsstörungen unterschieden:

1. Urin kann nicht eingehalten werden (hyperaktive Blase): häufiger Harndrang bei geringer Harnmenge, unwillkürlicher Urinabgang (Dranginkontinenz). Vollständige Entleerung der Blase möglich (kein Restharn!), kein Infektionsrisiko.
2. Urin kann nicht entleert werden (hypoaktive Blase): kaum Harndrang, große Restharnmenge (Überlaufblase), Infektionsgefahr.
3. Entleerungsstörung und Inkontinenz (Detrusor-Sphinkter-Dyssynergie): Zusammenspiel der Blasenmuskulatur (Detrusor, Sphinkter) ist gestört, Harndrang, Inkontinenz, verzögerte und nicht vollständige Entleerung (6–30% der Fälle).

Bei Parkinson-Patienten sind altersbedingte Blasenfunktionsstörungen besonders durch Harndrang, vermehrtes nächtliches Wasserlassen (Nykturie) und häufiges Wasserlassen in kleinen Portionen (Pollakisurie) häufig. Unwillkürlicher Urinabhang (Inkontinenz) verstärkt die durch Immobilität bedingte soziale Isolierung bei Parkinson-Patienten weiter.

Unwillkürlicher Urinabgang (Inkontinenz)

Parkinson-Patienten beklagen häufig eine Dranginkontinenz. Sie müssen – besonders nachts – mehrmals die Toilette aufsuchen, ohne dann eine ausreichende Urinausscheidung zu erreichen (Pollakisurie). Durch den Ausfall hemmender Nervensignale auf den Blasenmuskel (Detrusor) kommt es zu einer Überaktivität und Verkrampfung dieses Muskels (Detrusorhyperaktivität). Die Blasenentleerung wird zusätzlich durch die mangelnde Entspannung der Beckenbodenmuskulatur erschwert. Schon kleine Füllmengen führen zum unwillkürlichen Urinabgang. Seltener ist die krankheitsbedingte Aktivitätsminderung der Blasenmuskulatur (Detrusorhypoaktivität) mit der Folge einer sogenannten Überlaufblase und Restharnbildung. Weitere Klagen sind Abschwächung des Harnstrahls und erschwerter Beginn des Wasserlassens.

Was hilft bei Blasenentleerungsstörungen?

Bevor eine medikamentöse Behandlung eingeleitet wird, muss eine urologische und evtl. gynäkologische Untersuchung erfolgen, um eine von der Parkinson-Krankheit unabhängige Ursache nicht zu übersehen. Beachten Sie, dass L-Dopa und Anticholinergika, möglicherweise auch Dopaminagonisten und auch Antidepressiva, Blasenstörungen verstärken können.

Nicht medikamentöse Maßnahmen

Wichtig ist, dass Sie Ihren Arzt über Ihre Blasenprobleme informieren. Trinken Sie am späten Nachmittag und abends weniger, um die nächtlichen Toilettengänge zu vermeiden. Am Tag sollten Sie abhängig von Vorerkrankungen und Außentemperaturen 1,5–2,5 Liter Flüssigkeit aufnehmen. Es gibt auch Nahrungsstoffe, die die Harnentleerung regulieren (Sie kennen vielleicht die Kürbis-TV-Werbung: Wenn Kürbiskerne wirklich wirksam sind, sollten Sie diese nicht abends nehmen! Gleiches gilt z. B. auch für Kohl, Gurken, Orangen). Für die diagnostische Einordnung der Blasenstörung ist es hilfreich, wenn Sie ein sogenanntes Miktionstagebuch führen. Versuchen Sie, über einige Tage Ihre Miktionsfrequenz, die Urinmenge und die zugeführte Flüssigkeitsmenge zu bestimmen (Ihren Urin können Sie in einem Messbecher auffangen).

Nachts können Sie eine Urinflasche bereithalten. Ihre Kleidung sollten Sie so einrichten, dass Sie die Miktion rasch durchführen können (z. B. Reißverschlüsse). Ein Toilettentraining mit regelmäßigen Toilettengängen fördert die Blasenfunktion. Für den Tag gibt es Inkontinenzeinlagen, nachts werden oft stärker urinaufnehmende Windeln benötigt. Übrigens hat es sich bewährt, aufgrund der sozialen Akzeptanz eher der Begriff »Schutzhose« (Pants) zu verwenden. Diese sind in unterschiedlichen Größen und für unterschiedliche Bedürfnisse erhältlich. Über Kondom-Urinale für Männer kann der Urin in einem kleinen, von außen nicht erkennbarem Beutel aufgefangen werden. Für Frauen gibt es ein System, das im Liegen und Sitzen benutzt werden kann. Für unterwegs gibt es faltbare Urinflaschen für Männer und Frauen. Im Sanitätsfachgeschäft wird man Ihnen die Handhabung zeigen.

Medikamentöse und medizinische Maßnahmen

Harndrang und nächtliches Wasserlassen werden mit anticholinerg wirkenden Medikamenten behandelt. Die Anticholinergika sollten möglichst wenige periphere (z. B. Mundtrockenheit, Verstopfung) und zentrale (kognitive oder psychotische) Nebenwirkungen haben. Botulinumtoxin-Injektionen in den hyperaktiven Blasenmuskel können wirksam sein.

Wenn nach gründlicher Untersuchung eine Blasenentleerungsstörung über längere Zeit zu erwarten ist, ist die Indikation für das Anlegen eines suprapubischen Katheters gegeben. Im Rahmen eines kleinen Eingriffs wird durch den Urologen unter sterilen Bedingungen ein kleiner Schlauch durch die Bauchdecke oberhalb des Schambeins (suprapubisch) in die Blase geführt. Es gibt Urinbeutel mit abgedichteten Systemen, die unsichtbar unter der Kleidung getragen werden können!

Dauerkatheter

Die Versorgung mit einem Dauerkatheter über die Harnröhre kann nicht mehr empfohlen werden, da oft irreparable Schäden der Harnröhre oder Blase verursacht werden, sich das Infektionsrisiko erhöht und der Dauerkatheter zudem eine erhebliche psychische Belastung darstellt. Hinzu kommt, dass sich die Entwöhnung vom Dauerkatheter bei wiedererlangter Blasenfunktion oft schwierig gestaltet. Viele Patienten vermeiden eine ausreichende Flüssigkeitsaufnahme aus Angst vor einer Inkontinenz. Sowohl die Beweglichkeit des Parkinson-Patienten als auch Kognition und Verstopfungen können sich bei Flüssigkeitsmangel verschlechtern. Achten Sie daher unbedingt darauf, dass Sie am Tage ausreichend trinken. Einige unserer Patienten halten in verschiedenen Zimmern Wasserflaschen bereit oder stellen den Wecker, um sich immer wieder zu erinnern.

Schmerz-, Gefühls-, Sexual-, Schlafstörungen

Schmerzen und Gefühlsstörungen sowie Sexual- und Schlafstörungen zählen zu den häufigen nichtmotorischen Beeinträchtigungen bei Parkinson-Patienten.

Mehr als die Hälfte aller Parkinson-Patienten klagt über Schmerzen oder Missempfindungen, die auch schon im Frühstadium der Erkrankung auftreten können.

Schmerz beim Parkinson-Syndrom

In der Vergangenheit sind Schmerzen bei Parkinson-Patienten von Ärzten eher nicht der Grunderkrankung zugeordnet worden. Sie fanden eine geringere Beachtung. Sie wurden meist auf degenerative orthopädische Alterserscheinungen zurückgeführt und als schicksalhaft gegeben angesehen. Normalerweise ist der akute Schmerz ein sinnvolles Warnsignal, das mit »tatsächlicher oder drohender Gewebeschädigung einhergeht oder von betroffenen Personen so beschrieben wird, als wäre eine solche Gewebeschädigung die Ursache« (WHO). Passend dazu hat eine Parkinson-Patientin Folgendes berichtet: Beim Abschälen von Tomaten mit einem sehr scharfen Messer verspürte sie plötzlich einen heftigen Schmerz am Finger, als sie eine vermeintlich blutige Verletzungsstelle sah. Diese war allerdings durch ein sichelförmiges Stückchen der Tomatenschale vorgetäuscht; das Gehirn hatte dies als Gewebeschädigung wahrgenommen und Schmerzen signalisiert.

Ein chronischer Schmerz hat keinen physiologisch-sinnvollen Nutzen, wenn er den Charakter eines Warn- und Leitsignals verloren und sich als ein eigenständiges Krankheitsbild, als »chronisches Schmerzsyndrom« verselbstständigt.

Ein chronischer Schmerz liegt vor bei einer Schmerzdauer von drei bis sechs Monaten an wenigstens 50 % der Tage. Die Entwicklung chronischer Schmerzen ist ein komplexer Prozess, der sich im Bereich des Gehirns, des Rückenmarkes und der peripheren Nerven abspielt. Das Schmerzgedächtnis entwickelt sich, wenn Schmerzen länger bestehen und nicht behandelt werden. Das Schmerzgedächtnis erschwert den therapeutischen Zugang.

Welche Arten von Schmerzen treten bei Parkinson auf?

Rücken-, Glieder- und Nackenschmerzen werden im Frühstadium, wenn die Diagnose »Parkinson-Krankheit« noch nicht gestellt werden kann, nicht selten vom Patienten (und auch vom Arzt) als eine rheumatische oder eine orthopädische Erkrankung fehlgedeutet. Nicht wenige Patienten werden über längere Zeit unter der Diagnose »Schulter-Arm-Syndrom«, »Wirbelsäulen-Syndrom«, »HWS-Syndrom« oder »Bandscheiben-Syndrom« behandelt. Wir wissen heute, dass der Rigor als permanente Muskelanspannung z. B. im Nacken-Schulter-Bereich für Schmerzen in diesem Bereich verantwortlich sein kann und sich unter der dopaminergen Therapie bessert.

Schmerzen bei der Parkinson-Krankheit:

- muskuloskelettale Schmerzen (beteiligt sind Gelenke, Bänder, Muskeln)
- neuropathischer Schmerz (beteiligt sind neuronale Strukturen)
- zentral-neuropathische Schmerzen (beteiligt sind zentrale Regelkreise)
- dystonieassoziierte Schmerzen (schmerzhafte Muskelverkrampfungen)

Über die Ursache(n) von Schmerzen bei Parkinson-Patienten weiß man bis heute nur wenig. Dopamin hat einen modulierenden Effekt auf die Schmerzwahrnehmung, d. h., Parkinson-Patienten nehmen Schmerzen anders (stärker) wahr als Nicht-Parkinson-Patienten. Experimente haben gezeigt, dass die Schmerzschwelle bei Parkinson-Patienten erniedrigt ist.

Sie können Ihrem Arzt bei der Ursachenforschung und Therapieeinleitung helfen, indem Sie zunächst dokumentieren, ob Ihre Schmerzen mit dem Wirkspiegel Ihrer dopaminergen Medikation korrelieren bzw. ob Ihre Schmerzen eher bei guter oder bei schlechter Beweglichkeit auftreten (Schmerztagebuch).

Besonders quälend sind für manche Parkinson-Patienten in den Spätstadien der Erkrankung krampfartige Schmerzen in Waden, Füßen und Zehen, vor allem während der frühen Morgenstunden, wenn die Medikamentenwirkung abgeklungen ist. Man bezeichnet die Verkrampfungen deshalb auch als »Off-Phasen-Dystonie« oder »Frühmorgens-Dystonie«. Die schmerzhafte Verkrampfung des Fußes mit Streckstellung der Großzehe und Einwärtswendung des Fußes wird »Fußdystonie» genannt. Schmerzen können auch zum Zeitpunkt der maximalen Medikamentenwirkung zusammen mit schmerzhafter Dystonie auftreten (Peak-Dose-Dystonie). Natürlich können Schmerzen und Missempfindungen auch viele andere Ursachen haben, die nicht direkt mit der Parkinson-Erkrankung zusammenhängen.

Maßnahmen bei Parkinson-assoziierten Schmerzen

Wenn die Schmerzen eine Dosisabhängigkeit ihrer Dopaminergika zeigen, ist eine gute Therapiechance gegeben. Bei Beschwerden frühmorgens als schmerzhafte Verkrampfung (Dystonie) ist die zusätzliche abendliche Einnahme von L-Dopa-Retard oder Dopaminagonisten mit langer Wirkzeit hilfreich. Vorsicht ist bei Risikopatienten mit Neigung zu nächtlichen psychotischen Episoden geboten. Am Tage auftretende Off-Schmerzen lassen sich durch Verkürzung der Dosisintervalle mit einer insgesamt höheren Tagesdosis bzw. Kombination mit COMT-Hemmern behandeln. Bei Peak-Dose-Schmerzen muss die L-Dopa-Gesamtdosis gesenkt und eine Fraktionierung mit Verringerung der Einzeldosen vorgenommen werden. Auch in diesen Fällen haben zusätzlich COMT-Hemmer und Dopaminagonisten oft einen günstigen Einfluss. Die analgetisch wirksame Komponente der Antidepressiva Amitriptylin und Duloxitin kann auch bei nicht depressiven Schmerzpatienten genutzt werden. Befristet eingesetzte nichtsteroidale Antirheumatika können wirksam sein.

Bei chronischen muskuloskeletalen und nächtlichen Schmerzen ergab sich unter retardiertem Oxycodon/Naloxon lediglich ein positiver Trend.[13] Safinamid kann wirksam sein.[14] Die Wirksamkeit von medizinischem Cannabis wird bei Parkinson-assoziierten Schmerzen zunehmend positiver beurteilt.

Wie äußern sich Gefühlsstörungen bei Parkinson-Patienten?

Gefühlsstörungen (Sensibilitätsstörungen) empfinden Parkinson-Patienten oft als unangenehmes Brennen (z. B. im Mundbereich), als Ameisenlaufen (Parästhesien), als Taubheits- oder Kältegefühl (»kalte Hände > kalte Füße«). Das Gesicht ist fast nie betroffen. Da sensible Störungen mit motorischen Fluktuationen korrelieren können, werden – wie bei den Schmerzen – auch zentrale Regulationsstörungen vermutet.

Natürlich gibt es außer der Parkinson-Krankheit viele andere Ursachen für Gefühlsstörungen, wobei eine Schädigung peripherer Nerven im Vordergrund steht (Polyneuropathie). Bei Sensibilitätsstörungen und Bewegungsdrang ist an ein Restless-Legs-Syndrom (RLS, Syndrom der unruhigen Beine) zu denken, das gut auf L-Dopa und Dopaminagonisten anspricht.

Wie zeigen sich Sexualfunktionsstörungen bei Parkinson?

Nach einer 1999 durchgeführten Untersuchung mit über 2000 DPV-Mitgliedern gaben 50% der männlichen und 30% der weiblichen Parkinson-Patienten sexuelle Appetenz-, Erregungs- oder Orgasmusstörungen seit der Diagnosestellung an. Etwa die Hälfte aller männlichen Parkinson-Patienten klagt über Erektions- und Ejakulationsstörungen. Besonders betroffen sind die unter 50-Jährigen. Bei etwa 20% kommt es im Verlauf zu einer kompletten sexuellen Inaktivität. In einer aktuellen Studie mit 861 Parkinson-Patienten klagten 60% der Frauen über Orgasmusstörungen und 75% der Männer über eine Erektionsstörung. Psychische und psychosoziale Faktoren (Religion, Erziehung, frühere sexuelle Erfahrungen) wie auch das Selbstbewusstsein und die Selbstwahrnehmung des Betroffenen und des Partners spielen bei Sexualfunktionsstörungen eine Rolle. Die durch Hypomimie reduzierte emotionale Ausdruckfähigkeit kann beim Sex fälschlicherweise verminderte Lust signalisieren. Weiter können Speichelfluss und Verlangsamung als geminderte sexuelle Attraktivität empfunden werden. Rigor und Feinmotorikstörungen, aber auch Bewegungsschmerzen beeinträchtigen den zärtlichen Umgang miteinander. Sexuelle Lust und Erregung sind durch mangelnde einfühlsame Berührung erschwert auslösbar. In Zahlen ausgedrückt, muss bei den Ursachen zwischen rein organischen (50–80%), rein psychischen (15–30%) und komplexen organisch-psychischen (etwa 20%) Faktoren differenziert werden.

Sexualität ist durch ein kompliziertes Zusammenspiel unterschiedlicher biologischer, psychischer und sozialer Faktoren geprägt. Vorrausetzung für eine normale Sexualfunktion sind intakte motorische, sensorische und vegetative Zentren und deren Verschaltungen in Gehirn und Rückenmark. Gleichermaßen ist die Blutversorgung von und zu den Geschlechtsorganen und das hormonelle System beteiligt. Während der Erregungsphase füllt sich das Genitale mit Blut, schwillt an und führt beim Mann zur Erektion, bei der Frau zusätzlich zur vaginalen Schleimabsonderung (Lubrikation).

Erektionsstörungen (erektile Dysfunktion)

Erektile Dysfunktion bedeutet, dass für befriedigende sexuelle Aktivitäten keine ausreichende Erektion erlangt oder aufrechterhalten werden kann. Spontane nächtliche oder morgendliche Erektionen fehlen bei Parkinson-Patienten oft. Die Erektion bleibt bei sexuellen Reizen aus oder ist nur unvollständig oder nur von kurzer Dauer.

Sie sollten beachten, dass Erektionsstörungen im höheren Lebensalter auch ohne Parkinson-Krankheit häufig sind. Eine früh im Krankheitsverlauf auftretende Impotenz sollte den Verdacht auf eine Multisystematrophie (MSA) lenken. Dopaminagonisten können zu einem gesteigerten Sexualverlangen (Libido) führen, ggf. auch zur Hypersexualität. Wenn die Libidosteigerung auf Erektionsstörungen trifft, ist der Frust natürlich groß.

Neben Parkinsonmedikamenten können Antidepressiva und Betablocker die Ursache einer erektilen Dysfunktion sein. Dauerstress, Beziehungsprobleme (unabhängig vom Sexualleben) und Versagensängste (verstärkt durch Sexualmythen, wie »Man[n] kann immer«), aber auch eine Depression können weitere Faktoren sein.

Wenn die genannten Störungen nur gelegentlich bei extremer Müdigkeit, Stress oder Alkoholeinfluss auftreten, besteht noch kein Grund zur Sorge. Erst wenn die Erektionsstörung wiederholt über einen Zeitraum von drei Monaten auftritt, liegt eine erektile Dysfunktion vor.

Körperliche Ursachen für eine Erektionsstörung:

- Blutgefäßschäden (Arteriosklerose)
- Zuckerkrankheit (Diabetes)
- hormonelle Störungen (z. B. Testosteron, Prolaktin, Schilddrüsenfunktion)
- Zustand nach Operationen (Dickdarm-, Blasen-, Prostata-OP)
- Nebenwirkungen von Medikamenten (z. B. Blutdruckmedikamente, Entwässerungstabletten, Psychopharmaka, Hormone, lipidsenkende Medikamente)

Achtung! Rauchen, starkes Übergewicht, Bewegungsmangel und übermäßiger Alkoholkonsum sind Risikofaktoren für die Entwicklung einer Erektionsstörung.

Sexualfunktionsstörungen bei weiblichen Parkinson-Patienten

Über Sexualfunktionsstörungen bei weiblichen Parkinson-Patienten ist bisher wenig bekannt. Im Vordergrund der Klagen stehen verändertes Sexualleben (80 %), reduzierte Libido (70 %) und verminderte sexuelle Aktivität (43 %). Bei Frauen wird zusätzlich eine trockene Scheidenschleimhaut (mangelnde Lubrikation) als Ursache von Sexualfunktionsstörungen angegeben. In einer anderen Studie gaben weibliche Parkinson-Patienten folgende Sexualfunktionsstörungen an: verringerte Erregbarkeit (88 %), Orgasmusprobleme (75 %), mangelnde sexuelle Lust (47 %) und sexuelle Unzufriedenheit (38 %).

Mit wem kann ich über Sexualfunktionsstörungen sprechen?

Partnerschaftliche Probleme und Störungen des Sexuallebens beeinflussen beide auf körperlicher und psychischer Ebene.

Sprechen Sie Ihren Neurologen auf diese Thematik an, das ist die Voraussetzung für weitere Maßnahmen. Wir wissen, dass es Überwindung kostet, mit dem Arzt (aber auch mit dem Partner) über Probleme »im Bett« zu sprechen. Die Thematik ist aber so häufig und inzwischen »so normal«, dass Sie keine Scheu haben sollten, diese Dinge anzusprechen. Ihr Arzt wird Sie und ihren Partner auch darüber aufklären, was noch »normal« in der Sexualität ist, was durch die Erkrankung hinzukommt und wie therapeutische Schritte aussehen könnten.

Welche Möglichkeiten der Therapie gibt es bei sexuellen Störungen?

Der erste therapeutische Schritt ist das Gespräch über die Sexualfunktionsstörung mit dem Arzt und der Partner untereinander. Ein geringer Sexualtrieb ist besonders bei älteren Menschen keine Krankheit! Überprüfen Sie (beide, Patient und Partner), ob Ihre Sexualfunktionsstörung eine Beeinträchtigung Ihrer Lebensqualität bedeutet. Zu fahnden ist nach Medikamenten, die Erektionsstörungen verursachen können, wie z. B. Anticholinergika, Antidepressiva oder Betablocker.

Ein großer Fortschritt wurde mit der Einführung des Phosphodiesterase-Hemmers Sildenafil, bekannt als »blaue Pille«, eingeleitet. Danach wurden Tadalafil und Vardenafil in unterschiedlichen Dosierungen zugelassen. Diese Wirkstoffe werden wie folgt eingesetzt:

- Sildenafil: 60 Minuten vor dem Geschlechtsverkehr
- Vardenafil: 30 Minuten bis 1 Stunde vor dem Geschlechtsverkehr
- Tadalafil: 30 Minuten bis 12 Stunden vor dem Geschlechtsverkehr
- In Einzelfällen kann die intrakavernosale Injektion (direkt in den Penis) von Papaverin oder eine medizinische Vakuumpumpe hilfreich sein.

Die genannten Medikamente gehören zu der Gruppe der Phosphodiesterase-Hemmer Typ 5 (PDE-5) und wirken sich auf eine Gefäßerweiterung mit verbesserter Erektionsfähigkeit aus. Zugelassen sind sie zur Behandlung der erektilen Dysfunktion. Diese Medikamente fördern nicht die sexuelle Erregbarkeit oder Stimulation, fördern also nicht die Lust.

Sprechen Sie vor Gebrauch dieser Medikamente unbedingt mit Ihrem Arzt, da bei Herz-Kreislauf-Erkrankungen gefährliche Nebenwirkungen auftreten können! Warnen müssen wir auch vor Käufen dieser oder ähnlicher (Wirk-)Substanzen über das Internet, da die Wirkstoffkonzentrationen oft unsicher oder völlig wirkungslos sind.

In den USA hat die Arzneimittelbehörde Flibanserin für Frauen vor der Menopause zur Luststeigerung (Libido) zugelassen (nochmals der Hinweis: PDE-5 und Co steigern nicht die sexuelle Lust!). Flibanserin zeigt eine nur geringe Wirksamkeit und potenziell ernste Nebenwirkungen (Schwindel, Müdigkeit, Übelkeit). PDE-5 ist bei weiblicher sexueller Funktionsstörung untersucht und hat sich als nicht wirksam herausgestellt.

Neben einer Sexualberatung und Psychotherapie können hormonelle Behandlungsmöglichkeiten und physiotherapeutische Maßnahmen (z. B. spezielle Beckenbodenmassagen) hilfreich sein. Befriedigende Sexualpraktiken können auch durch eine liebevolle, aufmerksame gegenseitige Zuwendung und zärtliche Berührungen erreicht werden. Nochmals der Hinweis: Dopaminagonisten haben nicht selten sexuell stimulierende Nebenwirkungen, die sich bis zur Hypersexualität steigern können.

Warum leiden viele Parkinson-Betroffene unter Schlafstörungen?

Die Nacht ist bei den meisten Patienten die Phase eines »längeren Medikamententenentzugs«, sodass sich im Verlauf der Erkrankung eine Wirkungsminderung der Dopaminergika oft zuerst nachts einstellt. Der Gesunde dreht sich nachts häufiger (ohne zu erwachen), um eine muskuläre Entspannung zu erreichen. Bei nächtlicher Hypokinese ist diese Entspannung nicht möglich und der Betroffene erwacht. Zu einer verminderten Beweglichkeit in den frühen Morgenstunden können sich schmerzhafte Muskelverkrampfungen (»frühmorgendliche Dystonie«) gesellen, die ebenfalls zum vorzeitigen Erwachen führen.

Nächtliche Atempausen (Schlaf-Apnoe-Syndrom) und periodische Beinbewegungen im Schlaf sind bei Parkinson-Patienten häufiger als in der altersgleichen Normalbevölkerung zu finden und können ebenfalls zu Schlafstörungen führen. Auf die REM-Schlaf-Verhaltensstörungen mit heftigen nächtlichen Bewegungen werden wir gesondert bei der Frage »Was sind REM-Schlaf-Verhaltensstörungen?« (Seite 116) eingehen.

Bei den nächtlichen »End-of-Dose«-Akinesien helfen retardiertes L-Dopa (100–200 mg zur Nacht) bzw. lang wirksame Dopaminagonisten als Abenddosierung bzw. die Umstellung auf ein Medikamenten-Pflaster. Dopaminagonisten können bei niedriger Dosierung schlaffördernd sein.

Bei Einschlafstörungen dürfen Sie befristet eine pflanzliche schlafanstoßende Substanz wie Baldrian versuchen. Alternativ und insbesondere wenn eine mögliche Depression als Kofaktor wahrscheinlich ist, werden sedierende trizyklische Antidepressiva bevorzugt, wobei allerdings Vorsicht bei kognitiven Einschränkungen geboten ist. Für einen befristeten Zeitraum kann die Einnahme von Zopiclon (3,75–7,5 mg), Melatonin (2–6 mg) oder Mirtazapin (7,5–15 mg) indiziert sein. Die kognitive Verhaltenstherapie ist eine etablierte Behandlungsmethode bei Schlafstörungen.

Ursachen der Schlafstörungen beim Parkinson-Syndrom:

- krankheitsspezifisch: verminderte Beweglichkeit, Atemstörungen,

Harndrang, REM-Schlaf-Verhaltensstörungen, periodische Beinbewegungen
- medikamentös: Dopaminergika, Amantadin

Begleitstörungen:
- psychiatrische Begleitstörungen: Depression, psychotische Episoden
- Atemstörungen
- Schilddrüsenfunktionsstörungen

Allgemeine Maßnahmen bei Schlafstörungen

Zunächst ist es wichtig, regelmäßige Schlaf- und Aufstehzeiten einzuhalten. Stimulierende Getränke wie Kaffee oder Tee sollten am Abend gemieden werden. Auf größere Mengen von Flüssigkeit sollten Sie abends verzichten, um nicht häufiger durch Harndrang geweckt zu werden. Mit Alkohol können Sie möglicherweise besser einschlafen, vermindern aber Ihre Schlafqualität, insbesondere hinsichtlich wichtiger Tiefschlafphasen.

Sie sollten Ihr Schlafzimmer nicht in ein Arbeits- oder Fernsehzimmer umwandeln. Ein »aufregendes Buch« bzw. eine spannende Fernsehsendung kann nachwirken und das Einschlafen behindern. Zur sogenannten Schlafhygiene gehören auch ein ruhiges, kühles Schlafzimmer, keine zu voluminöse Mahlzeit am Abend, körperliche Aktivität (z. B. Abendspaziergang) und gewohnte Einschlafrituale. Ein Wecker mit leuchtenden Ziffern sollte nicht beim Aufwachen sichtbar sein – er weckt sie auch, ohne dass Sie die Uhrzeit ständig sehen müssen. Ihr Mobiltelefon muss draußen bleiben!

Was sind REM-Schlaf-Verhaltensstörungen?

REM ist die Abkürzung von »Rapid Eye Movement« (schnelle Augenbewegungen). REM-Schlaf ist eine Schlafphase, in der diese schnellen Augenbewegungen ablaufen und die mit Träumen verbunden ist. REM-Phasen treten ein bis zwei Stunden nach dem Einschlafen auf und können sich, besonders in der zweiten Nachthälfte, vier- bis sechsmal wiederholen. In der Regel ist in dieser normalen Schlafphase die Muskulatur schlaff. Wenn in dieser Phase sehr lebhafte Träume mit aktionsgeladenen Inhalten in kräftige Bewegungen umgesetzt werden, spricht man von REM-Schlaf-Verhaltensstörungen (RBD, engl. »Rapid eye movement sleep Behavior Disorder«).

Die normalerweise in der REM-Traumphase schlaffe Muskulatur wird bei RBD also nicht blockiert. Die Trauminhalte werden ausgelebt mit heftigsten, »zielgerichteten« Bewegungen, z. T. auch Schlägen. Die motorischen Symptome werden oft von lautem Sprechen, Schreien und Fluchen begleitet. Es gibt RBD-Phasen mit nur geringen Bewegungen und leisem Stöhnen, aber auch Phasen mit erheblicher Gewalt gegen sich selbst und/oder den Bettnachbarn (daher die Bezeichnung »Gewaltschlaf«). Nach dem Erwachen sind die Betroffenen orientiert und erinnern sich meist an den Trauminhalt.

In 1 % der Fälle tritt RBD auch bei Gesunden auf, meist bei Männern über 50 Jahre. Ein RBD kann vor den motorischen Symptomen auftreten und zählt zu den spezifischsten frühen Risikofaktoren einer Parkinson-Krankheit und anderer neurodegenerativer Erkrankungen (60–80 %). Der Vorhersagewert ist höher als die nicht-motorischen Symptome, wie Riechstörung, Verstopfung, Schlafstörung und Depression. Im Schlaflabor können die raschen Augenbewegungen und die zugleich fehlende Muskelerschlaffung nachgewiesen werden.

Wenn RBD erst im weiteren Verlauf der Parkinson-Krankheit auftritt, muss eine symptomatische Ursache (z. B. Schlaganfall in tieferen Hirnregionen) ausgeschlossen werden.

Früher Hinweis

REM-Schlaf-Verhaltensstörungen sind ein wichtiger Risikofaktor für die Entwicklung einer Parkinson-Krankheit.

Maßnahmen: Das Mittel der Wahl ist Clonazepam in niedriger Dosierung (0,5–1 mg) oder Melatonin (2–10 mg). Um Verletzungsgefahren vorzubeugen, müssen Gefahrenquellen in der Nähe des Bettes beseitigt und z. B. eine weiche Unterlage vor das Bett gelegt werden. Ob der Partner sein Bett verschiebt oder gar das Zimmer wechselt, hängt von den bisherigen »Erfahrungen« ab.

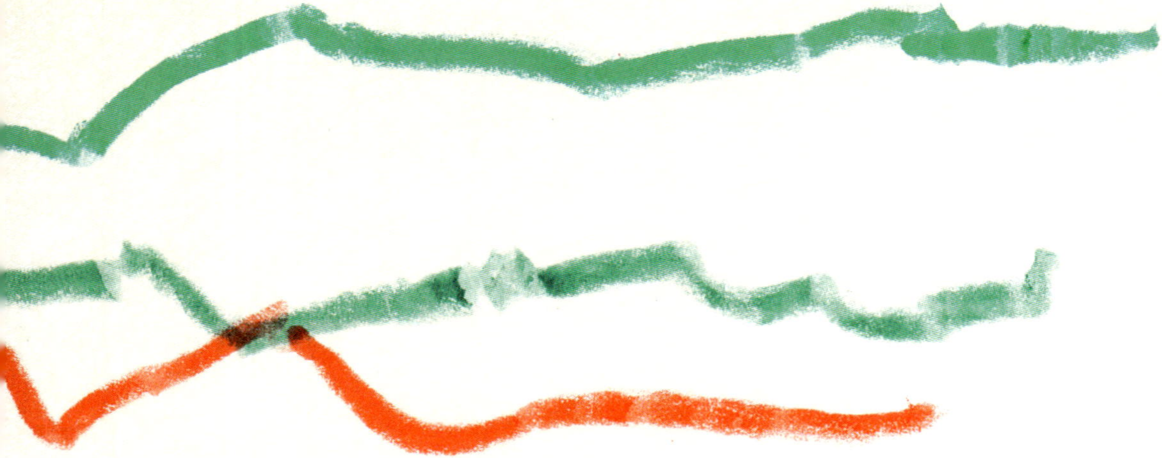

Therapie der Parkinson-Krankheit

Wir zeigen nicht nur auf, welche medikamentösen und operativen Therapiemöglichkeiten es gibt, sondern erläutern auch mögliche Langzeitkomplikationen.

Therapiestrategien

Welche Therapie für Sie geeignet ist, hängt von vielen Faktoren ab, z. B. von Ihrem Alter, der Schwere der Erkrankung, den Symptomen und Ihren Lebensumständen.

Der ideale therapeutische Ansatz wäre eine medikamentöse Therapie bei Auftreten erster Symptome, die nicht nur die Krankheitszeichen lindern, sondern auch das weitere Fortschreiten der Erkrankung verhindern oder wenigstens verlangsamen könnte. Für alle derzeit verfügbaren Parkinson-Mittel ist eine derartige zellschützende (neuroprotektive) Wirkung bei Parkinson bisher nicht belegt, sodass wir uns im Wesentlichen auf die symptomatische, d. h. auf die einzelnen Krankheitszeichen bezogene Therapie beschränken müssen.

Nach welchen Gesichtspunkten richtet sich die Therapieplanung im Frühstadium?

Der therapeutische Grundsatz »So viel wie nötig und so wenig wie möglich« hat auch für die Parkinson-Behandlung Bedeutung, gerade unter dem Gesichtspunkt der Spätkomplikationen. Wichtig ist zunächst, dass Ihr Arzt die Diagnose gesichert und eine symptomatische Ursache ausgeschlossen hat.

Wir fordern bei jeder Erstdiagnose – auch bei vermeintlich typischer Befundkonstellation – eine bildgebende Untersuchung des Gehirns (MRT) und ggf. auch eine Blutuntersuchung, um eine seltene symptomatische Ursache nicht zu übersehen. Ihr Hausarzt wird Sie sicherlich bei Verdacht auf Parkinson einem fachkompetenten Neurologen vorstellen. Die neurologische Untersuchung beinhaltet bei Parkinson-Verdacht auch die pharmakologische Überprüfung durch eine probeweise L-Dopa-Gabe (L-Dopa-Test) und die Befunddokumentation mittels Bewertungsskalen und Videoaufzeichnungen.

Ihr Arzt wird Sie nach der Diagnosesicherung vorsichtig und einfühlsam, aber sachlich über Ihr Krankheitsbild aufklären und Sie in die Strategie und Problematik der bevorstehenden Langzeit-Therapie einführen. In die Gespräche werden unbedingt Angehörige und an der weiteren Therapie beteiligte Personen mit einbezogen. Die frühzeitige Unterstützung bei Ihrer Krankheitsbewältigung und -verarbeitung (Coping) stellt einen wichtigen Pfeiler in der weiteren psychosozialen Betreuung dar.

Für die medikamentöse Parkinsontherapie sind biologisches Alter, nicht-motorische Begleitstörungen und Umgebungsfaktoren (Beruf, sozialer Anspruch usw.) zu berücksichtigen. Nach der Diagnosesicherung schlägt Ihr Arzt einen individuellen Therapieplan vor. Die Frage, wann mit der Therapie begonnen wird, ist nach heutigem Kenntnisstand leichter zu beantworten als die Frage, mit welcher Wirksubstanz oder in welcher Kombination. Mit den Begriffen »dopaminerg« bzw. »Dopaminergika« sind Wirksubstanzen gemeint, die in den Dopamin-Regelkreis eingreifen (vornehmlich L-Dopa und Dopaminagonisten). Nur durch eine vorsichtige Aufdosierung der Dopaminergika kann eine optimale Wirkung erreicht und durchgehalten werden (Adhärenz).

Die in den nachfolgenden Absätzen dargelegten Therapievorschläge orientieren sich an Empfehlungen aus den aktuellen Leitlinien der Deutschen Gesellschaft für Neurologie (DGN), den Empfehlungen der International Parkinson's and Movement Disorders Society, an aktuellen Forschungsergebnissen und an eigenen Erfahrungen.

Schon zu Beginn der Besprechung der Therapiestrategien weisen wir darauf hin, dass die Diagnose »Parkinson« erst gestellt werden kann, wenn schon erhebliche Anteile des dopaminergen Systems untergegangen sind. Wie die Abbildung (Seite 122) zeigt, ist zu diesem Zeitpunkt das sogenannte »therapeutische Fenster« schon deutlich eingeengt. Die moderne Parkinsonforschung hat eine breite Palette therapeutischer Verfahren entwickelt, die Ihrer speziellen Parkinsonerkrankung im Verlauf maßgeschneidert angepasst werden muss.

Für die Planung der Therapie werden folgende Aspekte berücksichtigt:

- Ihr Lebensalter (biologisches Alter)
- Ihre Lebensumstände (z. B. Beruf)
- die Schwere Ihrer Symptomatik (Krankheitsstadium)
- der Schwerpunkt Ihrer Symptomatik (Ihre Hauptsymptome)

- das Fortschreiten Ihrer Erkrankung (Progredienz)
- Ihre Begleitstörungen (z. B. psychiatrische, internistische, orthopädische)
- Ihr Medikamentenplan

Wann sollte die medikamentöse Behandlung im Frühstadium beginnen?

Der Beginn einer medikamentösen Therapie orientiert sich in erster Linie an der funktionellen Einschränkung durch motorische oder nicht-motorische Symptome der Parkinson-Erkrankung. Früher versuchte man, die medikamentöse Behandlung bei geringer Symptomausprägung hinauszuzögern, um Spätfolgen der Behandlung zu vermeiden oder reduzieren.

Das Fenster der therapeutischen Möglichkeiten schrumpft mit zunehmender Krankheitsdauer der Parkinson-Krankheit.

Aktuell wird ein frühzeitiger Behandlungsbeginn mit dopaminergen Substanzen unterstützt, um eine möglichst positive Krankheitsentwicklung durch Entlastung noch vorhandener dopaminerger Neurone zu erzielen. Mehrere kontrollierte Studien und Datenanalysen haben die Wirkung dopaminerger Therapien auf den Krankheitsverlauf bei neu diagnostizierten Parkinson-Patienten geprüft. Hierbei wurden klinische, patho-

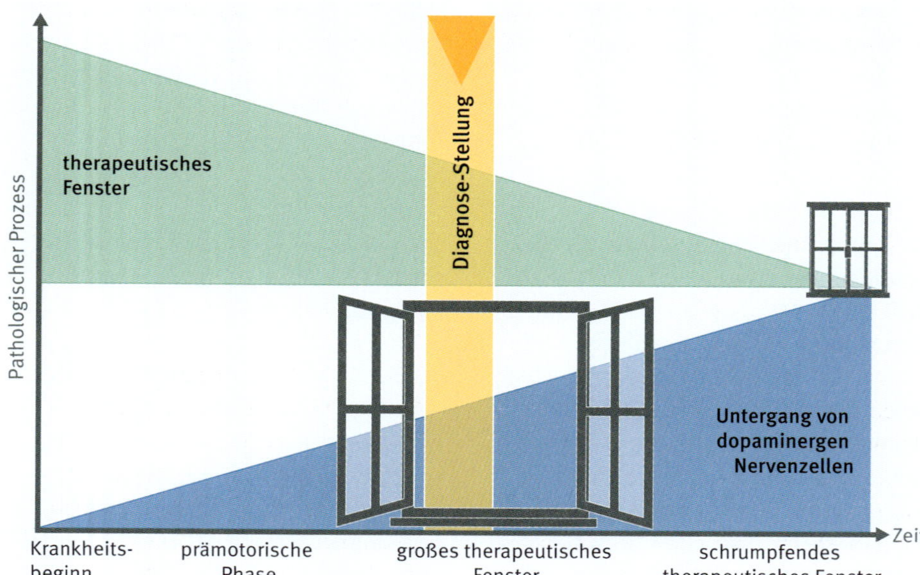

logische und biologische Marker ausgewertet. Es fanden sich keine Hinweise, dass L-Dopa in üblicher Dosierung die Erkrankung beschleunigt oder zu einer höheren Rate von Spätfolgen (Dyskinesien) führt. In zwei Studien (ELLDOPA, PD-MED-Studie) wurde für L-Dopa eine Tendenz zum positiven Langzeitnutzen nach Bewertung motorischer Funktionen (UPDRS-Score) gefunden.

Ein früher Behandlungsbeginn kann zusammengefasst möglicherweise den weiteren Verlauf eher günstig beeinflussen, statt sich negativ im Sinne von Behandlungskomplikationen im Langzeitverlauf auszuwirken. Die Hypothese, dass früh behandelte Patienten zusätzlich durch verbesserte motorische Fähigkeiten in der Lage seien, einen aktiveren Lifestyle zu führen, der sich wiederum positiv auf den Verlauf auswirkt, ist plausibel.[15]

Welche Medikamente werden eingesetzt?

Zur Therapie stehen verschiedene Medikamente zur Verfügung, die wir Ihnen ausführlich vorstellen. Ihr Arzt wird die für Sie beste Auswahl vorschlagen.

Wesentliches Therapieprinzip der medikamentösen Behandlung ist der Ersatz des bei Parkinson-Patienten verminderten Dopamins. Der Ausgleich des Dopaminmangels kann durch die Zufuhr der Vorstufe von Dopamin (L-Dopa), durch die Hemmung des Abbaus von Dopamin oder durch direkt an den Dopaminrezeptoren wirkende »Dopamin-ähnliche« Substanzen (Dopaminagonisten) erreicht werden. Eine Besserung der Parkinson-Symptome ist auch über nicht-dopaminerge Botenstoffe möglich, wie z. B. über das glutamaterge System (z. B. Amantadine).

Die einzelnen Wirkstoffe unterscheiden sich nach Wirkstärke, Wirkungseintritt, Nebenwirkungen und dem Risiko motorischer und neuropsychiatrischer Komplikationen. Ihr Arzt wird Ihnen eine individuelle, »maßgeschneiderte« Behandlungsstrategie vorschlagen.

Für die medikamentöse Parkinsontherapie stehen derzeit neben den zahlreichen L-Dopa-Formulierungen zehn verschiedene Dopaminagonisten, drei COMT-Hemmer, drei MAO-B Hemmer und ein NMDA-Antagonist zur Verfügung.

Die Abbildung (Seite 124) soll Ihnen eine Übersicht darüber geben, wie und wo die einzelnen Parkinson-Mittel wirken.

Für den Gebrauch von Parkinson-Mitteln möchten wir schon jetzt auf Folgendes hinweisen: Lesen Sie die Gebrauchsinformation (Beipackzettel) für Ihr Medikament in Ruhe durch. Sie werden in der Regel eine größere Auflistung von möglichen Nebenwirkungen, Wechselwirkungen mit anderen Medikamenten, Vorsichtsmaßnahmen und Gegenanzeigen finden, die über die in diesem Buch genannten Hinweise hinausgehen. Der Hersteller hat im Beipackzettel alle Nebenwirkungen aufgelistet, die in klinischen Studien und später in den Anwendungen beobachtet wurden. Sollten Sie darin einen Hinweis finden, der für Sie zutreffen oder wichtig sein könnte, fragen Sie vor der Tabletteneinnahme nochmals Ihren Arzt.

Der »Dopaminspeicher« als Gefäß mit Abflusshähnen, durch das körpereigenes Dopamin kontinuierlich abfließt bzw. verbraucht wird. Um einen gleichbleibenden Dopaminspiegel zu erreichen, muss laufend Dopamin (bzw. Vorstufen oder Ersatzstoffe) von außen zugeführt werden, oder man muss den Abbau hemmen. Ein weiterer Weg ist die Hemmung des gesteigerten glutamatergen Systems (Glutamat-Antagonisten, Antiglutamatergika).

Wie wirken L-Dopa-Präparate und wann werden sie eingesetzt?

Der entscheidende Durchbruch in der medikamentösen Parkinsonbehandlung gelang 1961 mit der Einführung der L-Dopa-Therapie (»L-Dopa« ist die Abkürzung von »Levodopa«). Damit war es erstmals möglich, den der Krankheit zugrunde liegenden Dopaminmangel auszugleichen. Dopamin kann nicht aus der Blutbahn in das Gehirn übertreten, denn

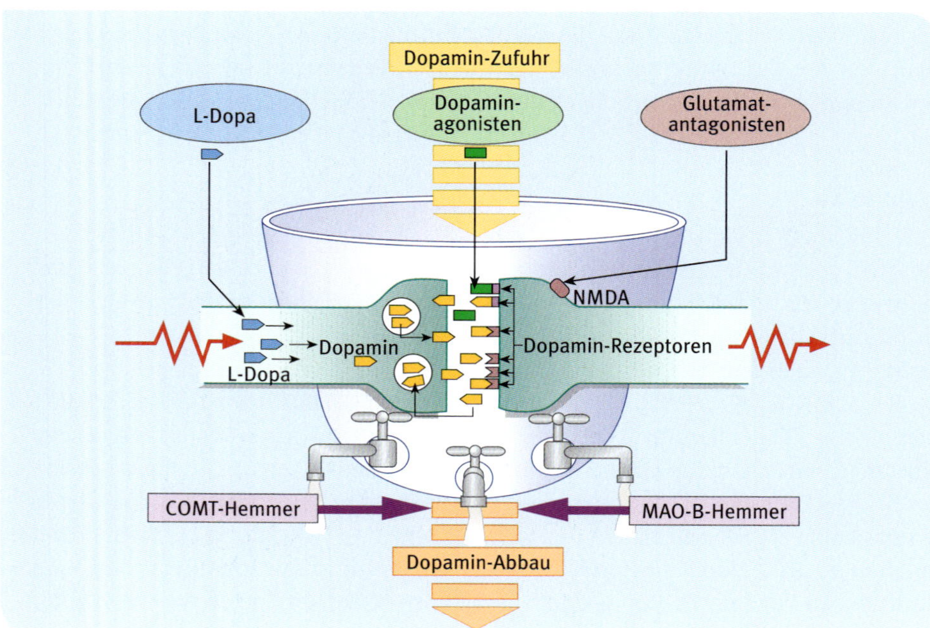

es gibt eine Blut-Hirn-Schranke, d.h. eine funktionelle Schranke zwischen Blutbahn und Hirnzellen (Abbildung). L-Dopa als Vorstufe des Dopamins kann dagegen die Blut-Hirn-Schranke überwinden und im Gehirn in Dopamin umgewandelt werden.

Nachteil der reinen L-Dopa-Medikation war allerdings, dass 70–90% des in Tablettenform verabreichten L-Dopa schon in der Darmwand, der Leber oder den kleinen Hirngefäßen in Dopamin umgewandelt wurden und somit nur ein geringer Anteil der zugeführten L-Dopa-Dosis das Dopaminsystem im Gehirn erreichen

L-Dopa-Behandlung: 1. Die direkte Dopamingabe ist nicht möglich, da es die Blut-Hirn-Schranke nicht überwindet.
2. Bei alleiniger L-Dopa-Gabe erreichen nur ca. 25% die Hirnzellen, ca. 75% werden vorher in Dopamin umgewandelt.
3. Bei der Einnahme von L-Dopa plus Decarboxylasehemmer gelangen ca. 75% ins Gehirn.

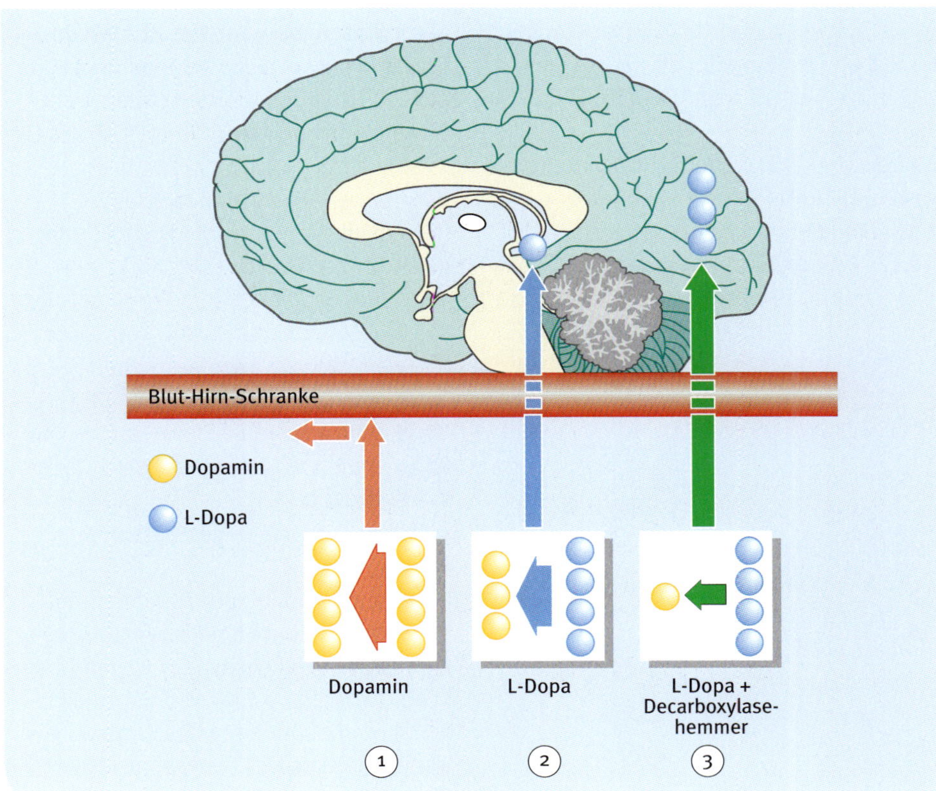

konnte. Entsprechend wurde auch viel L-Dopa vor Erreichen des Wirkortes in Dopamin umgewandelt, was mit erheblichen Nebenwirkungen verbunden war.

Was sind Decarboxylasehemmer?
Erst als es gelang, dem L-Dopa eine Substanz hinzuzufügen, die die Umwandlung in Dopamin (Decarboxylierung) außerhalb der Hirnzellen hemmt, konnte wesentlich niedriger dosiert werden. Eine solche Substanz nennt man Decarboxylasehemmer. Der Decarboxylasehemmer selbst kann die Blut-Hirn-Schranke nicht durchdringen, sodass die Umwandlung von L-Dopa in Dopamin im Gehirn nicht gehemmt wird (Abbildung, Seite 125).

Als Decarboxylasehemmer stehen Benserazid und Carbidopa zur Verfügung. Zwischen beiden Decarboxylasehemmern besteht kein wesentlicher therapeutischer Unterschied, individuell können jedoch die Verträglichkeit und Wirkung etwas unterschiedlich sein. Deswegen kann der Wechsel von einem L-Dopa-Präparat mit Benserazid zu einem anderen Präparat mit Carbidopa – und umgekehrt – sinnvoll sein. Bei den meisten L-Dopa-Präparaten beträgt der Decarboxylaseanteil 25 % (Verhältnis 4:1), nur zwei L-Dopa Präparate haben mit 250 mg L-Dopa und nur 25 mg Carbidopa ein anderes Verhältnis (10:1). Die L-Dopa-Dosis darf nicht in zu kleinen Einzeldosen verabreicht werden, da ein bestimmter Schwellenwert des Decarboxylasehemmers nicht unterschritten werden darf. Eine Monotherapie mit 3 × 50 mg L-Dopa pro Tag ist in den meisten Fällen nicht ausreichend wirksam.

Natürliches L-Dopa

Das »natürliche L-Dopa« aus dem Samen der Juckbohne (Mucuna pruriens) ist wirksam. Nachteil ist, dass das Mucuna-Pulver keinen Decarboxylasehemmer enthält, sodass höhere L-Dopa-Dosen erforderlich sind, um eine Wirkung zu erreichen. Der L-Dopa-Anteil im Samen der Juckbohne ist variabel, sodass eine Dosiskontrolle schwierig ist.

Was ist bei L-Dopa zu beachten?
L-Dopa gilt immer noch als »Goldstandard« für die Therapie des Parkinson-Syndroms, ist jedoch nicht für alle Fälle das Mittel der ersten Wahl. Kontrovers diskutiert wurde über Jahre die Frage, ob eine frühe L-Dopa-Behandlung für die Entwicklung von Überbewegungen von Bedeutung ist. In einer aktuellen Übersicht wird das Dyskinesie-Risiko von L-Dopa als gering eingeschätzt.[16]

Nach den Leitlinien der DGN wird dennoch insbesondere bei Erkrankungsbeginn im frühen Lebensalter wegen möglicher Langzeitkomplikationen zunächst die Therapie mit einem Dopaminagonisten empfohlen. Das Dyskinesie-Risiko soll allerdings dosisabhängig und erst ab Tagesdosen von über 400 mg (bei normalem Körpergewicht!) gegeben sein.

Wenn der jüngere Betroffene rasch eine wirksame Therapie wünscht und/oder benötigt (z. B. aus beruflichen Gründen) und in der Testphase mit 3 × 100 mg L-Dopa (oder höher) eine gute Wirkung erreichte, ist eine initiale L-Dopa-Therapie gerechtfertigt. Es wird oft als Beispiel genannt, dass ein Bauarbeiter einen anderen feinmotorischen Anspruch hat als ein Uhrmacher. Wenn ein Betroffener anführt, dass für ihn gerade jetzt eine maximale medikamentöse Therapie bzw. ein prompter Wirkungserfolg notwendig ist, wird der Arzt dies berücksichtigen.

L-Dopa hat unter allen bisher zur Verfügung stehenden Parkinson-Mitteln die beste therapeutische Wirkung auf die Bewegungsverlangsamung (Bradykinese) und die Muskelsteifheit (Rigor). Die Wirkung auf den Tremor ist allgemein eher geringer und bedarf hoher Dosierungen. Wenn im Folgenden von L-Dopa gesprochen wird, ist die Kombination mit einem Decarboxylasehemmer gemeint. Trotz der relativ kurzen Halbwertszeit von L-Dopa (1½–2 Stunden) reichen im Anfangsstadium drei Einzeldosen am Tag, da die Speicherfähigkeit für Dopamin noch wenig gestört ist und körpereigenes Dopamin zur Verfügung steht.

Lösliches L-Dopa: Als rasch lösliches L-Dopa-Präparat gibt es eine LT-Formulierung (»LT« ist die Abkürzung für »lösliche Tablette«). Dieses LT-Präparat erreicht früher als die Standardform die maximale Plasmakonzentration und wird bereits nach 20–30 Minuten wirksam.

L-Dopa-Retard: Ein Retardpräparat verlängert die Wirkungsdauer einer Substanz (retardiert = verzögert). Durch den besonderen Tablettenaufbau wird erreicht, dass die Wirkstoffe während der Magen- bzw. Dünndarmpassage verzögert freigesetzt und nur schrittweise abgegeben werden. Die Therapie tagsüber mit L-Dopa-Retard hat sich nicht bewährt, auch weil die Resorption im Darm unsicher ist. Eingesetzt werden diese Präparate daher vornehmlich bei nächtlichen und frühmorgendlichen Hypokinesien. Aktuell ist ein L-Dopa-Trockenpulver zugelassen, das Off-Zeiten deutlich verkürzt. Das in Kapselform angebotene Pulver wird mittels eines speziellen Inhalators eingeatmet. Die Zulassung erfolgte nach einer Studie mit 351 Patienten. Bei Off-Phasen kann innerhalb von 10 Minuten eine Besserung erreicht werden. Die Verträglichkeit entspricht außer Husten dem herkömmlichen L-Dopa.[17]

Wie wird der L-Dopa-Test durchgeführt?
Probeweise wird über ein bis drei Wochen L-Dopa in langsam steigender Dosierung zunächst bis zu einer Zieldosis von 300 mg pro Tag (3 × 100 mg) gegeben (in Einzelfällen wird auch höher dosiert). Beim idiopathischen Parkinson-Syndrom ist bei dieser Dosierung mit einem An-

sprechen zu rechnen. Vergleichsstudien mit einem Dopaminagonisten als Testsubstanz bestehen nicht. Grundsätzlich ist L-Dopa prompter wirksam.

Welche akuten Nebenwirkungen können unter L-Dopa auftreten?
Die meisten Patienten vertragen L-Dopa gut, wenn die Dosierung einschleichend vorgenommen wird. Die häufigsten Nebenwirkungen bei Behandlungsbeginn sind nachfolgend aufgeführt:

Nebenwirkungen von L-Dopa:
- gastrointestinale Beschwerden (Magen-Darm-Beschwerden)
- kardiovaskuläre Störungen (orthostatische Blutdrucksenkung, Herzklopfen)
- psychische Störungen (z. B. Tagesmüdigkeit, Halluzinationen, Verhaltensstörungen)
- Änderung von Laborwerten (Harnstoff-, Harnsäure- und Leberwerte)

Appetitlosigkeit, Völlegefühl, Übelkeit, Durchfall, Verstopfung (Obstipation), Brechreiz und Erbrechen können insbesondere dann auftreten, wenn die Medikation nüchtern eingenommen oder zu rasch hochdosiert wird. Deswegen ist ein kleiner Snack (z. B. Zwieback und Tee) zu empfehlen. Auch unter Beibehaltung der Dosis bilden sich diese Störungen meist langsam zurück.

Da Parkinson-Patienten häufig schon primär zu einem niedrigen Blutdruck neigen, muss der blutdrucksenkende Effekt von L-Dopa beachtet werden. Es können eine sogenannte orthostatische Hypotonie sowie Herzklopfen und Herzrhythmusstörungen auftreten.

Gefährdet durch psychische Nebenwirkungen sind Patienten, die schon vor der Behandlung mit L-Dopa psychische Auffälligkeiten zeigten und/oder eine zerebrale Zweiterkrankung aufweisen. L-Dopa-bedingte psychische Störungen kündigen sich häufig durch lebhafte Träume, Schlafstörungen und innere Unruhezustände an. Desorientiertheit, illusionäre Verkennungen und optische, seltener akustische Halluzinationen (Trugwahrnehmungen, Seite 72), Verhaltensstörungen (mit Zwangs- und Impulskontrollstörungen, Seite 77) zwingen oft zur Dosisreduktion. Dabei muss dann leider eine schlechtere Beweglichkeit in Kauf genommen werden. Diese potenziellen psychischen Nebenwirkungen von L-Dopa sind im Vergleich zu den anderen Parkinson-Medikamentengruppen als gering einzuschätzen.

Auf L-Dopa verzichtet werden sollte bei:
- schwerer Nierenschädigung
- schwerer Leberschädigung
- schwerer Herzkrankheit
- bekannter Psychose
- Engwinkelglaukom

Wie wird L-Dopa dosiert?
Wegen möglicher Nebenwirkungen wird Ihr Arzt mit einer niedrigen Dosierung beginnen (z. B. morgens 50 mg). Die weitere

Steigerung mit je 50 mg wird jeweils nach einigen Tagen erfolgen. Manchmal kann es auch sinnvoll sein, mit der weiteren Höherdosierung zwei bis drei Wochen zu warten, da sich motorische Verbesserungen mit Verzögerung einstellen können.

In den meisten Fällen sind Tagesdosierungen von 300 mg bis 600 mg erforderlich. Bei der Festlegung der Gesamttagesdosis muss das Körpergewicht berücksichtigt werden. Das Dyskinesie-Risiko ab 400 mg L-Dopa bei normalgewichtigen jüngeren Patienten ist zu beachten.

Zu Beginn der Erkrankung wird trotz der relativ kurzen Halbwertszeit von 1½ Stunden mit 3–4 Einzeldosen über den Tag eine konstante Wirkung erreicht. In dieser Phase sind die Dopaminspeicher noch intakt. Erst in fortgeschrittenen Stadien versagt der Speichermechanismus, sodass sich die Wirkungsdauer verkürzt und häufigere, kleine Einzeldosen verabreicht werden müssen. Die Einzeldosis darf jedoch eine Schwellendosis von 50 mg nicht unterschreiten. In der Praxis sind uns allerdings auch Parkinson-Patienten bekannt, die auf geringsten L-Dopa-Dosen ansprechen. (Einer sagte einmal: »Schon Krümel einer L-Dopa-Tablette helfen.« Ein Placeboeffekt kann jedoch nicht ausgeschlossen werden.) Generell hierzu: Wenn uns ein Patient sagt, dass er mit einer ¼ L-Dopa-100-mg-Tablette eine hypokinetische Phase überwinden könne, missachten wir die wissenschaftlich festgelegte Schwellendosis.

Die Einstellung ist dann beendet, wenn der Patient einen deutlichen Bewegungsgewinn erreicht hat und sich in seiner motorischen Funktion nicht mehr beeinträchtigt fühlt. Im Hinblick auf mögliche Spätkomplikation (bei hoher Tagesdosis) soll nicht in jedem Fall maximal, sondern sicherheitshalber (nur) optimal dosiert werden. Natürlich kann nicht bei jedem Patienten eine optimale Wirkung erreicht werden bzw. muss die Dosierung wegen Nebenwirkungen niedriger bleiben. Damit Ihr behandelnder Arzt die Dosierungsverteilung besser ermitteln kann, wird er Sie bitten, Tagesprofile Ihrer Beweglichkeit (Seite 204) zu erstellen.

Eine einfache Formel lautet: »Nicht zu früh, aber auch nicht zu spät, nicht zu niedrig, aber auch nicht zu hoch.« oder »So viel wie nötig, so wenig wie möglich.«

Wenn am frühen Morgen eine deutliche motorische Behinderung besteht, z. B. bei der Morgentoilette, sollte schon im Bett die erste Dosis (z. B. rasch lösliches L-Dopa oder aufgelöstes konventionelles L-Dopa) mit einem kleinen Imbiss (wie Zwieback, Keks) als sogenannte Startermedikation eingenommen werden. Ihr Arzt wird Ihnen eventuell eine zusätzliche Medikation bedarfsweise zubilligen, wenn Sie eine besondere motorische Anforderung (z. B. Tanzen, längerer Spaziergang) beabsichtigen. Nur bei einem reproduzierbaren Bewegungsgewinn sollten Sie diese Strategie fortsetzen und bedarfsweise eine L-Dopa-Zusatzdosis einnehmen.

Wie kann L-Dopa kontinuierlich verabreicht werden?
L-Dopa kann als Levodopa-Carbidopa-Gel (LCIG, Levodopa-Carbidopa-Intestinal-Gel) oder zusätzlich in Kombination mit dem COMT-Hemmer Entacapon (LECIG, Levodopa-Entacapon-Carbido-Dopa-Intestinal-Gel) kontinuierlich über eine Sondenpumpe verabreicht werden. Zur Vermeidung einer pulsatilen Stimulation der Dopaminrezeptoren durch Intervalle von Tablettengaben wird hiermit eine Reduzierung von Spätkomplikationen verfolgt. Daher zählt dieses Verfahren bei Spätkomplikationen zu den apparativ unterstützenden Therapien und wird ausführlich bei der Frage »Was ist eine jejunale Levodopa-Pumpe?« (Seite 154) behandelt.

Als eine ganz neue, experimentelle Form der kontinuierlichen intraoralen Levodopa-Gabe wird ein orales Applikationssystem erprobt. Bei diesem System wird kontinuierlich eine kleine Dosis Levodopa über eine Zahnspange in den Mund abgegeben.

Kann L-Dopa auch über Hautinfusionen verabreicht werden?
Grundsätzlich kann L-Dopa auch über die Haut injiziert werden. Problem ist, dass L-Dopa sehr schlecht wasserlöslich ist und große Mengen Flüssigkeit benötigt werden. Hinzu kommt, dass die L-Dopa-Lösung vom pH-Wert sauer ist und die Haut reizt.

Aktuelle Studien zeigen, dass das neuentwickelte subkutane Levodopa/Carbidopa-Pumpensystem die Off-Zeiten und die Dyskinesien in On-Zeiten signifikant reduzieren kann. Nach Abbruch der ersten Studie wegen Hautreizung ergab eine weite Studie mit verändertem Wirkstoff eine bessere Verträglichkeit.[18]

Beeinflusst Nahrungseiweiß die L-Dopa-Aufnahme?
L-Dopa wird im oberen Teil des Dünndarms über einen Aminosäure-Transportmechanismus ins Blut aufgenommen. Da L-Dopa eine Aminosäure ist und Nahrungseiweiße ebenfalls aus Aminosäuren bestehen, können größere Eiweißmengen L-Dopa aus diesem Transportmechanismus verdrängen und so die L-Dopa-Aufnahme vermindern.

Die spätere Überführung von L-Dopa und Aminosäuren vom Blut in die Hirnzellen (Blut-Hirn-Schranke) erfolgt ebenfalls über einen aktiven Transportmechanismus, sodass beide Stoffe erneut in Konkurrenz treten.

Aus diesem Grund wird empfohlen, die L-Dopa-Medikation etwa eine halbe Stunde vor oder eineinhalb Stunden nach dem Essen einzunehmen. Mit der besseren L-Dopa-Aufnahme kann sich jedoch auch das Risiko von L-Dopa-induzierten Dyskinesien erhöhen. Eine strikte Eiweißdiät ist jedoch – auch wegen des faden Geschmacks – nicht zumutbar und birgt eher die Gefahr einer Mangelernährung.

Der Vorschlag, eiweißreiche Mahlzeiten in den Abend zu verschieben, kann zwar zur besseren Beweglichkeit am Tag führen, birgt jedoch das Risiko nächtlicher Unbeweglichkeit. Im Allgemeinen ist es ausreichend, den Eiweißkonsum über den Tag zu verteilen und die L-Dopa-Medikation nicht zeitgleich mit eiweißreichen Hauptmahlzeiten (Fisch, Fleisch) einzunehmen.

Was ist ein malignes L-Dopa-Entzugssyndrom?
Nach rascher Reduktion oder abruptem Absetzen der L-Dopa-Medikation (L-Dopa-Entzug), aber auch anderer Parkinson-Mittel kann es nach ein bis zwei Tagen zu einem lebensbedrohlichen (maligne = bösartig) Krankheitszustand kommen, der mit Fieber, Blutdruckabfall, Herzrasen, Rigor, Akinese, massivem Schwitzen und Bewusstseinsstörungen bis zur Bewusstlosigkeit einhergehen kann. Ein malignes L-Dopa-Entzugssyndrom macht eine notfallmäßige Klinikeinweisung mit intensivmedizinischer Überwachung notwendig. Die Behandlung besteht in der Gabe von L-Dopa (gelöst über Magensonde), Dopaminagonisten (als Pflaster), Amantadinsulfat (Infusion) und Flüssigkeitszufuhr. In schwerwiegenden Fällen wird Dantrolen gegeben, ein Mittel, das sonst bei Spastik Anwendung findet.

Was sind COMT-Hemmer?
Sie haben gelesen, dass der Abbau von L-Dopa zu Dopamin außerhalb des Gehirns (= peripher) durch die Decarboxylasehemmer Benserazid und Carbidopa gehemmt wird. Es gibt jedoch noch einen zweiten primär peripheren Abbauweg, der über das Enzym Catechol-O-Methyltransferase (abgekürzt: COMT) gesteuert wird. COMT-Hemmer verzögern also neben den Decarboxylasehemmern zusätzlich den Abbau von L-Dopa und erhöhen das L-Dopa-Angebot. Eine alleinige Therapie mit einem COMT-Hemmer ohne L-Dopa ist nicht sinnvoll, da dieser isoliert keine therapeutische Wirkung hat. Zugelassen sind die Wirkstoffe Tolcapon, Entacapon Opicapon.

Entacapon wurde als COMT-Hemmer im November 1998 für die Kombinationsbehandlung der Parkinson-Krankheit mit motorischen Wirkungsschwankungen (Fluktuationen) zugelassen. Entacapon hat eine Halbwertszeit von zwei bis drei Stunden und wird in einer Dosierung von 200 mg zu jeder L-Dopa-Einzeldosis hinzugegeben. Bis zu 10 Einzelgaben, also 2000 mg, sind möglich.

Der COMT-Hemmer Entacapon steht in fester Kombination mit L-Dopa und Carbidopa in einer Tablette zur Verfügung. Es gibt Tabletten mit 50 mg, 75 mg, 100 mg, 150 mg, 175 mg und 200 mg L-Dopa kombiniert mit Carbidopa im Verhältnis 4:1 und jeweils 200 mg Entacapon.

Opicapon ist seit 2016 in Deutschland als Zusatztherapie zu Levodopa bei motorischen Fluktuationen zugelassen. Die empfohlene Dosis beträgt 50 mg einmal täglich beim Zubettgehen, mindestens eine Stunde vor oder nach Levodopa-Kombinationspräparaten.

Tolcapon war der erste zugelassene COMT-Hemmer, der aufgrund potenzieller Leberschädigungen nur noch unter der Vorgabe regelmäßiger Laborkontrollen und bei Nichtwirksamkeit oder Unverträglichkeit von Entacapon oder Opicapon eingesetzt werden darf (100–200 mg).

Wie werden COMT-Hemmer eingesetzt? COMT-Hemmer erhöhen die Bioverfügbarkeit und verlängern die Wirkungsdauer von L-Dopa. Bei Parkinson-Patienten mit Fluktuationen werden Off-Zeiten signifikant vermindert. Die zusätzliche Gabe von COMT-Hemmern erlaubt eine L-Dopa-Reduktion von bis zu 20 %.

Für die Kombinationsbehandlung mit COMT-Hemmern sind Patienten im fortgeschrittenen Stadium mit motorischen Fluktuationen geeignet. Durch die kontinuierlichere Rezeptorstimulation kann die Dyskinesierate signifikant gesenkt werden. Die Kombination mit MAO-B-

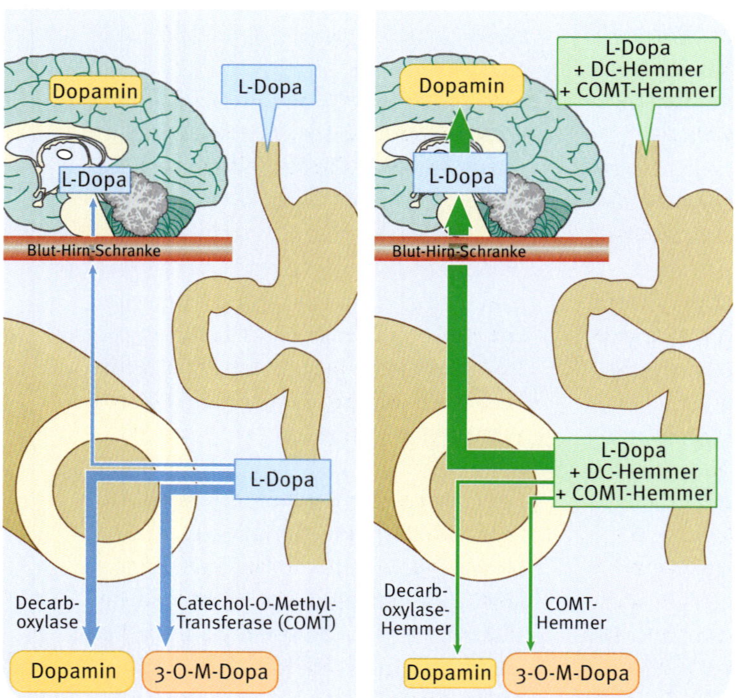

Links: L-Dopa wird peripher durch die Enzyme Decarboxylase und COMT zum größten Teil abgebaut, bevor es das Gehirn erreicht. Rechts: Durch den Zusatz eines Decarboxylasehemmers und eines COMT-Hemmers kann die L-Dopa-Aufnahme ins Gehirn stark gesteigert werden.

Hemmern und L-Dopa-Retard ist möglich. Verschiedene COMT-Hemmer dürfen jedoch nicht kombiniert werden.

Die Wirkung eines COMT-Hemmers ist noch am Tag der erstmaligen Einnahme oder spätestens am nächsten Tag zu erwarten. Mit dem erhöhten L-Dopa-Angebot können jedoch ebenso rasch auch Dyskinesien auftreten, wie wir sie von Dosiserhöhungen bei L-Dopa kennen. Die Einstellung muss anfänglich also unter engmaschiger Beobachtung erfolgen, um unerwünschten Wirkungen rechtzeitig durch Reduktion der L-Dopa-Dosierung entgegenzuwirken. Bei Neigung zu Dyskinesien sollte die L-Dopa-Dosis reduziert werden. Wenn nach etwa drei Wochen kein klinischer Nutzen zu verzeichnen ist, sollten COMT-Hemmer wieder abgesetzt werden (langsam reduzieren).

Welche Nebenwirkungen können COMT-Hemmer haben?

COMT-Hemmer werden im Allgemeinen gut vertragen. Nebenwirkungen ergeben sich im Wesentlichen durch die Erhöhung des Dopaminangebots und bilden sich nach der Reduktion von L-Dopa wieder zurück. Neben Dyskinesien sind Übelkeit, Benommenheit, Durchfall, Verstopfung und Mundtrockenheit die häufigsten Nebenwirkungen. Unter der Behandlung mit COMT-Hemmern kann es zu schweren Durchfällen kommen, die zum Abbruch der Therapie zwingen. Die gelbliche Verfärbung des Urins unter Entacapon ist harmlos. Bei COMT-Hemmern ist zu beachten, dass sich durch die erhöhte Bioverfügbarkeit auch das Risiko psychotischer Episoden erhöhen kann.

COMT-Hemmer

Das Wichtigste zu COMT-Hemmern in Kürze:

- COMT-Hemmer sind nur in Kombination mit L-Dopa-Medikamenten einzusetzen.
- Eine Besserung ist nur zu erwarten, wenn auch L-Dopa wirksam ist.
- Entacapon muss zu jeder einzelnen L-Dopa-Dosis hinzugegeben werden.
- Opicapon wird nur einmal täglich beim Zubettgehen eingenommen.

Wie wirken Dopaminagonisten und wann werden diese eingesetzt?

Neben der L-Dopa-Therapie stellen Dopaminagonisten derzeit den wichtigsten Pfeiler der medikamentösen Parkinson-Therapie dar. Dopaminagonisten stimulieren direkt die postsynaptischen Dopaminrezeptoren (Abb. Seite 124). Sie »agieren« dort ähnlich wie Dopamin, daher der Name Dopaminagonisten. Der ideale Dopaminagonist, der die Funktion des körpereigenen Dopamins in allen Bereichen erfüllt, ist bis heute nicht gefunden. Gefordert wird nach bisherigen Kenntnissen ein Dopaminagonist, der eine spezifische und ausgewogene Bindungsfähigkeit nicht nur zu den einzelnen D2- und D3-Rezeptoren, sondern auch D1 aufweist und eine physiologische, d. h. den normalen Verhältnissen angepasste kontinuierliche Stimulation bewerkstelligt.

Vorteile der Dopaminagonisten im Vergleich zu L-Dopa

Während L-Dopa erst nach Umwandlung in Dopamin wirksam werden kann, stimulieren Dopaminagonisten direkt die Dopaminrezeptoren. Alle Dopaminagonisten haben, insbesondere als Retardformulierung, eine längere Halbwertszeit als L-Dopa, sodass eine gleichmäßigere, d. h. tonische Stimulation der Dopaminrezeptoren erwartet werden darf. Die tonische Stimulation der Dopaminrezeptoren kann das Dyskinesie-Risiko im Krankheitsverlauf vermindern.

Neurologen tendieren heute bei (biologisch) jüngeren Patienten zu einer primären Therapie mit Dopaminagonisten. In der Monotherapie ist der therapeutische Effekt einzelner Dopaminagonisten oft geringer als der von L-Dopa. In der Kombinationstherapie von L-Dopa mit Dopaminagonisten können bis zu 40 % L-Dopa eingespart werden.

Im Gegensatz zu L-Dopa treten Dopaminagonisten beim aktiven Transport an der Blut-Hirn-Schranke/Darmwand nicht in Konkurrenz zu Nahrungseiweißen und anderen Substanzen. Sie können also zusammen mit den (eiweißreichen) Mahlzeiten eingenommen werden, was auch die Verträglichkeit verbessert.

Nachteile der Dopaminagonisten im Vergleich zu L-Dopa

Dopaminagonisten wirken wahrscheinlich wegen ihrer fehlenden D1-Bindungsfähigkeit nicht so prompt wie L-Dopa und haben oft ein ungünstigeres Nebenwirkungsprofil, besonders hinsichtlich der Auslösung psychiatrischer Störungen bei Älteren (z. B. Halluzinationen). Auf das Risiko von Impulskontrollstörungen (z. B. Spielsucht, Sexsucht) als Nebenwirkungen von Dopaminagonisten werden wir noch näher eingehen. Bei angepasster Aufdosierung sind Blutdruckregulationsstörungen, Übelkeit und Schwindel gut zu kontrollieren.

Welche Dopaminagonisten werden eingesetzt?

Wenn wir nachfolgend von Dopaminagonisten sprechen, sind die Non-Ergot-Dopaminagonisten gemeint. Pramipexol, Piribedil und Ropinirol stehen in der Retardform als Tabletten und Rotigotin als Pflaster zur Verfügung. Durch diese Applikationen werden gleichmäßigere Plasmakonzentrationen und damit auch eine bessere Verträglichkeit erreicht. Eine kontinuierlichere dopaminerge Stimulation kann das Risiko einer Impulskontrollstörung mindern. Mit der Einmalgabe wird auch eine bessere Therapietreue (Adhärenz) erreicht. Pramipexol und Ropinirol gibt es auch als nicht-retardierte Tabletten. Der stärkste Dopaminagonist Apomorphin ist nur in subkutaner Applikation als Spritze, Pen oder Pumpeninfusion verfügbar und wird in der Therapie der fortgeschrittenen Erkrankung eingesetzt.

Non-Ergot-Dopaminagonisten:

- Piribedil (50 mg retard Tbl./3–5 × Tag)
- Pramipexol (0,26–3,15 mg retard Tbl./ 1 Tag)
- Ropinirol (2–24 mg retard Tbl./1 Tag)
- Rotigotin (2– 16 mg als Pflaster alle 24 Stunden)
- Apomorphin (Pen oder Pumpe subkutan, 3–30 mg als 1–10 Einzeldosierungen/Tag)

Welche Nebenwirkungen sind bei Dopaminagonisten möglich?

Einige Nebenwirkungen der Dopaminagonisten ergeben sich aus der Bindung an periphere, also außerhalb des Gehirns gelegene Dopaminrezeptoren. Insbesondere bei rascher Aufdosierung können Übelkeit, Erbrechen, Kreislaufstörungen (orthostatische Hypotonie), Verstopfung und Schwellungen im Unterschenkelbereich (Beinödeme) auftreten.

Die zentralen Nebenwirkungen der Dopaminagonisten sind ausgeprägte Tagesmüdigkeit, plötzliches Einschlafen und Halluzinationen. Unter der Therapie mit Dopaminagonisten kann es zu Impulskontrollstörungen (pathologische Spielsucht, zwanghaftes Geldausgeben oder Einkaufen, Libidosteigerung, Hypersexualität, Essattacken, Punding) kommen. Es sind die im Beipackzettel angegebenen Wechselwirkungen, z. B. mit Antipsychotika, zu beachten.

Nebenwirkungen der Dopaminagonisten

Zentrale Nebenwirkungen	Periphere Nebenwirkungen
Schwindel	Magen-Darm-Beschwerden, wie Appetitlosigkeit, Übelkeit, Erbrechen, Verstopfung
Kopfschmerzen	Herz-Kreislauf-Störungen, wie Blutdruckabfall und Herzrhythmusstörungen
Ausgeprägte Tagesmüdigkeit, plötzliches Einschlafen am Tage	
Impulskontrollstörungen	
Halluzinationen	

Da das Nebenwirkungsprofil der einzelnen Dopaminagonisten unterschiedlich ist, kann der Wechsel zu einem anderen Dopaminagonisten sinnvoll sein.

In den Fachinformationen aller Dopaminagonisten wird darauf hingewiesen, dass Patienten, bei denen Schläfrigkeit oder plötzliches Einschlafen auftreten, kein Kraftfahrzeug führen dürfen. Das Gleiche gilt auch für das Bedienen von Maschinen. Egal aus welchem Grund: Wenn Sie müde sind, dürfen Sie nicht Auto fahren, auch nicht, wenn Sie sich sonst wohlfühlen!

Bei der Umstellung von einem Dopaminagonisten auf einen anderen muss eine vergleichbare bzw. gleichwertige Wirkstärke (Äquivalenzdosis) des neuen Dopaminagonisten gefunden werden. Grobe Anhaltswerte über die Wirkstärke der Non-Ergot-Dopaminagonisten im Vergleich zu 100 mg L-Dopa sind nachfolgend als Äquivalenzdosen aufgeführt (nach DGN-Leitlinien 2012).

Äquivalenzdosen zu 100 mg Standard-L-Dopa:

- Pramipexol 0,7–1 mg
- Piribedil 60–90 mg
- Ropinirol 3–5 mg
- Rotigotin 4 mg/24 h

Was sind Amantadine?

Amantadin ist vorwiegend ein Hemmer an einer Rezeptorengruppe, die als NMDA-Rezeptoren bezeichnet werden (NMDA ist die Abkürzung für »N-Methyl-D-Aspartat«).

Neben dem Einfluss auf die Parkinson-Symptomatik haben Amantadine stimmungsaufhellende Effekte und steigern die Wachheit.

Ein zellschädigender erhöhter Kalziumeinstrom in die Zelle soll für das Auftreten von Überbewegungen verantwortlich sein, der durch Amantadin gehemmt wird. Diese Erkenntnisse führten zur Renaissance der Amantadinbehandlung. Amantadin ist eine wirksame Substanz zur »Reduktion von Dyskinesien bei IPS-Patienten mit Levodopa-induzierten motorischen Komplikationen unter Berücksichtigung anticholinerger und halluzinogener Nebenwirkungen« (Leitlinie DGN, 2016). Zusätzlich kann Amantadin nach der aktuellen S3-Leitlinie »als Therapie zweiter Wahl für Patienten in frühen Stadien des IPS erwogen werden«. Amantadine stehen in Tablettenform und als Infusionslösung zur Verfügung.

Welche Nebenwirkungen haben Amantadine?

Amantadine sind bei mittlerer Dosierung relativ gut verträglich. Am häufigsten kommt es zu Unterschenkelödemen (Wassereinlagerungen im Knöchel- und Fußrückenbereich) und Marmorierung der Haut (Livedo reticularis). Da Amantadin schon bei mittlerer Dosierung zur Steigerung der Wachheit und damit zu Schlafstörungen führen kann, sollte die letzte Dosierung nicht am Abend genommen werden. Bei Tagesmüdigkeit und Fatigue kann allerdings dieser Effekt ausgenutzt werden. Psychische Störungen mit Verwirrtheitszuständen und Halluzinationen treten meist in Kombination mit anderen Parkinson-Mitteln oder unter hochdosierter intravenöser Gabe auf. Bei älteren Risiko-Patienten ist Vorsicht geboten.

Wie wirken MAO-B-Hemmer (Selegilin, Rasagilin, Safinamid)?

MAO ist die Abkürzung für das Enzym Monoaminooxidase (MAO). Dieses Enzym baut das im Gehirn gebildete und nicht benötigte Dopamin ab. Die MAO-B-Hemmer Selegilin, Rasagilin und Safinamid sind Wirkstoffe, die den Abbau eines Überangebots von Dopamin verzögern und so zu einer längeren Wirkzeit führen.

Eine frühere Studie hatte Hinweise für eine Neuroprotektion nach initialer Monotherapie mit Rasagilin ergeben. Nachfolgende Langzeitverlaufsuntersuchungen und auch eine aktuelle Studie haben allerdings keinen anhaltenden krankheitsmodifizierenden Effekt mit klinischer Relevanz nachgewiesen.

Die irreversible Hemmung der MAO-B erlaubt die Einmalgabe pro Tag.

Selegilin und Rasagilin wirken auf Akinese, Rigor, Tremor (etwa 30%ige Besserung) und dürfen als Therapie ohne L-Dopa eingesetzt werden. Rasagilin wird vom Wirkungs- und Nebenwirkungsprofil etwas günstiger als Selegilin eingeschätzt. Eine direkte Vergleichsstudie existiert allerdings nicht. Die MAO-B-Hemmer dürfen nicht miteinander kombiniert werden.

Nebenwirkungen: Als Nebenwirkungen in der Monotherapie werden grippeartige Zustände, Augen- und Nasenschleimhautentzündungen, Hauterkrankungen, Muskelschmerzen und Unwohlsein angegeben. In der Kombinationstherapie stehen Magen-Darm-Störungen, orthostatische Hypotonie und Gewichtsverlust im Vordergrund. Weitere Nebenwirkungen ergeben sich im Wesentlichen aus dem relativ erhöhten Dopaminangebot (z.B. Dyskinesien, Halluzinationen).

Welche zusätzlichen Eigenschaften hat Safinamid?

Safinamid vereint zwei Wirkmechanismen (»dualer Wirkmechanismus«). Auf der einen Seite ist die Substanz ein MAO-B-Hemmer, d.h., sie hemmt selektiv und reversibel die Monoaminooxydase-B und sorgt so für eine verlängerte dopaminerge Wirkung. Auf der anderen Seite ist Safinamid ein Glutamatantagonist. Es hemmt und reguliert die krankhafte Glutamatausschüttung, indem die Natriumkanäle blockiert und die Kalziumkanäle verändert werden.

Safinamid kann nur als Zusatztherapie zu L-Dopa gegeben werden, es hat eine Halbwertszeit von bis zu 30 Stunden, sodass es nur einmal pro Tag eingenommen werden muss (50–100 mg).

In Studien mit Parkinson-Patienten, die unter der L-Dopa-Therapie motorische Fluktuationen entwickelt hatten, kam es durch die zusätzliche Behandlung mit Safinamid zu einer Zunahme der »On«-Zeiten und Minderung von Dyskinesien.

Welche Nebenwirkungen kann Safinamid aufweisen?
Wenn Dyskinesien auftreten, die sich durch das erhöhte Dopaminangebot erklären, kann eine L-Dopa-Reduktion notwendig werden.

Im Beipackzettel findet man nachfolgende Beschwerden als »häufig«: Schlaflosigkeit, Dyskinesie, Somnolenz (Benommenheit), Schwindel, Kopfschmerz, Katarakt (eine Trübung der Linse), orthostatische Hypotonie, Übelkeit und Stürze.

Allgemein führt Safinamid zu einer verbesserten dopaminergen Wirkung, ohne wesentliche dopaminerge Komplikationen zu provozieren. Reichmann (2015) sieht die Indikation u.a. für Patienten, die mehr als 400 mg L-Dopa benötigen und erste Wearing-off-Phänomene zeigen und/oder leichte Dyskinesien haben. Jost (2015, 2018) weist auf die Zunahme der Lebensqualität, die gute Verträglichkeit, das geringe Interaktionspotenzial und das Fehlen einer QT-Verlängerung im EKG hin.

Safinamid darf nicht bei Patienten mit schwerer Leberschädigung und nicht zusammen mit einem anderen MAO-B-Hemmer gegeben werden.

Was sind Anticholinergika?

Durch den Mangel an Dopamin kommt es zum Übergewicht des Botenstoffs Acetylcholin. Anticholinergika hemmen (»anti«) die Aktivität des Acetylcholins und führen damit zu einem Gleichgewicht zwischen Acetylcholin und Dopamin, allerdings auf einem niedrigeren Niveau.

Heute werden Anticholinergika nur noch selten als Zusatzmedikation eingesetzt, z.B. beim sonst nicht ausreichend behandelbaren Tremor junger Parkinson-Patienten. Das zur Behandlung der Parkinson-Erkrankung zugelassene Anticholinergikum Bornaprin wird auch bei vermehrter Schweißneigung eingesetzt.

Medikamente – was ist wichtig?

Sicherlich haben Sie Fragen zur Medikamenteneinnahme, zu Generika, Wechselwirkungen und der Einstellung Ihrer Medikamente, die wir hier beantworten möchten.

Nach einigen Informationen zur Einnahme der Medikamente und der Vorstellung der unterschiedlichen Substanzgruppen möchten wir aufgrund pharmakologischer Besonderheiten und möglicher Interaktion noch einige grundsätzliche Informationen zur medikamentösen Therapie geben.

Wie und wann sollen die Medikamente eingenommen werden?

Insgesamt ist die Verträglichkeit von Medikamenten – so auch der Parkinson-Mittel – besser, wenn sie zu den Mahlzeiten oder kurz danach, am besten mit einem Glas Wasser, eingenommen werden. Sie sollten unbedingt beachten, dass dieser Rat nicht für L-Dopa gilt. Die verzögerte Magenentleerung in den Dünndarm behindert bei vielen Parkinson-Patienten auch die L-Dopa-Resorption. Hinzu kommt, dass große eiweißreiche Mahlzeiten die Aufnahme von L-Dopa ins Blut behindern. Daher sollten Sie Ihre L-Dopa-Tablette möglichst etwa 30 Minuten vor dem Essen oder – wenn nicht möglich – 60–90 Minuten nach großen Mahlzeiten einnehmen. Wir kennen einige Patienten, die sagen, dass sie ihre Tabletten ohne Wasser zerkauen und schlucken. Wir raten aber dringend, mit Wasser nachzuspülen, denn videobasierte Kontrollen zeigen, dass in der Regel Tablettenreste in tiefen Rachenbereichen verbeiben.

Was soll ich tun, wenn ich eine Tablette vergessenh abe?

Das hängt natürlich von der Wirkdauer Ihres Medikaments ab und davon, wie oft Sie Ihr Parkinson-Medikament am Tag einnehmen. Ein Maß für die Wirkdauer ist die Halbwertszeit, d. h. die Zeitspanne, nach der die Hälfte der Wirkung erreicht wird.

Die Halbwertzeit von L-Dopa ist mit 90 Minuten relativ kurz. Wenn Sie eine vergessene L-Dopa-Dosis innerhalb von 30–60 Minuten bemerken, können Sie die Einnahme noch nachholen, sonst sollten Sie mit der nächsten regulären L-Dopa-Dosis fortfahren. Das heißt aber nicht, dass Sie eine erhebliche Bewegungsminderung über längere Zeit erdulden müssen. In diesen Fällen ist es durchaus berechtigt, eine kleine Dosis eines gelösten L-Dopa-Präparats vor der nächsten regulären Einnahme zu nehmen.

Dopaminagonisten haben eine längere Wirkdauer als L-Dopa, sodass Sie in der Regel die nächste reguläre Medikamenteneinnahme abwarten können.

Sind Medikamente unterschiedlicher Hersteller austauschbar?

Von den meisten dopaminergen Wirkstoffen befinden sich Originalpräparate und diverse Generika (Nachahmer-Präparate) im Handel. Ein Generikum beinhaltet einen identischen Wirkstoff wie das ursprüngliche Originalpräparat und muss identisch in Wirksamkeit und Sicherheit (Nebenwirkungen) sein. Parkinson-Ärzte weisen darauf hin, dass es jedoch erhebliche Unterschiede zwischen Original- und Nachahmer-Präparaten geben kann: Spitzenkonzentrationen und Plasmaspiegel der Wirkstoffe seien stellenweise different. Das individuelle Ansprechen, die Hilfsstoffe und die Herstellungstechnik können unterschiedlich sein. Wenn Sie über einen längeren Zeitraum einen Wirkstoff eines bestimmen Herstellers erhalten und diesen gut vertragen haben, sollten Sie zur Vermeidung einer Wirkminderung oder Nebenwirkungen das identische Präparat weiter einnehmen – sofern es verfügbar ist.

Parkinson-Ärzte plädieren mit Unterstützung der Deutschen Parkinson Vereinigung dafür, Apotheken von der Pflicht zu entbinden, für Parkinson-Patienten günstigere Ersatzpräparate auszugeben (sogenannte Aut-idem-Regelung). So soll gewährleistet werden, dass z. B. eine unter stationären Bedingungen erarbeitete differenzierte medikamentöse Einstellung ambulant weitergeführt werden kann. Wenn bei Ihnen das bislang verschriebene Medikament aus Rabattgründen vom Apotheker ausgetauscht wurde und Sie dies nicht wünschen, sollte Ihr Neurologe auf dem Rezept die Beibehaltung bisherigen Herstellers mit dem »Aut-idem-Kreuz« sichern.

Auf welche Wechselwirkungen muss allgemein geachtet werden?

Bei gleichzeitiger Anwendung mehrerer Arzneimittel kann es zu Wechselwirkungen kommen. Das heißt, es können Wirkungen und Nebenwirkungen verändert werden. Informieren Sie Ihren Arzt immer über Ihren gesamten Medikamentenplan, damit er Ihre (neuen) Parkinson-Medikamente auf Wechselwirkungen prüfen kann.

Bitte Medikamentenplan vorlegen

Legen Sie bei jedem Arztbesuch Ihren gesamten Medikamentenplan vor. Dies ist besonders wichtig, wenn Sie zu einem Facharzt überwiesen werden, der Ihre medikamentöse Behandlung im Einzelnen noch nicht so genau kennt.

Wie erfolgt die medikamentöse Ersteinstellung?

Im deutschsprachigen Raum wird die Medikamentenwahl für die Ersteinstellung vorwiegend vom (biologischen) Alter des Patienten abhängig gemacht. »Biologisches Alter« bedeutet, dass der betroffene Parkinson-Patient ansonsten gesund ist. Wenn weitere gravierende Erkrankungen, z. B. kardiologisch-internistische Erkrankungen, hinzutreten (der Arzt spricht von Multimorbidität), kann das biologische Alter deutlich höher als das biografische Alter sein.

Parkinson-Experten teilen die Betroffenen gewöhnlich in zwei Altersgruppen ein und wählen als Grenze entweder das 60. oder das 70. Lebensjahr. (In der aktuellen S3-Parkinson-Leitlinie wird hinsichtlich der medikamentösen Strategie keine Altersgrenze definiert.) Als besondere Gruppe werden die Patienten mit einem Erkrankungsalter vor dem 40. Lebensjahr herausgestellt (»early-onset«, »juvenile« Parkinson-Patienten).

Patienten mit jüngerem Erkrankungsalter werden überwiegend auf eine initiale Monotherapie mit Dopaminagonisten eingestellt. Wichtig sind natürlich auch die sozialen Verhältnisse (z. B. Berufstätigkeit), die psychiatrischen Risikofaktoren und Begleiterkrankungen.

Wie wird der Parkinson-Tremor behandelt?

L-Dopa und alle verfügbaren Dopaminagonisten wirken auch auf den Tremor, wobei ein Ruhetremor am schwierigsten zu beeinflussen ist. Der Parkinson-Tremor wird erst dann gesondert behandelt, wenn die eingeleitete dopaminerge Therapie, die sich auf alle Leitsymptome bezieht, den Tremor nicht befriedigend gemindert hat. In der Regel ist erst unter hohen Dosierungen von L-Dopa ein Ansprechen des Tremors zu beobachten.

Therapie des Ruhetremors

Wenn der Ruhetremor durch mentale oder emotionale Belastungen besonders stark ausgeprägt ist, kann ein sogenannter Betablocker (ein Medikament, das sonst zur Senkung der Herzfrequenz und des Bluthochdrucks eingesetzt wird, z. B. Propranolol) eingesetzt werden. Wenn eine antidepressive Behandlung notwendig ist, ist vom Einsatz trizyklischer Antidepressiva auch eine Tremorreduktion zu erwarten. Aufgrund anticholinerger Nebenwirkungen ist hierbei jedoch häufig nur ein eingeschränkter Einsatz möglich. Auch Clozapin hat eine Wirkung auf den Tremor (regelmäßige Blutbildkontrollen sind notwendig!).

Vorsicht! Anticholinergika sind wirksam bei Tremor, sollten jedoch nicht bei älteren multimorbiden oder kognitiv eingeschränkten Patienten eingesetzt werden.

Therapie des Halte- oder kombinierten Halte- und Ruhetremors

Wenn sich der Haltetremor unter der Therapie mit Dopaminergika nicht befriedigend beeinflussen lässt, wird auch hier die zusätzliche Behandlung mit einem Betablocker oder mit Primidon (ein Mittel gegen epileptische Anfälle) in langsam aufsteigender Dosierung empfohlen, alternativ kann Topiramat eingesetzt werden. Von Betarezeptorenblockern profitieren besonders Patienten mit einem höherfrequenten Haltetremor und rascher Zunahme des Tremors bei emotionaler Anspannung. Auch das schon erwähnte Clozapin zeigt Wirkung auf den Haltetremor.

Ihr Ergotherapeut wird Ihnen Hilfsmittel für verschiedene Tätigkeiten im Alltag zeigen. So gibt es zum Beispiel einen Löffel, der, elektronisch gesteuert, den auf den Löffel übertragenen Haltetremor beim Essen dämpfen kann. Telefone und Smartphones mit großen Tasten sind hilfreich.

Bei Fehlschlagen der medikamentösen Therapie und deutlicher Behinderung durch den Tremor im Alltag werden die Tiefe Hirnstimulation (THS) (Seite 144) und eventuell auch die transkranielle MRT-gesteuerte hochfokussierte Ultraschallbehandlung (TK-MRgFUS) (Seite 157) an entsprechenden Zentren vorgeschlagen.

Apparativ gestützte Therapien

Apparativ gestützte Therapien helfen, die Lebensqualität bei fortgeschrittener Parkinson-Krankheit zu verbessern. Wir stellen Ihnen die wichtigsten vor.

Mit Fortschreiten der Parkinson-Erkrankung sprechen einige Patienten nicht mehr ausreichend auf orale Medikamente an. Bei zunehmend schmalerem therapeutischen Fenster kommt es zu motorischen Langzeitkomplikationen, die eine erfolgreiche Behandlung erschweren und die Lebensqualität dieser Patienten sehr belasten können.

Hier kommen folgende apparativ gestützte Therapien zum Einsatz:

- Tiefe Hirnstimulation
- jejunale L-Dopa-Pumpeninfusion
- Apomorphininjektionen oder -infusionen
- bei Tremor: MRT-gesteuerte, hochfokussierte Ultraschallbehandlung (MRgFUS)

Patienten mit motorischen Langzeitkomplikationen, die von einer apparativ gestützten Therapie profitieren könnten, sind gekennzeichnet durch:

1. zunehmende motorische Fluktuationen mit Wirkungsverlust der oralen Medikation trotz mehrfacher (< 5 / Tag) L-Dopa-Einnahme;
2. mindestens zwei Stunden Off-Phasen am Tag;
3. mindestens eine Stunde schmerzhafter/behindernder Dyskinesien.

Daneben sollten auch nicht-motorische Komplikationen wie kognitive Störungen zur Indikationsstellung einer apparativ-gestützten Therapie mit herangezogen werden. Nachfolgend stellen wir Ihnen die drei apparativen Therapieoptionen vor.

Tiefe Hirnstimulation

Die Tiefe Hirn-Stimulation (THS) ist inzwischen ein etabliertes Verfahren in spezialisierten Zentren mit neurologischer und neurochirurgischer Expertise. Wir werden darüber informieren, wer nach derzeitigen Erkenntnissen für diese Therapiemethode infrage kommt, welche Komplikationen auftreten können, welche Nebenwirkungen möglich sind und welche Erfolgsaussichten bestehen. Die THS wird nicht nur bei Bewegungsstörungen (Parkinson-Syndrom, andere Tremorformen, Dystonie), sondern auch bei Epilepsie und psychiatrischen Erkrankungen eingesetzt. Weltweit sind Stand 2021 über 200.000 Patienten mit der THS behandelt worden.

Wie funktioniert die THS-Methode?

Für Parkinson-Patienten stand früher als operative Maßnahme nur das sogenannte läsionelle Verfahren (lat. laesio »Verletzung«) zur Verfügung, bei dem im Rahmen einer Operation durch Hitzeeinwirkung bestimmte Kerngebiete in der Tiefe des Gehirns mit Sonden zerstört wurden (Thermokoagulation, Stereotaxie).

Bei dieser läsionellen Stereotaxie hatte man beobachtet, dass die elektrische Reizung, die man bei der Zielortbestimmung benutzte, den Tremor ebenso gut unterdrücken konnte wie die spätere Zerstörung des Zielortes selbst. Aus diesen Beobachtungen hat sich die Methode der Tiefen Hirnstimulation entwickelt.

Der Wirkmechanismus der THS ist nicht vollständig entschlüsselt. Das gestörte Ungleichgewicht von Erregung und Hemmung motorischer Kerngebiete im Gehirn bei Parkinson kann durch elektrische Stimulation beeinflusst werden. Forscher gehen davon aus, dass vorwiegend übererregte Kerngebiete an der Ausbildung von Parkinson-Symptomen beteiligt sind. Die elektrische Stimulation hemmt die pathologische Netzwerkaktivität der Kerngebiete, die damit keinen hemmenden Einfluss mehr auf die Fortleitung motorischer Signale nehmen kann.

Über einen unter dem Schlüsselbein implantierten Neurostimulator (»Schrittmacher«) werden schwache hochfrequente elektrische Impulse über spezielle Elektroden in bestimmte »tiefgelegene« Hirnregionen geleitet (»Tiefe Hirnstimulation«, THS). Hierbei wird zumeist beidseits das Kerngebiet mit dem Namen Nucleus subthalamicus (STN, Abb. Seite 149 zeigt das Kerngebiet genauer) stimuliert. Damit kann eine zuverlässige Wirkung auf die Bewegungsverlangsamung (Hypokinese), die Muskelsteifheit (Rigor) und meist auch auf das Zittern (Tremor) erreicht werden. Zur Behandlung von Überbewegungen oder im Spätstadium der Parkinson-Erkrankung ist meist der Globus pallidus internus (GPi) Zielort der Stimulation. Bei vorherrschendem Tremor (tremordominantes Parkinson-Syndrom, essenzieller Tremor) wird die VIM-Stimulation (Nucleus ventralis intermedius) eingesetzt (Abb. Seite 149).

Moderne bidirektionale bzw. segmentale Elektroden können den Stimulationsbereich im Kerngebiet modulieren. Die Stromimpulse können in verschiedenen Parametern nach der Operation individuell über eine Fernsteuerung angepasst werden. Hierbei werden die räumliche Verteilung des Stromfeldes, die Richtung des Stromflusses sowie Stromstärke und Stimulationsfrequenz in den Tagen und Wochen nach der Operation feinjustiert. Die unerwünschte Mitstimulation benachbarter Areale kann gemindert und somit können Nebenwirkungen verringert werden, ohne dass der motorische Gewinn geringer wird.

Eine drahtlose Verbindung mit einem digitalen Steuergerät (z. B. Smartphone) eröffnet die Möglichkeit individueller Therapie- und Überwachungsstrategien.

Die Medikamentendosis der dopaminergen Therapie kann unter der Stimulation deutlich reduziert werden (im Mittel um 50 %).

Wichtig ist, dass die Implantation reversibel ist, d. h., sie kann rückgängig gemacht werden.

Mit Hilfe neuer MRT-Software kann eine Visualisierung von Zielregion, tatsächlicher Sondenlage und Simulation des elektrischen Feldes erreicht werden.

Lässt sich von den übererregten Kerngebieten eine rasche Aktivität (Beta-Wellen) ableiten, stehen oft Bradykinese und Rigor als Symptome im Vordergrund, während langsame Wellen im Kerngebiet eher mit Hyper- und Dyskinesien korrelieren. Derzeit wird versucht, über Rückkopplungsmechanismen eine flexible bedarfsgerechte Stimulation hinsichtlich Zeit und Ort individuell zu erreichen. So könnte zukünftig nicht nur automatisch gesteuert werden, wann der Stimulator einschaltet, sondern auch welches Zielgebiet adressiert werden soll.

Fernes Ziel ist, dass die Registriereinheit Episoden von Überbewegungen, Tremor, Off-Phasen oder Freezing eigenständig erfasst und automatisch ein entsprechendes Stimulationsprogramm abruft.

Wer kommt für die Tiefe Hirnstimulation infrage?

In der Vergangenheit beschränkte sich die tiefe Hirnstimulation auf Patienten mit einem Alter von über 60 Jahren und einer Krankheitsdauer von über zehn Jahren. Die »EARLYSTIM-Studie« aus dem Jahre 2013 zeigte, dass unter 60-jährige Patienten (durchschnittlich 52,5 Jahre) mit kürzerer Erkrankungsdauer bei motorischen Fluktuationen deutlicher von der THS profitieren als von einer rein medikamentösen Therapie. Das heißt natürlich nicht, dass Sie sich unbedingt operieren lassen sollten, wenn bei Ihnen nach wenigen Jahren erste Fluktuationen auftreten.

Einschlusskriterien
Nach den Leitlinien der DGN ist die Indikation für die Tiefe Hirnstimulation gegeben bei der Parkinson-Krankheit für Patienten mit

- medikamentös nicht hinreichend behandelbaren motorischen Fluktuationen (»On-Off«), ggf. auch Dyskinesien. Die Off-Symptome müssen auf Levodopa ansprechen.
- medikamentös nicht hinreichend kontrollierbarem Tremor

»Medikamentös nicht hinreichend behandelbar« schließt auch die genannte Pumpentherapien mit ein, die jedoch nicht notwendigerweise vorher eingesetzt werden müssen. In seltenen Fällen besteht die Indikation zur THS auch für Patienten, bei denen die motorischen Symptome wegen der Gefahr einer dopaminerg induzierten Psychose nicht ausreichend mit Dopaminergika behandelt werden können (Vorsicht ist geboten bei kognitiven Defiziten).

Neuerdings wird auch bei Patienten mit dopaminerg induzierten Impulskontrollstörungen, die anderweitig nicht zufriedenstellend eingestellt werden können, die THS erwogen. Durch Dopaminergika induzierte Psychosen ohne Demenz sind keine Kontraindikation. Das Alter sollte unter 70 Jahre liegen, wobei das biologische Alter und die Komorbidität eine wichtige Rolle spielen.

Weiterhin wird gefordert, dass

- die Zielsymptome gut auf L-Dopa ansprechen (> 30 % Besserung),
- keine Frühsymptome einer Demenz vorliegen,
- keine instabilen psychiatrischen Erkrankungen vorliegen und
- keine signifikante Begleiterkrankung vorliegt.

Voraussetzungen: Die Operationsindikation muss stationär in einem neurologisch-neurochirurgischen Zentrum mit spezieller Erfahrung erfolgen. Nach den Leitlinien muss das perioperativ betreu-

Vergleich der Behandlungserfolge einer THS gegenüber einer medikamentösen Therapie (nach der EARLYSTIM-Studie, 2013)

Verbesserung	THS	Medikamente
Lebensqualität	26 %	−1 %
Aktivitäten des täglichen Lebens	30 %	−12 %
Motorische Symptome	54 %	4 %
Dauer der Dyskinesien	20 %	2 %

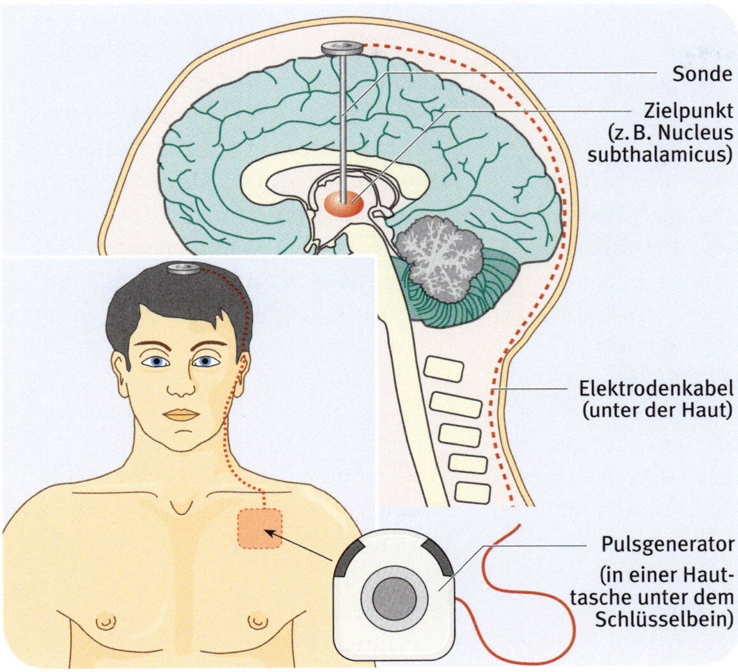

Tiefe Hirnstimulation

ende Team aus Neurologen und Neurochirurgen den Patienten und seine wichtigsten Symptome genau kennen, um über die beste Elektrodenplatzierung entscheiden und die Ersteinstellung vornehmen zu können.

Wer ist für die THS nicht geeignet (Ausschlusskriterien)?

Nach den DGN-Leitlinien kommt die Tiefe Hirnstimulation bei Patienten mit signifikanter psychiatrischer oder somatischer Begleiterkrankung (Komorbidität) nicht infrage. Gemeint sind damit z. B. Patienten mit Depression, die trotz Medikation instabil bleiben, und Patienten mit nicht medikamentös induzierten Halluzinationen bzw. psychotischen Episoden. Schwere Allgemeinerkrankungen, Therapie mit Antikoagulanzien, Gefäßerkrankungen (Mikro- und Makroangiopathie) und eine Demenz müssen ausgeschlossen sein. Ausschlusskriterien sind weiter eine ausgeprägte Hirnatrophie in der Bildgebung (CT, MRT) oder Blutungsneigung. Bei bisher erfolgloser Therapie von Gleichgewicht, Stimm-, Sprech- und Schluckstörungen sowie deutlichen Freezing-Episoden ist derzeit kein Therapieerfolg zu erwarten.

Die THS stellt derzeit keine Indikation für atypische Parkinson-Syndrome, Kamptokormie und Pisa-Syndrom dar. Ein wichtiger Entscheidungsfaktor ist das Vorliegen eines L-Dopa-responsiven Parkinson-Syndroms. Das bedeutet auch, dass sich dopaminerg ausgelöste motorische und psychische Nebenwirkungen (Dyskinesien, Schmerzen, Impulskontrollstörungen, depressive Episoden, Angststörungen) wegen der nun möglichen Dosisreduktion unter Stimulation bessern. Natürlich muss beim Patienten eine Motivation für die THS bestehen und er muss in der Lage sein, die relativ lange Operation (durchschnittlich fünf bis sechs Stunden) mit Fixierung im Stereotaxiegerät zu tolerieren und auch während der OP zu kooperieren.

Wie werde ich auf die Operation vorbereitet?

Wenn die Entscheidung für eine Tiefe Hirnstimulation getroffen ist, werden Sie einige Tage vor dem OP-Termin stationär in einem neurologisch-neurochirurgischen Zentrum aufgenommen. Ihr Behandlungsteam besteht aus Spezialisten mit langjähriger Erfahrung auf dem Gebiet der stereotaktischen Neurochirurgie bzw. der Parkinson-Therapie. In dieser Zeit erfolgen eine Anpassung der medikamentösen Therapie und eine aktuelle MRT-Untersuchung mit Darstellung der Hirngefäße, die während der Operation unbedingt verschont werden müssen. Die neurologische Untersuchung wird durch ausführliche neuropsychologische und psychiatrische Untersuchungen ergänzt. Da die Operation im Off-Zustand durchgeführt wird, muss über intraoperativ mögliche motorische und nicht-motorische Symptome (z. B. schmerzhafte Dystonien, Ängste) und entsprechende (medikamentöse) Maßnahmen gesprochen werden. Eine Bedarfsmedikation wird bereitgestellt. In besonderen Fällen kann auch auf die Testung im Wachzustand verzichtet werden.

Wie ist der Ablauf der Operation?

Zunächst wird ein Stereotaxiegerät nach Intubationsnarkose oder örtlicher Betäubung am Schädelknochen fixiert. Es folgt eine MRT-Untersuchung mit Kontrastmittel besonders auch zur Darstellung der arteriellen Gefäße. Die Festlegung der Zielorte erfolgt im Vorfeld über die von der Planungssoftware eingespeisten MRT-Daten. Nach einem Hautschnitt unter örtlicher Betäubung werden zwei etwa 8–12 mm kleine Bohrlöcher angelegt. Das tut zwar nicht weh, geht jedoch mit einem unangenehmen Vibrieren und Bohrgeräuschen einher – in der Regel erfolgt dieser Teil daher in Kurznarkose.

Anschließend werden zwei bis fünf Testelektroden millimetergenau an den Zielort herangeführt. Dieser Vorgang ist ebenfalls nicht schmerzhaft, da das Gehirn selbst keine Schmerzempfindung zeigt und daher die Prozedur am nun wachen Patienten ausgeführt werden kann.

Wie erwähnt, kann in Einzelfällen auf eine Wachphase während der Operation verzichtet werden. Es folgen kurze elektrische Ableitungen und Testreize, um den optimalen Zielort zu finden. Dabei prüft der behandelnde Neurologe beim wachen Patienten Nebenwirkungen der Stimulation (Kribbeln, Sprechstörungen, schmerzhafte Muskelverspannungen, Augenbewegungsstörungen) und natürlich die Wirkung (z. B. auf die Bewegungsverlangsamung, den Tremor und Rigor).

Schließlich werden die Testelektroden unter Röntgenkontrolle gegen die endgültigen Mikroelektroden ausgetauscht. Moderne Elektroden bestehen aus bis zu achtpoligen Einzelelektroden je Sonde, mit denen das Reizareal genau festgelegt werden kann. Moderne Stimulationselektroden mit gerichteten Elektroden ermöglichen eine Formung des elektrischen Feldes. In der Regel erfolgt dann die gleiche Prozedur auf der Gegenseite (beidseitige Stimulation).

Zum Schluss oder in einer zweiten Operation, die in Allgemeinnarkose erfolgt, wird ein Verbindungskabel in einem Hautkanal von den Bohrlöchern bis unter das Schlüsselbein (oder zur Bauchdecke) verlegt. In einer Hauttasche wird der Impulsgeber (Neurostimulator) implantiert, wobei zwischen batteriebetriebenen und wiederaufladbaren Stimulatoren gewählt werden kann.

Auf der Abbildung unten sind die aktuell bevorzugten Zielorte der Tiefen Hirnstimulation aufgeführt. In Deutschland wird der Nucleus subthalamicus als Zielort bevorzugt, bei dessen Stimulation die dopaminerge Medikation auf etwa die Hälfte der Ausgangsmedikation reduziert werden kann. Nach mehreren Jahren muss allerdings die Medikation langsam erhöht werden.

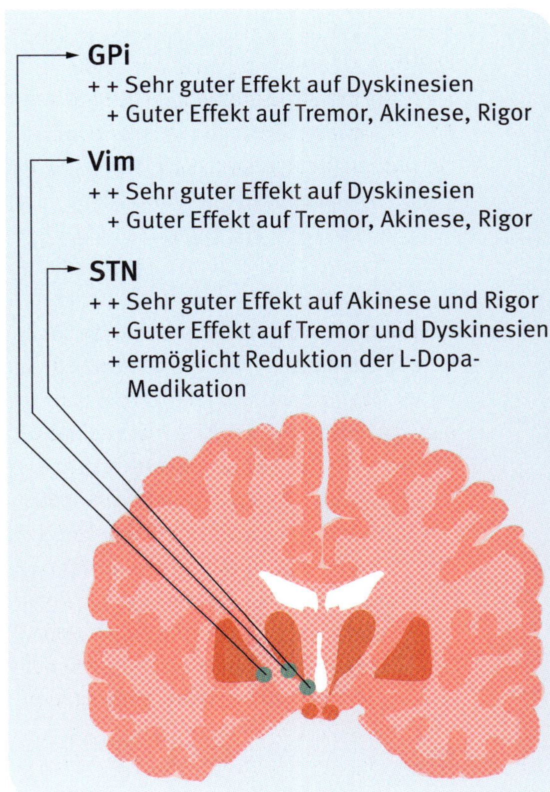

Zielorte für die THS: Globus pallidus, Nucleus ventralis intermedius, Nucleus subthalamicus.

Welche operativen Komplikationen können auftreten?

In seltenen Fällen kann es trotz aller Vorsichtsmaßnahmen während der Operation zu Verletzungen von Hirngefäßen kommen. Die intrazerebralen Blutungen können symptomfrei bleiben, d. h. lediglich im Kontroll-CT/-MRT nachweisbar sein. Es kann aber auch zu neurologischen Ausfällen (z. B. Lähmungen, Sprachstörungen) kommen, die sich in den meisten Fällen spontan zurückbilden. Als technisch bedingte Komplikationen sind Kabelbrüche, Verlagerungen der Elektroden im Gehirn und des Impulsgebers in der Hauttasche möglich. Wundheilungsstörungen sind selten. Die chirurgischen Komplikationen treten bei etwa 0,5 % auf. Postoperativ kann sich über Stunden, längstens Tage ein Delir mit Verwirrtheit und Depression entwickeln.

Alexander, 57 Jahre, seit 15 Jahren progrediente Parkinson-Krankheit

Wie ich meine THS-Operation erlebte

» *Früh am Morgen ging es los. Ich hatte vor diesem Tag genügend Zeit zum Nachgrübeln und konnte es kaum erwarten. Die Vorbereitungsarbeiten begannen; Rasieren, Desinfektion, ein metallischer Kranz wurde an meinem Schädel befestigt, dann Röntgen, dann wurde der Kranz am Tisch fixiert. Durch ein Vakuumkissen lag ich bequem, aber steif da. Das Grübeln ging wieder los: »Könnte ich wieder zurück?« Ich fragte und hörte: »Ja geht, wollen Sie?« »Nein, weiter«, antwortete ich. Nach Ermittlung der mikrometergenauen Einstellungswerte zur Platzierung der beiden Sonden folgten die Vorbereitungen für die beiden Bohrungen an meinem Schädel. Das war für mich einer der aufregendsten Momente bei dieser OP. Die beiden Bohrungen benötigten je ca. 30 Sekunden. Der Bohrer wurde angesetzt, ich zählte laut mit von 1 bis 30, schon war er durch. Das alles verlief bis auf das Mahlgeräusch völlig schmerzlos. Danach wurden die Elektroden eingeführt. Es folgte die Feineinstellung. Die Elektroden wurden am PC angeschlossen. Hier kam es auf meine Mitwirkung an, denn sie machten Reaktionstests mit mir. Nach erfolgreicher Einstellung wurden die Bohrlöcher wieder mit Käppchen verschlossen. Der Kranz wurde vom Kopf gelöst. Es folgten zur optimalen Verlegung der beiden Anschlusskabel und der Steuerungseinheit unter der Haut weitere chirurgische Maßnahmen, aber dabei war ich in Vollnarkose …* «

Wie geht es nach der Operation weiter?

Die Weiterbehandlung erfolgt auf einer spezialisierten neurologischen Station. Sie können schon am Tag nach der Operation Ihr Krankenbett verlassen. Hier werden nun die einzelnen Kontakte der Elektroden erstmals kabellos aktiviert und die Reizparameter, d. h. die Frequenz, die Reizdauer, die Reizamplitude und neuerdings auch die Richtung, mit einem Programmiercomputer eingestellt. Diese Parameter werden so angepasst, dass eine optimale Wirkung für jede Seite erreicht wird.

Im weiteren Schritt wird geprüft, ob und inwieweit die medikamentöse Therapie umgestellt und die Dosis reduziert werden kann. Der stationäre Aufenthalt dauert in der Regel sieben bis zehn Tage und wird von einer mehrtägigen Rehabilitation mit Anpassung der elektrischen Stimulationsparameter und Medikamente gefolgt.

Die Lebensdauer der Batterie beträgt vier bis fünf Jahre, dann ist ein operativer Batteriewechsel notwendig. Die neuerdings eingesetzten, durch Induktion wiederaufladbaren Schrittmacher-Akkus haben eine Lebensdauer von bis zu 15 Jahren, müssen allerdings regelmäßig aufgeladen werden.

Kriterien für die Tiefe Hirnstimulation in einer frühen Erkrankungsphase:

- sichere Diagnose »Parkinson-Krankheit«, mindestens vierjährige Krankheitsdauer
- sehr gute Levodopa-Wirkung (>50 % Besserung)
- leichte motorische Fluktuationen
- keine kognitiven Einschränkungen
- keine relevante Depression
- keine relevanten Begleiterkrankungen
- keine neurochirurgische Kontraindikation
- im MRT keine relevante strukturelle Hirnschädigung
- stabile soziale Situation
- realistische Erwartungen an die THS
- Zugang zu einem Zentrum für Bewegungsstörungen und Hirnstimulation (prä-, peri- und postoperativ)

Wie geht es nach der stationären Behandlung weiter?

Die weitere ambulante Kontrolle erfolgt zunächst in kürzeren Abständen. THS-Patienten müssen einen Ausweis mit allen wichtigen technischen Daten bei sich tragen, um in einer Notfallsituation den behandelnden Arzt rasch informieren zu können. Bei Stimulationsstörungen (Kabelschaden, Verschiebung der Sonde) könnten bedrohliche akinetische Phasen eintreten, die medikamentös behandelt werden müssen.

Konventionelle Röntgenuntersuchungen (z. B. Röntgen der Lunge) und CT-Untersuchungen dürfen bei implantierten Patienten durchgeführt werden. In der Region des implantierten Impulsgenerators sollte keine Ultraschalldiagnostik durchgeführt werden. Auch eine Kurzwellenbestrahlung ist nicht erlaubt. Das starke Magnetfeld des MRT kann den Impulsgenerator stören. Neuere THS-Systeme sind jedoch bedingt MRT-tauglich und können in einen MRT-Modus geschaltet werden. Vor einer geplanten MRT-Untersuchung muss auf jeden Fall der betreuende Neurochirurg bzw. Neurologe kontaktiert werden.

Bei strenger Indikation, fachkompetenter Durchführung und postoperativer Rehabilitation führt die Tiefe Hirnstimulation zu einer deutlichen Verbesserung der Beweglichkeit, der Alltagsaktivitäten und der emotionalen Ausgeglichenheit und übertrifft bei diesen Symptomen die medikamentöse Wirkung. Die gute Wirkung der THS auf motorische Wirkfluktuationen (On-Off), Dyskinesien und Aktivitäten des täglichen Lebens hält über viele Jahre an. Das Fortschreiten der Parkinson-Krankheit kann jedoch durch die Tiefe Hirnstimulation nicht aufgehalten werden. Im weiteren Verlauf können sich die Parkinson-Symptome wieder verschlechtern und es können neue hinzukommen. Nur in Einzelfällen kann auf Medikamente ganz verzichtet werden.

Was darf ich von der Tiefen Hirnstimulation nicht erwarten?

Die Tiefe Hirnstimulation zielt primär auf die Verbesserung der motorischen Störungen (Hypokinese, Rigor, Tremor) und der Wirkungsschwankungen. Es wird über eine Besserung der Dranginkontinenz, der Obstipation, der Schlafstörung (Schlafdauer und -qualität) und der Schmerzen berichtet. Gang- und Standinstabilität mit Freezing-Phasen, autonome Störungen (z. B. orthostatische Hypotonie), sexuelle Funktionsstörungen, Sprech- und Schluckstörungen und vermehrter Speichelfluss werden durch die THS nicht gebessert. Für dopaminerg ausgelöste psychotische Episoden (z. B. Halluzinationen) dürfen Verbesserungen wegen der möglichen Reduktion der dopaminergen Medikation erwartet werden. Ob die THS eine depressive Entwicklung fördert, ist bisher nicht eindeutig geklärt.

Welche Nebenwirkungen können auftreten?

Im weiteren postoperativen Verlauf sind unter der Stimulation kognitive Beeinträchtigungen und depressive Störungen sowie psychosoziale Anpassungsstörungen möglich.

Stimulationsbedingte Nebenwirkungen, z. B. Doppeltsehen, lassen sich teilweise mit der Stimulation benachbarter Nervenbahnen erklären und durch Veränderung der Reizparameter bessern. Artikulationsstörungen mit Heiserkeit (Dysarthrophonie) und vermehrtem Speichelfluss können z.T. der Reduktion der dopaminergen Medikation zugerechnet werden. In einzelnen Fällen wurden ein Blepharospasmus (Lidöffnungsstörung), Dyskinesien und eine Restless-Legs-Symptomatik beschrieben. Häufiger als in der nicht operierten Kontrollgruppe werden verminderte Wortflüssigkeit, apathische Phasen und Fatigue beschrieben. Die Ursache einer teilweise erheblichen Gewichtszunahme ist durch die »motorisch verbesserte Nahrungsaufnahme« allein nicht zu erklären.

Kognitive Leistungseinbußen können durch die THS verstärkt werden, insbesondere bei älteren prämorbiden Patienten. Vorübergehend können sich auch depressive Reaktionen unter der Stimulation verstärken und nach Erhöhung der dopaminergen Medikation wieder bessern. Über einzelne Suizide wurde berichtet, daher muss der behandelnde Neurologe in den Kontrolluntersuchungen nicht nur die motorischen Symptome bewerten, sondern insbesondere auch neurokognitive und psychiatrische Auffälligkeiten (depressive Episode) erfragen.

Die teilweise von Patienten nach der OP geschilderten psychosozialen Veränderungen und Verhaltensauffälligkeiten unter der Tiefen Hirnstimulation (siehe der folgende Bericht) werden weiter wissenschaftlich untersucht und lassen sich noch nicht abschließend bewerten.

Umso wichtiger sind neben einer strengen Indikationsstellung die ausführliche präoperative Psychodiagnostik und die fachkompetente postoperative Betreuung mit engmaschigen neurologisch-psychiatrischen und neuropsychologischen Verlaufskontrollen.

Alexander, 57 Jahre

Wie es mir 12 Monate nach der Operation ging

» *Meine physische Situation hat sich extrem verbessert. Ich möchte meinen, dass ich mir ein Leben ohne Stimulation nicht mehr vorstellen kann. Muss aber auch sagen, dass die Stimulation neben den positiven motorischen Auswirkungen im kognitiven und Gefühlsbereich Nebeneffekte hat. Ohne mich beklagen zu wollen, stelle ich bei mir fest, dass sich mein Charakter verändert hat. Ich bin ängstlicher geworden, vermag keine spontanen Entscheidungen zu treffen, weil immer unlösbare Probleme auftreten. Es kommt mir vor, als stünde ich mir selbst im Weg.* «

Wie es mir heute, neun Jahre unter THS, geht

»*Ich glaube feststellen zu können, dass ich seit zwei Jahren ohne jede Parkinson-Medikation, also nur mit der Tiefen Hirnstimulation, sehr gut zurechtkomme.*

[Anmerkung der Autoren: Zu beachten ist, dass es sich um ein einzelnes Fallbeispiel handelt. Die unter THS nicht selten berichteten Anpassungs-, kognitiven und affektiven Störungen werden derzeit wissenschaftlich untersucht.] «

Was ist eine jejunale Levodopa-Pumpe?

L-Dopa kann als Levodopa-Carbidopa-Gel (LCIG, Levodopa-Carbidopa-Intestinal-Gel) oder zusätzlich in Kombination mit Entacapon (LECIG, Levodopa-Entacapon-Carbido-Dopa-Intestinal-Gel) über eine Sondenpumpe verabreicht werden.

LCIG und LECIG sind in Deutschland zur Behandlung von Parkinson-Patienten im fortgeschrittenen Stadium mit schweren motorischen Fluktuationen und Hyper-/Dyskinesien zugelassen, wenn verfügbare orale Kombinationen von Parkinson-Arzneimitteln nicht zu zufriedenstellenden Behandlungsergebnissen geführt haben.

Vorteil dieser Methode ist eine kontinuierliche Abgabe von L-Dopa mit dauerhafter Stimulation der zentralen Dopaminrezeptoren. Damit soll die pulsatile Dopamin-Stimulation durch die mehrfachen Tablettengaben am Tage vermieden werden, die zu Fluktuationen mit On- und Off-Phasen führt bzw. diese verstärkt. Zusätzlich wird die gestörte Magenmotilität im Rahmen der Parkinson-Erkrankung umgangen, indem das Gel direkt an den Ort der Medikamentenaufnahme appliziert wird. Bedarfsweise sind Bolusgaben, d. h. L-Dopa-Extraportionen über das Pumpensystem vom Patienten individuell steuerbar.

Wie wird das Pumpensystem installiert?

Die Langzeitanwendung erfolgt mit einer tragbaren Pumpe über eine Dauersonde. In einer kleinen lokalen Operation wird ein künstlicher Zugang von außen durch die Bauchdecke zum Magen angelegt (J-PEG, jejunale-perkutane endoskopische Gastrotomie). Die elastische Kunststoffsonde wird in den Zwölffingerdarm (Zwölffingerdarm = Duodenum) oder den oberen Leerdarm (Jejunum) geschoben. Ein Milliliter LCIG enthält 20 mg L-Dopa und 5 mg Carbidopa. LECIG enthält zusätzlich 20 mg Entacapon pro 1 ml.

Bevor eine Dauersonde gelegt wird, überprüft man in der Regel über einige Tage die Wirkung des Gels über eine Nasoduodenalsonde, die durch die Nase bis in den Zwölffingerdarm vorgeschoben wird. In der Langzeitanwendung wird LCIG bzw. LECIG mittels eines tragbaren Pumpensystems und einer wechselbaren Medikamentenkassette in einer Tasche am Körper getragen.

Das dickflüssige Gel erfordert eine starke Pumpe, weswegen das Pumpensystem derzeit noch relativ groß ist. Die Kassetten werden im Kühlschrank aufbewahrt. Während der Behandlung über Nacht sollte die Pumpe abgenommen und auf dem Nachtisch gelagert werden. Auch zum Duschen oder Baden ist die Pumpe abzulegen. Parkinson-Patienten, die mit dieser Therapie behandelt werden, sind in der Regel trotzdem nicht wesentlich in der Durchführung ihrer Alltagsaktivitäten eingeschränkt und können auch sportliche Aktivitäten (Joggen usw.), Theaterbesuche oder Reisen weiter durchführen.

Was ist bei der L-Dopa-Pumpenbehandlung zu beachten?

Voraussetzung für die Anlage einer LCIG/LECIG-Pumpe ist, dass die pflegerische Versorgung der Sondentherapie durch geschultes Personal oder eingewiesene Angehörige gewährleistet ist. Eine enge Kooperation von Neurologen und Gastroenterologen ist notwendig. Es sollten immer auch L-Dopa-Tabletten zur Verfügung stehen, um einen technischen Defekt der Pumpenversorgung zu überbrücken (z. B. Verlagerung der Sonde, Knickbildung, Verstopfung).

Die LCIG/LECIG-Pumpen-Therapie führt zu einer signifikanten Besserung der Beweglichkeit, der motorischen Komplikationen und der Lebensqualität. Verschiedene Studien zeigen, dass LCIG/LECIG bei schweren motorischen Fluktuationen die On-Zeiten deutlich verlängern kann, ohne gleichzeitig schwere Dyskinesien auszulösen. Auch nicht-motorische Störungen wie Müdigkeit, Magen-Darm-Beschwerden, Sexual- und Blasenfunktionsstörungen können sich bessern.

Nebenwirkungen sind nicht selten Sonden-Komplikationen (lokaler Infekt, Verrutschen oder Verstopfen der Sonde). Es kann sich selten eine Polyneuropathie entwickeln. Ansonsten beziehen sich die Nebenwirkungen auf die L-Dopa-Gabe. Nicht selten (bei mehr als einer von zehn Personen) sind laut Beipackzettel Übelkeit, Verstopfung, Schwindelgefühle bei Körperlageänderungen (orthostatische Hypotonie), Angst und Depression.

Wann kommt eine Apomorphin Pen- und Pumpen-Behandlung infrage?

Von allen Dopaminagonisten hat Apomorphin die größte Ähnlichkeit mit körpereigenem Dopamin. Apomorphin kann nicht in Tablettenform verabreicht werden, da es nur zu einem geringen Teil über den Magen-Darm-Trakt aufgenommen wird. Daher ist die subkutane Applikation als Einzelinjektion oder Pumpen-Infusion notwendig (subkutan: Injektionen unter die Haut). Eine sublinguale (unter die Zunge) Applikationsform ist für Off-Episoden in USA zugelassen und für Europa geplant.

Die Zulassung von subkutanem Apomorphin besteht für die Behandlung von ausgeprägten motorischen Fluktuationen mit Dyskinesien bei Patienten, die mit oralen Dopaminergika nicht ausreichend behandelbar sind. In einer Off-Phase setzt die Wirkung innerhalb von 5–15 Minuten nach der Injektion ein und hält ein bis zwei Stunden an.

Apomorphin als Einzelinjektion

Die Einzelinjektion ist für Patienten geeignet, die den Beginn ihrer Off-Symptome erkennen oder zu rasch auftretenden Off-Phasen neigen und bei Bedarf das Medikament selbst injizieren oder durch eine verantwortliche Pflegeperson injizieren lassen können. Die Handhabung ist durch sogenannte Penject-Systeme, wie Zuckerkranke sie kennen, vereinfacht. Die geeignete Dosis muss durch schrittweise Steigerung gefunden werden. Hierfür wird dem Patienten in der Arztpraxis oder im Krankenhaus in einer provozierten Off-Phase (durch morgendliches Weglassen der Parkinson-Medikamente) eine individuelle Dosis angepasst. Da Apomorphin anfangs starke Übelkeit erzeugen kann, wird der Patient zwei bis drei Tage vorbeugend mit einem Antiemetikum behandelt.

Wenn die Einzelinjektionen zwar eine gute Wirkung zeigen, die Patienten aber nur unzureichend einzustellen sind oder zu viele Einzeldosen benötigen, kann die kontinuierliche subkutane Apomorphin-Behandlung mittels einer Injektionspumpe indiziert sein. Die Erstversorgung mit einer Apomorphin-Pumpe erfolgt gewöhnlich in erfahrenen Zentren, die idealerweise auch die weitere ambulante Betreuung begleiten.

Kontinuierliche Apomorphingabe (Minipumpe)

Bei der kontinuierlichen Applikationsform ist die Injektionsnadel in der Haut an einer nicht störenden Körperstelle mit Pflaster fixiert und an einer handlichen Pumpe angeschlossen, die am Gürtel oder an einem Umhängeband getragen wird. Die Infusionen sollten möglichst nur in der Wachphase erfolgen. Die stündlichen Infusionsraten liegen zwischen 1 mg und 4 mg. Zusätzliche Bolusgaben sind bei Bedarf eigenständig möglich.

Welche Nebenwirkungen sind zu erwarten?

Nebenwirkungen sind Übelkeit, Erbrechen, Schläfrigkeit und Blutdruckabfall. Ansonsten entsprechen die Nebenwirkungen denen der übrigen Dopaminagonisten, wobei psychiatrische Nebenwirkungen seltener auftreten sollen. Niedrige Tagesdosierungen haben einen sedierenden Effekt, während höhere Dosierungen eher aktivierend wirken. An den Injektionsstellen können sich allergische Reaktionen, lokale Entzündungen, Verhärtungen, Knotenbildungen und seltener auch Nekrosen ausbilden. Die subkutane Dauerinfusion kann zu einer immunhämolytischen Anämie (Zerstörung der roten Blutkörperchen) führen.

Was ist eine MRT-gesteuerte fokussierte Ultraschallbehandlung?

Bei der Magnetresonanz-Tomographie (MRT)-gesteuerten, hochfokussierten Ultraschallbehandlung (MRgFUS) handelt es sich um ein neues nicht-invasives Verfahren: Ohne einen operativen Eingriff verödet fokussierter Ultraschall durch die intakte Schädeldecke hindurch vorbestimmte Zielpunkte im Gehirn. Das Verfahren wurde 2016 in den USA für den essenziellen Tremor (ET) und 2018 für das tremordominante Parkinson-Syndrom zugelassen und wird derzeit auch für die hochgradig asymmetrische Parkinson-Krankheit angewendet. Weltweit ist die MRgFUS bei über 3 500 Patienten überwiegend mit ET durchgeführt worden. Im Mai 2021 hat der gemeinsame Bundesausschuss den Nutzen der MRgFUS anerkannt. In Europa besteht die Zulassung über die CE-Zertifizierung. In Deutschland wird diese Behandlungsmethode derzeit in den Universitätskliniken Bonn und Kiel angeboten.

Wie funktioniert die MRT-gesteuerte Ultraschallbehandlung?

In einem helmähnlichen Ultraschallwandler sind ringförmig über 1024 kleine Ultraschallquellen installiert. Die steuerbaren gebündelten Ultraschallwellen können millimetergenau unter MRT-Kontrolle auf Zielstrukturen im Gehirn fokussiert werden. So kann am Zielort Wärme (55–60 °C) erzeugt werden, die die adressierten Strukturen verödet. In der helmartigen Apparatur ist eine Wasserkühlung eingebaut, die die Schädeldecke kühlt. Die durch gebündelten Ultraschall erzeugten Temperaturen in der Zielstruktur sind von der Knochendichte und diese wiederum von der Knochentemperatur anhängig. Eine operative Eröffnung der Schädeldecke ist nicht erforderlich.

Wie läuft die MRT-gesteuerte fokussierte Ultraschallbehandlung ab?

Die Behandlung erfolgt am wachen Patienten im MRT (MRT-Raum). Metallische Implantate stellen gewöhnlich eine Kontraindikation dar. Der Kopf wird in einem stereotaktischen Rahmen fixiert, wie bei der Tiefen Hirnstimulation. Durch eine Probeerwärmung können zunächst Wirkung und unerwünschte Symptome geprüft werden. Temperaturen von 47–50 °C führen zu einer Funktionsunterbrechnung der Hirnzellen, nicht aber zur Schädigung von Hirngewebe. Über einen Signalgeber in der Hand kann der Patient sofort die Prozedur stoppen. Es werden bestimmte Bewegungen und Haltepositionen geprüft, die für den Patienten tremorauslösend oder -fördernd sind. Hierzu zählen z. B. der Finger-Nase-Versuch, der Vorgang, einen Becher zum Mund führen, usw. Gleichzeitig wird nach nicht-motorischen Nebenwirkungen gefragt. In weiteren Schritten wird dann die Temperatur in 6 bis 20 Schritten graduell auf 57–60 °C erhöht, was zu einer irreversiblen Schädigung des angesteuerten kleinen Hirnareals führt. Das strukturelle Läsionsareal beträgt ca. 0,4 cm Kubikzentimeter. Die Behandlung erfolgt nur auf einer Hirnseite. Der gesamte Vorgang dauert insgesamt etwa drei Stunden.

Welche Nebenwirkungen im Gehirn sind zu erwarten?

Die meisten Nebenwirkungen wurden als leicht oder mittelschwer eingestuft und bildeten sich bei den meisten Patienten innerhalb eines Monats zurück. Selten wurde über Schwindel, Geschmacks- und Sprachstörungen, Müdigkeit und Erbrechen geklagt.

Häufige Nebenwirkungen

- Gleichgewichts- und Gangstörungen (26 %)
- Taubheitsgefühle und Kribbeln (33 %)
- Kopfschmerzen (51 %)

Motorische Langzeitkomplikationen

In den ersten Jahren der Parkinson-Krankheit gestaltet sich die Therapie für den Arzt und den Patienten relativ unkompliziert (»Patient und Arzt sind zufrieden«).

Die dopaminerge Therapie zeigt anfangs eine prompte Wirkung, sodass Betroffene ihre Beweglichkeit zurückgewinnen und eine befriedigende Lebensqualität erreichen. Diese Phase wird auch »Honey-moon«-Phase genannt.

Einige Jahre nach Beginn der dopaminergen Therapie bilden sich jedoch bei den meisten Parkinson-Patienten in unterschiedlicher Ausprägung motorische und nicht-motorische Störungen aus, die als Langzeitkomplikationen bezeichnet werden.

Bei den motorischen Langzeitkomplikationen handelt es sich um eine Wirkungsabnahme der einzelnen dopaminergen Dosis (»Wearing-off«), um motorische Fluktuationen mit dem Wechsel von guter und schlechter Beweglichkeit (»On-Off«), um Freezing-Episoden und um Phasen von Überbewegungen (Hyperkinesen, Dyskinesien).

In den folgenden Kapiteln möchten wir Ihnen vermitteln, dass es zu Langzeitkomplikationen mit raschem Wechsel der Beweglichkeit (Fluktuationen; lat. fluctuare = schwanken) kommen kann.

Langzeitkomplikationen mit motorischer Unterbeweglichkeit

In den nachfolgenden Abschnitten sollen unterschiedliche Phasen einer eingeschränkten Beweglichkeit beschrieben werden.

Motorische Langzeitprobleme

Wirkungsfluktuationen	Dyskinesien (Überbewegungen)	Dystonien (krampfartige Muskelverspannungen)
Wearing-off / End-of-Dose-Akinese/ Frühmorgendliche Akinese, Nächtliche Akinese, Akinese nach dem Essen (postprandiale Akinese) (Akinese soll in diesem Zusammenhang nicht *vollständige* Bewegungsunfähigkeit heißen.)	On-Dyskinesien (in Phasen guter Beweglichkeit): Peak-Dose-Dyskinesien (an der Spitze des Wirkspiegels), Plateau-Dyskinesien (dauern bis zum Off), Biphasische Dyskinesien	Frühmorgen-Dystonie (»Early-Morning«-Dystonie), Fußdystonie, On-Dystonie (Peak-Dose-Dystonie, bei guter Beweglichkeit), Off-Dystonie (bei schlechter Beweglichkeit am Tage)
On-off-Phasen		
Freezing		

Was bedeuten »wearing-off« und »end of dose«?

Bei Parkinson-Patienten ist bei Krankheitsbeginn und in den ersten Jahren der Erkrankung die Dopaminspeicherfähigkeit in den Nervenendigungen noch intakt. Wir haben erwähnt, dass L-Dopa eine relativ kurze Halbwertszeit von etwa 90 Minuten hat. »Halbwertszeit« heißt, dass in dieser Zeit der Wirkstoffspiegel der Substanz auf die Hälfte des Ausgangswertes abgesunken ist. Dennoch reicht im frühen Stadium der Erkrankung z. B. die dreimalige Einnahme eines L-Dopa-Präparates aus, um ein gleichbleibendes Dopaminangebot zu erreichen. Dies ist möglich, weil L-Dopa in Bläschen innerhalb der Nervenendigungen gespeichert und bedarfsgerecht angepasst ausgeschüttet werden kann. Im fortgeschrittenem Krankheitsverlauf kann die abfallende L-Dopa-Plasmakonzentration nicht mehr kompensiert werden (Abbildung, Seite 161).

Der weiter fortschreitende Untergang von Nervenendigungen führt naturgemäß auch zu einer zahlenmäßigen Minderung der Speicherbläschen und damit zu einem geminderten körpereigenen Dopaminangebot. Wie in der Abbildung (Seite 162) schematisch dargestellt, können auch serotonerge Neurone exogen zugeführtes L-Dopa aufnehmen und decarboxylieren. Dopamin wird jedoch unkontrolliert dem postsynaptischen Rezeptor zugeführt, da es weder rückresorbiert noch gespeichert werden kann. Eine bedarfsgerechte, dosierte postsynaptische Stimulation ist auf diesem Wege also nicht mehr möglich. Die unkontrollierte Ausschüttung von Dopamin ist ein wesentlicher Faktor für die Auslösung von Überwegungen, die sich als Hyper-

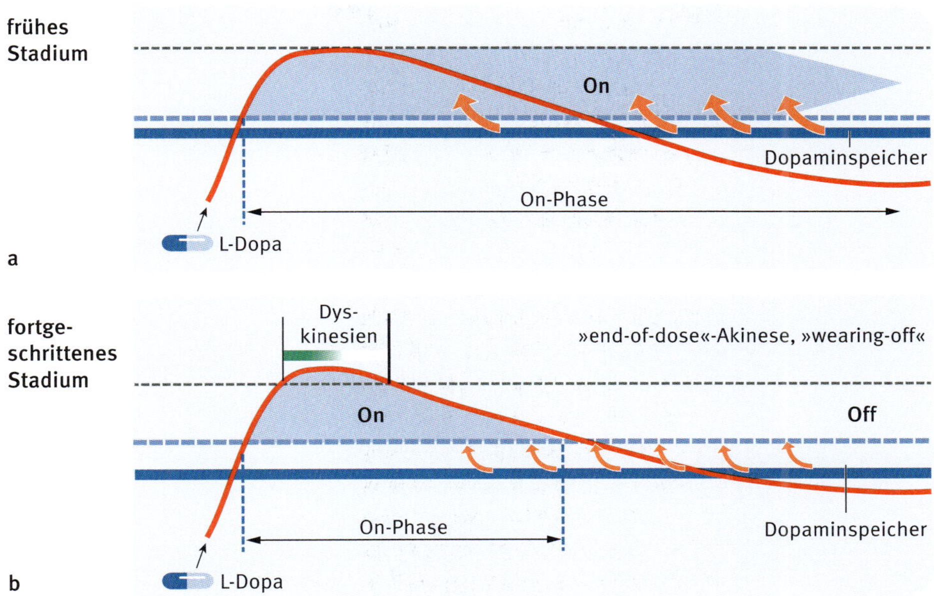

Zu Beginn der Erkrankung kann der abfallende Dopaminspiegel noch durch hirneigene Dopaminbildung kompensiert werden (a).
Im fortgeschrittenen Krankheitsverlauf kann die abfallende L-Dopa-Plasmakonzentration nicht mehr kompensiert werden, sodass erste Fluktuationen auftreten (»Wearing-off-«, »End-of-Dose«-Akinese). In der Anflutungsphase können Dyskinesien (Überbewegungen) auftreten (b).

kinesen und Dyskinesien zeigen. Die Hyperkinesen können im Bereich der oberen Extremitäten so ausgeprägt sein, dass in dieser Phase kein koordinierter bzw. gezielter Gebrauch der Hände bzw. der Arme möglich ist. Die Beine sind seltener von Hyperkinesen betroffen, können aber die Stand- und Gangstabilität beeinträchtigen. Um eine Überflutung mit dem Botenstoff Dopamin zu mildern, ist oft eine Medikamentenreduktion notwendig. Leider ist dann auch eine verminderte Beweglichkeit die Folge. Wie die Abbildung (Seite 162) zeigt, ist die glutamaterge Synpse bei Parkinson-Kranken nicht geschädigt. Glutamaterg wirksame Substanzen können die postsynaptische Stimulation beeinflussen.

Die Wirkdauer verkürzt sich entsprechend der Wirkdauer von L-Dopa zunehmend. Der Patient spürt eine Abnahme seiner Beweglichkeit, bevor er die nächste Tablette einnimmt, also am »Ende seiner Dosis«. Daher die Bezeichnung »End-of-Dose-Akinese«, die in der

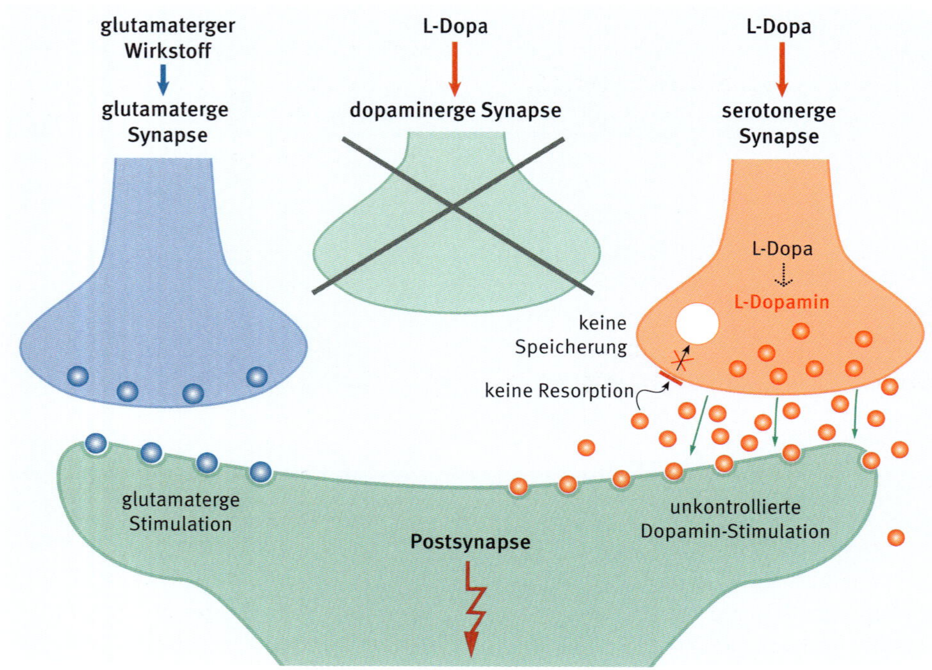

Nach Untergang der dopaminergen Synapsen ist die Stimulation nur noch über serotonerge und glutamaterge Synapsen möglich. Eine Dopaminspeicherung ist nicht möglich.

Regel eine Unterbeweglichkeit (Bradykinese) und keine Unbeweglichkeit (Akinese) bedeutet. Wenn die hirneigene Dopaminproduktion ganz ausfällt, bleibt nur noch die Wirkung des zugeführten L-Dopa mit seiner Halbwertszeit von 90 Minuten, sodass nach längstens drei Stunden keine Wirkung mehr erwartet werden kann.

Eine weitere Bezeichnung für das Phänomen einer nachlassenden Wirkdauer ist »wearing-off« (engl. Nachlassen). Als Ursache für die verkürzte Wirkdauer werden zusätzlich eine veränderte Empfindlichkeit der Dopamin-Rezeptoren und ein hemmender Einfluss anderer Rezeptoren auf die Reizweiterleitung angesehen. Die Bezeichnung »wearing-off« wird in der Praxis sowohl für das Auftreten motorischer Beeinträchtigungen als auch für nicht-motorische Störungen (psychische, vegetative, und sensorische Störungen) bei Wirkungsminderung benutzt.

Was sind Fluktuationen mit »on« und »off«?

Der Wechsel von guter zu schlechter Beweglichkeit wird gern mit der treffenden englischen Bezeichnung »On-off-Phänomen« beschrieben. Patienten berichten, dass sie sich phasenhaft »motorisch wie abgeschaltet« (»off«) fühlen, dann jedoch können sie sich wieder bewegen (»eingeschaltet« = »on«). Die Bezeichnung »on-off« sollte im engeren Sinne nur für dosisunabhängige Schwankungen der Beweglichkeit genutzt werden, wird aber auch allgemein für eine »nicht-motorische Befindlichkeit« gewählt (»Ich fühle mich im Off oder im On«). Bei den meisten Patienten bezieht sich »on-off« also auch auf nicht-motorische Funktionsstörungen (z. B. Stimmung, Kognition, Schmerz und Vegetativum).

Was sind dosisunabhängige, paroxysmale »On-off«-Phänomene?

Mit Fortschreiten der Erkrankung kann der Wechsel von guter und schlechter Beweglichkeit auch ganz unabhängig von Einnahmezeitpunkt und Dosis der Parkinsonmedikation sein, also unvorhersehbar und anfallsweise (= paroxysmal) auftreten. Die Bradykinese im »Off« ist meist stark ausgeprägt und die nachfolgende »On«-Phase wird nicht selten von Dyskinesien begleitet. Als Ursache wird neben dem Verlust der Speicherfähigkeit der präsynaptischen Neurone auch eine gestörte L-Dopa-Resorption über den Magen-Darm-Trakt angenommen. Bei krankheitsbedingter Magenentleerungsstörung (Gastroparese) und gleichzeitiger eiweißreicher Mahlzeit kann es zu einem verzögerten (»Delayed-on«) oder gänzlich fehlenden (»No-on«) Effekt nach der L-Dopa-Medikation kommen. Die Verschlechterung der Beweglichkeit nach dem Mittagsessen hängt mit der verzögerten Resorption von L-Dopa im Darm zusammen.

Welche Therapiestrategien werden bei Fluktuationen empfohlen?

Solange eine Abhängigkeit der Fluktuationen von der Medikamenteneinnahme besteht (End-of-Dose-Akinesien, Wearing-off), sind die Chancen für eine erfolgreiche Behandlung gut. Die erste Strategie zielt auf ein gleichmäßigeres Dopamin-Angebot ab, das durch die Umstellung der L-Dopa-Medikation (Verkürzung der Dosierungsabstände, bei Reduktion der Einzeldosen, lösliches L-Dopa) und durch Hemmung des Dopamin-Abbaus (COMT-Hemmer, MAO-B-Hemmer, Safinamid) erreicht werden kann.

Der zweite therapeutische Ansatz besteht in der zusätzlichen Gabe eines Dopaminagonisten mit möglichst langer Halbwertszeit. Zur Umgehung des Magen-Darm-Traktes kann der Einsatz eines Dopaminagonsiten-Pflasters (Rotigotin) erwogen werden. Falls bereits eine Kombinationsbehandlung durchgeführt wird, sollte die Dopaminagonisten-Dosis erhöht und gleichzeitig die L-Dopa-Dosis vermindert werden. Bei starken Fluktuationen kann die Indikation für eine L-Dopa-Sonde, eine Apomorphin-Pumpe oder die Tiefe Hirnstimulation diskutiert werden.

Was ist eine frühmorgendliche Akinese?

Die Nacht ist bei Patienten die Phase eines »langen Medikamentenentzugs«, sodass sich mit weiterem Fortschreiten der Erkrankung die Wirkungsminderung (besonders von L-Dopa) zunächst nachts (»nächtliche Akinese«) bzw. in den frühen Morgenstunden bemerkbar macht (»Frühmorgendliche Akinese«). Zu der verminderten Beweglichkeit am Morgen können sich schmerzhafte Muskelverkrampfungen (»frühmorgendliche Dystonie«, »Off-Dystonie«) gesellen.

Unabhängig davon kann es tagsüber zu oft schmerzhaften Verkrampfungen in der An- bzw. Abflutungsphase der dopaminergen Medikation kommen.

Welche Wirkungsfluktuationen gibt es?

- »wearing-off«: Nachlassen der dopaminergen Wirkung am Ende der Einnahmeintervalle
- »on-off«: Aussetzen der dopaminergen Wirkung mit oder ohne Bezug zu den Einnahmeintervallen
- Peak-Dose-Hyperkinesen: Hyperkinesen (Überbewegungen) in Phasen hoher Dopaminspiegel mit stärkster dopaminerger Stimulation
- schmerzhafte Dystonien: unwillkürliche, oft schmerzhafte Verkrampfungen in der An- bzw. Abflutungsphase der dopaminergen Wirkung

Mögliche medikamentöse Maßnahmen bei Wirkungsfluktuationen

Bei Wirkungsfluktuationen stehen Ihrem Arzt verschiedene medikamentöse Maßnahmen zur Verfügung, aus denen er die für Sie besten auswählen wird.

Bei L-Dopa-Monotherapie:

- Erhöhung der Zahl der L-Dopa-Tagesdosen
- Reduktion der Einzeldosis
- Verkürzung der Einnahmeintervalle
- zusätzliche Gabe eines Dopaminagonisten

Bei Kombinationstherapie L-Dopa/Dopaminagonisten:

- Erhöhung der Dopaminagonisten-Dosis
- Reduktion der L-Dopa-Dosis
- Umstellen auf ein Dopaminagonisten-Retard-Präparat oder -Pflaster
- zusätzlich COMT-Hemmer
- zusätzlich MAO-B-Hemmer
- zusätzlich Glutamatantagonist
- zusätzlich Safinamid (MAO-B-Hemmer/Glutamatantagonist)

Kinesia paradoxa

Selten kann es bei sonst stark bewegungseinschränkten Parkinson-Patienten in Phasen extremer psychischer Belastung zu »normalen Bewegungsabläufen« kommen. Als »Kinesia paradoxa« wird beschrieben, dass in Brand- oder Flutkatastrophen sonst gangbeeinträchtigte oder rollstuhlpflichtige Parkinson-Patienten plötzlich zu Fuß flüchten konnten. Möglicherweise kann durch ganz besondere Reize automatisiert ein spezielles Fluchtprogramm in den Basalganglien abgerufen werden. Da liegt die Idee natürlich nahe, dass man in Zukunft vielleicht bei der Tiefen Hirnstimulation eine entsprechende Lokalisation in den Hirnzentren registriert und automatisiert bedarfsgerecht eine »Anti-Freezing-Stimulation« eingeleitet wird.

- bei frühmorgendlicher Akinese: lösliches oder inhalatives L-Dopa
- bei nachmittäglicher Akinese: lösliches oder inhalatives L-Dopa
- bei nächtlicher Akinese: L-Dopa-Retard am Abend oder lang wirksamer Dopaminagonist

Immer sind Ihr biologisches Alter und Ihre Begleiterkrankungen zu berücksichtigen. Bei jüngeren Patienten ohne wesentliche Begleiterkrankungen wird man eine Höherdosierung des Dopaminagonisten vorziehen. Bei älteren, multimorbiden Patienten wird man eher eine Komedikation mit einem COMT-Hemmer, einem MAO-B-Hemmer oder Safinamid erwägen. Wenn man die Dosisintervalle von L-Dopa verkürzt und die Einzeldosis reduziert, sollten sie nicht zu niedrig dosiert sein (Schwellendosis: 50 mg).

Bei paroxysmalen (dosisunabhängigen) On-off-Phasen ist der Therapieerfolg unter den genannten Maßnahmen oft gering, sodass eine apparativ gestützte Therapie als Pumpentherapie (subkutane Infusionen von Apomorphin, Seite 156) bzw. Levodopa/Carbidopa-Sondenversorgung (Seite 154) oder die Tiefe Hirnstimulation (Seite 144) zu diskutieren sind.

Allgemeine Hinweise für Wirkungsschwankungen

In Off-Phasen sollten Sie überlegen, ob Sie nicht bestimmte Tätigkeiten verschieben können, z. B. nicht gerade einen Treppengang machen, sondern auf die On-Phase warten. Denken Sie daran, dass Ihre Stand- und Gangstabilität, die normalerweise unbewusst gesteuert wird, »im Off« Ihre ganze Konzentration benötigt. Lassen Sie sich nicht ablenken! Die Bewegung muss mehr »vom Kopf ausgehen«, d. h. bewusst und konzentriert erfolgen.

Achten Sie darauf, dass Ihre Füße beim Gehen nicht zu eng nebeneinanderstehen (breitbasiger Gang). Konzentrieren Sie sich zwischendurch immer wieder auf das Gehen und heben Sie bewusst Ihre Füße vom Boden. Passen Sie bei Drehbewegungen auf, da diese häufiger mit Stürzen verbunden sind. Wenn das Gehen ins Stocken gerät, bleiben Sie stehen und leiten den nächsten Schritt mit einem (inneren) Kommando ein.

Um Stürzen vorzubeugen, versuchen Sie nicht, während des Gehens eine weitere Tätigkeit auszuführen, z. B. den Regenschirm aufzuspannen. Bleiben Sie kurz stehen, öffnen Sie den Schirm und gehen Sie dann weiter. Auch das Sprechen mit der Begleitperson kann die Sturzgefahr erhöhen (»stop walking when talking« – also stehen bleiben, wenn Sie sprechen wollen), d. h. lassen Sie sich beim Laufen nicht ablenken. Sagen Sie der Begleitperson, dass Sie sich auf das Gehen konzentrieren müssen, haken Sie sich bei Ihrer gehfähigen Begleitperson unter und/oder benutzen Sie einen Stock.

Was bedeutet »Freezing«?

»Freezing« bedeutet eine plötzliche Bewegungsblockade der unteren Extremitäten. Betroffene Patienten berichten, dass sie sich in diesen Momenten »wie angeklebt« oder »eingefroren« fühlen, daher auch die Bezeichnung »Freezing-Phänomen« (engl. freeze = einfrieren). »Freezing« bezieht sich vorwiegend auf eine Blockade des Gehens (»freezing of gait«, FOG), kann aber auch den Sprachfluss betreffen (»freezing of speech«). Am Anfang dieses Buches hatten wir kurz über eine Programmierungsstörung der Willkürmotorik in den Basalganglien gesprochen. Im Moment des Freezings scheint das Programm plötzlich zu haken. Am Computer hilft dann oftmals nur die Reset-Taste. Wir zeigen Ihnen einige Hilfsmittel, wie Sie Ihr Bewegungsprogramm wieder neu starten können.

Die Phase der Bewegungsblockade setzt plötzlich ein und hält meist nur Sekunden an. »Freezing« kann aus dem normalen Gehen heraus ohne Vorboten auftreten. Freezing-Risiko-Situationen sind jedoch auch die Ganginitiierung (Start), beabsichtigte Richtungsänderungen (Wendebewegungen) und vermeintliche Engstellen (z. B. Gänge, Türschwellen). Freezing-Episoden sind mit einem hohen Sturzrisiko verbunden. Angst und Stress können Triggerfaktoren für »Freezing« sein. Freezing-Episoden können mehrmals täglich auftreten und werden von den Betroffenen als äußerst unangenehm empfunden. Gefährdet sind Parkinson-Patienten z. B., wenn sie ein »Freezing« beim Überqueren der Straße oder Verlassen von Verkehrsmitteln entwickeln.

Die genauen pathophysiologischen Mechanismen und die letztliche Ursache der Freezing-Episoden sind nicht geklärt.

Wie kann ich Freezing-Episoden überwinden?

Von Ihnen als Betroffenen haben wir Ärzte gelernt, wie Sie mit besonderen Tricks bzw. Triggermechanismen versuchen, Ihre Blockaden (Freezing) zu lösen. Es kann sich dabei um akustische, visuelle oder haptische Trigger handeln. Das Training mit Triggern nennt man Cueing (engl. Cueing = Hinweise geben).

Es kann auch eine Kombination von Triggern genutzt werden (kurzer Schlag mit der Hand auf den Oberschenkel und lautes Kommando »Los!«). Weitere Hilfen sind das bewusste Entspannen der Beinmuskulatur kurz vor dem Aufstehen von einem Stuhl, das mehrmalige Hin- und Herschaukeln mit dem Oberkörper vor dem ersten Schritt, das Anziehen der Knie, die Vorstellung einer kleinen Stufe und vieles mehr. Ihrem Einfallsreichtum sind da keine Grenzen gesetzt. Probieren und trainieren Sie verschiedene Techniken zunächst zu Hause, Ihre Angehörigen zeigen sicherlich Verständnis. Außerhalb Ihrer häuslichen Umgebung reicht es manchmal schon, sich den Ablauf einer hilfreichen Technik vorzustellen, einen Hinweisreiz also im Geiste ablaufen zu lassen, um dann besser starten zu können.

Einer unserer Patienten hatte sich vor vielen Jahren an seinem Gehstock eine kleine klappbare Stange angebracht, die als optische Hilfe seine Starthemmung minderte. Wenn der erste Schritt nicht gelingen wollte, stellte er den Stock mit abgeklappter Stange vor den Fuß und konnte so das Gehen einleiten (eine derartige Hilfe war später im Handel als »Anti-Freezing-Stock« erhältlich). Oft reicht

Sensorische Trigger zum Lösen von Blockaden

Hier eine Auswahl an Mechanismen, um das »Freezing« zu lösen:

akustisch

- kurze energische Eigen- oder Fremdkommandos (wie »Auf!«, »Los!«)
- lautes Zählen (»1 und 2 und 3«)
- Klatschen
- Marschmusik

visuell

- Bodenmarkierungen
- kleine Hindernisse
- über den Schuh des Partners steigen
- über den umgekehrten Gehstock steigen

haptisch

- kurz auf den Oberschenkel klatschen

es auch, einen Spazierstock oder einen Stockschirm umzudrehen und den auf dem Boden stehenden Handgriff als optische Starthilfe zu nutzen.

In der Wohnung können Sie vorhandene Bodenmarkierungen nutzen, wie z. B. Fliesen, Parkettleisten oder Klebestreifen in Schrittlänge anbringen. Im Handel gibt es Laserpointer, mit denen Sie jeweils einen Zielpunkt auf dem Boden vor sich markieren und so den ersten Schritt einleiten können. Eine neuere Methode ist die sogenannte »Anti-Freezing-Brille«, die bewegliche horizontale Lichtbalken in die äußeren Gesichtsfelder projiziert. Ein spezielles Anti-Freezing-Training (z. B. Münchener Anti-Freezing-Training) kann stationär eingeübt werden, muss aber ambulant weitergeführt werden.

Helfen Parkinson-Medikamente bei »Freezing«?

Die medikamentöse Freezing-Therapie ist schwierig. Wenn motorische Blockaden in der Off-Phase auftreten (»Off-Freezing«), kann versucht werden, durch eine Optimierung (auch Maximierung) der dopaminergen Medikation eine Besserung zu erreichen. Hier kommen die oben beim »Wearing-off« genannten Maßnahmen zur Anwendung.

Apomorphin kann als schnell wirksamer, starker Dopaminagonist selbst oder vom Angehörigen in entsprechenden Phasen wie eine Insulinspritze beim Diabeteskranken verabreicht werden (Seite 156). Bei gutem Ansprechen der bedarfsweisen Spritzengabe kann Apomorphin auch via Pumpe als Dauerinfusion verabreicht werden. Alternativ sind in Zentren auch der Einsatz einer intestinalen Levodopa-Pumpe und die Tiefe Hirnstimulation zu diskutieren. Der Therapierfolg beim Freezing ist allerdings leider oft nur gering ausgeprägt.

Ein »On-Freezing« ist selten und besonders bei Patienten zu finden, die längere Zeit unter einer relativ hoch dosierten L-Dopa-Medikation standen. Medikamentös und auch durch die Tiefe Hirnstimulation ist beim On-Freezing keine Besserung zu erwarten.

Wenn Freezing-Episoden unter der Tiefen Hirnstimulation auftreten, kann durch Veränderungen der Stimulationsparameter eine Besserung erreicht werden.

Wie kann ich Stürzen vorbeugen (Sturzprophylaxe)?

Jeder vierte Parkinson-Patient erleidet im fortgeschrittenen Krankheitsstadium folgenschwere Stürze, die oft zu Schenkelhalsfrakturen führen. Als Erstes wird Ihr Neurologe Ihren Medikamentenplan überprüfen und auch nach verursachenden Medikamenten fahnden, die Sie für Ihre Begleiterkrankungen einnehmen (müssen).

Versuchen Sie nicht, in Freezing-Phasen unbedingt weitergehen zu wollen, sondern warten Sie und nutzen Sie einen festen Halt. Überprüfen Sie, ob eine Gehhilfe, ein Rollator oder ein Gehwagen Ihr Sturzrisiko im Haus und außerhalb mindern kann. Hilfreich ist das Training der Gleichgewichtsregulation bei Pulsionen (siehe oben) in einem sogenannten »Schubstraining«. Bodenmarkierungen und mehrfache Haltegriffe an den Wänden sind zu prüfen. Zum Schutz vor Knochenbrüchen werden Hüftprotektoren und als Schutz vor Schädel-Hirn-Traumen Schutzhelme eingesetzt. Plattformen zur Erzeugung von Ganzkörperschwingungen erreichen nur kurzfristige prophylaktische Wirkungen.

Langzeitkomplikationen mit motorischer Überbeweglichkeit

Im Gegensatz zu den eben beschriebenen Komplikationen mit eingeschränkter Beweglichkeit gibt es auch verschiedene Formen der Überbeweglichkeit.

Was sind hyperkinetische Phänomene, Dyskinesien und Dystonien?

Mit zunehmender Behandlungs- und Krankheitsdauer treten bei vielen Parkinson-Patienten unter der dopaminergen Therapie abnorme unwillkürliche Bewegungen (Überbewegungen = Hyperkinesen, Dyskinesien) auf. Risikopatienten sind besonders Patienten mit früher Manifestation der Parkinson-Krankheit. In den ersten Jahren der Behandlung korrelieren die Überbewegungen mit der Medikamenteneinnahme, können im weiteren Krankheitsverlauf jedoch auch unabhängig davon auftreten. Nach ihrem Erscheinungsbild werden die hyperkinetischen Phänomene in Dyskinesien und Dystonien unterteilt. Ein möglicher Faktor für das Auftreten von Dyskinesien ist die intermittierende pulsatile Rezeptorstimulation durch die einzelnen Tagesdosen der verabreichten Dopaminergika, vornehmlich Levodopa mit relativ kurzer Halbwertzeit.

Dyskinesien/Dystonien

Bei den Dyskinesien (griech. dyskinetos = schwer zu bewegen) handelt es sich um abnorme, unwillkürliche Bewegungen vorwiegend der Arme, des Schultergürtels, des Kopfes und seltener der Beine. Vom Erscheinungsbild her werden choreatische und dystone Dyskinesien unterschieden (Chorea und Dystonie sind neurologische Krankheitsbilder, die mit Überbewegungen einhergehen).

Choreatische Dyskinesien zeichnen sich durch unregelmäßige, plötzlich einschießende, kurze abnorme Bewegungen aus. Mit den Fingern bzw. der Hand werden ruckartige nestelnde Bewegungen durchgeführt, die häufig in Willkürbewegungen eingebunden werden, um die Bewegungsstörung zu maskieren.

Eine Dystonie (griech. dys =schwer/ falsch, tonos= Spannung) beschreibt eine unwillkürliche und anhaltende Anspannung und Verdrehbewegung einzelner Körperteile (fokale) oder von ganzen Körperabschnitten (segmental/generalisiert). Dystone Dyskinesien sind eher langsame, zähflüssige, teilweise auch drehende Bewegungen. Die Kombination von choreatischen und dystonen Bewegungsstörungen ist nicht selten.

In Abhängigkeit von der L-Dopa-Konzentration im Plasma können Dyskinesien sowohl bei hohen L-Dopa-Spiegeln (On-Dose-Dyskinesien), bei niedrigen L-Dopa-Spiegeln (Off-Dose-Dyskinesien) oder bei ansteigendem und bei absteigendem Dopaminspiegel (biphasische Dyskinesien) auftreten.

Wirkungsfluktuationen in Abhängigkeit vom Dopaminspiegel

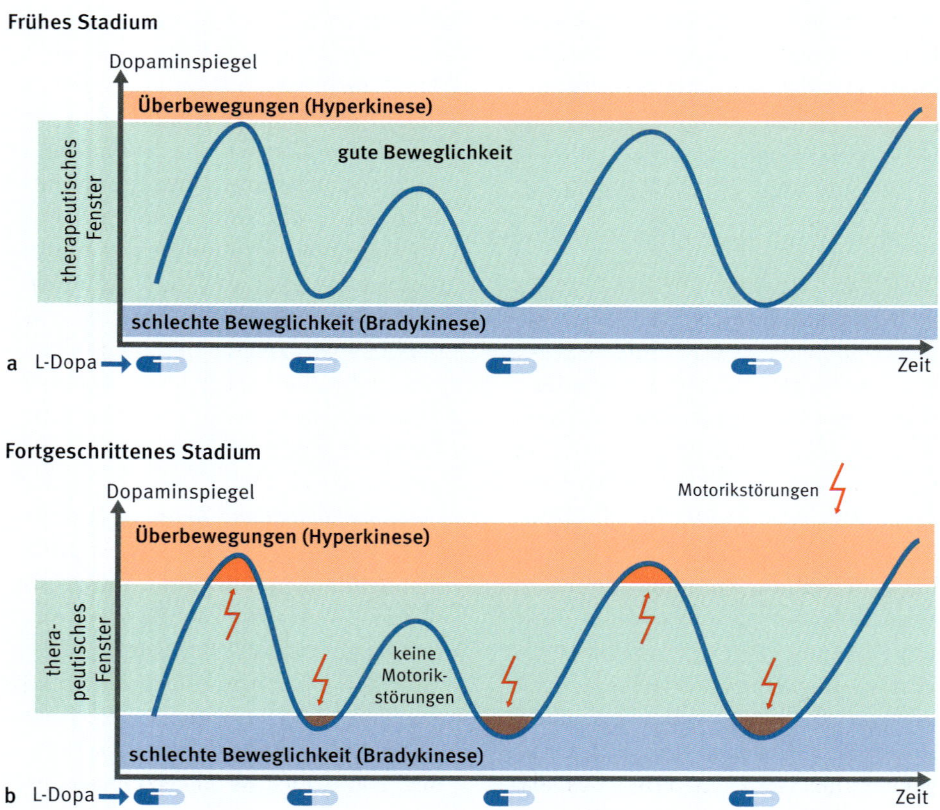

Was ist die Ursache von Dyskinesien?

Im Anfangsstadium der Erkrankung kann zugeführtes L-Dopa als Dopamin in den noch erhaltenen Nervenzellen gespeichert und bei Bedarf freigesetzt werden (= kontinuierliche physiologische Stimulation). Nach weiterem Zelluntergang übernehmen auch andere Zellen (serotonerge Neurone) die Aufnahme und Umwandlung in Dopamin. Diese Zellen besitzen allerdings keine Speicherfähigkeit, sodass L-Dopa bzw. Dopamin entsprechend seiner Konzentration schubartig (pulsatil) freigesetzt wird. Die pulsatile dopaminerge Rezeptorstimulation wird als ein wesentlicher Faktor für Dyskinesien diskutiert, die aber auch unabhängig von der dopaminergen Medikation auftreten kann.

Die Abbildung (Seite 170) zeigt, dass im frühen Stadium trotz schwankender Dopaminspiegel eine relativ gute Beweglichkeit erreicht werden kann (breites therapeutisches Fenster). Mit zunehmendem Abbau dopaminerger Nervenzellen wird das therapeutische Fenster immer enger. Es zeigen sich Überbewegungen bei Dopaminüberschuss und geminderte Beweglichkeit bei niedrigen Dopaminspiegeln.

Weitere mögliche Faktoren für Dyskinesien sind die funktionelle Reduktion von Dopamin-Rezeptoren nach vorangegangener hoher L-Dopa-Gabe und das relative Ungleichgewicht mit dem Botenstoff Glutamin.

Wie zeigen sich choreatische Dyskinesien?

Erste Dyskinesien treten oft auf, wenn der höchste L-Dopa-Spiegel (engl. peak, Spitze) im Blut erreicht ist, also eine bis eineinhalb Stunden nach der Medikamenteneinnahme (Peak-Dose-Dyskinesie). Diese zeigen sich anfangs meist nur kurz als choreatische Dyskinesien. Hyper- oder Dyskinesien stellen sich als unwillkürliche, motorische Überbewegung dar. Der Patient erscheint nach außen unruhig, manchmal »zappelig« und bewegt in auffälligem Maß den Kopf, den Rumpf oder die Extremitäten. Hierbei windet oder dreht sich ein Arm oder ein Bein, der Körper kann als Ganzes schwanken. Selten kann eine Dyskinesie im Gesicht auch als Grimassieren erscheinen. Äußere Stressoren oder Aufregung verstärken Dyskinesien deutlich. Wenn die Dyskinesie über die gesamte Phase der guten Beweglichkeit andauert, spricht man von einer »On-Dyskinesie«. Mit dystonen Bewegungen gekoppelte choreatische Dyskinesien können selten auch in der Anflutungs- und Abflutungsphase der Wirksubstanz als biphasische Dyskinesien auftreten. Parkinson-Patienten empfinden Hyperkinesien häufig als angenehmer als Phasen mit Steifigkeit und Akinese. Dystone Dyskinesien können jedoch auch als unangenehm oder schmerzhaft wahrgenommen werden.

Welche Maßnahmen werden bei Dyskinesien eingeleitet?

Peak-Dose-Dyskinesien sind die häufigsten Dyskinesien und treten meist auf, wenn der L-Dopa-Spiegel am höchsten ist. Folglich zielt die Behandlung auf einen gleichmäßigeren L-Dopa-Spiegel mit möglichst wenigen Spitzen. Das bedeutet kürzere Dosisintervalle, wobei die Einzeldosen zwar niedriger, jedoch noch effektiv sein müssen. Das Einhalten von häufigen Einzeldosen (> 4) ist erfahrungsgemäß oft schwer durchzuhalten. In diesen Fällen ist die geräteunterstützte Therapie mit subkutaner Apomorphin- oder intestinaler Levodopa-Gel-Infusion zu überlegen, aber auch die Indikation zur Tiefen Hirnstimulation ist zu diskutieren.

Da Peak-Dose-Dyskinesien oft mit Phasen guter Gesamtbeweglichkeit verbunden sind und anfangs auch nicht stark ausgeprägt sind, klagen weniger die Patienten selbst als vielmehr die Angehörigen, die sich durch die psychosoziale Stigmatisierung beeinträchtigt fühlen (»So wie du zappelst, gehe ich nicht mit dir in die Stadt«). Falls noch nicht geschehen, sollte mit Dopaminagonisten kombiniert und vorsichtig die L-Dopa-Dosis reduziert werden. In neuerer Zeit ist deutlich geworden, dass Amantadin einen guten antidyskinetischen Effekt hat. Weiterhin wurde in der SETTLE-Studie gezeigt, dass sich unter Safinamid Dyskinesien – auch ohne Dosisminderung von L-Dopa – zurückbilden können. Weitere Therapieoptionen sind die zusätzliche Gabe von COMT- und MAO-B-Hemmern.

Maßnahmen bei Peak-Dose-Dyskinesien:

- bei L-Dopa-Monotherapie: L-Dopa reduzieren, Dopaminagonisten hinzugeben
- bei Kombinationstherapie (L-Dopa/Dopaminagonisten): Dosis niedriger und häufiger, L-Dopa-Dosis senken, Kombination mit COMT-Hemmer; L-Dopa-Dosis senken, Amantadin oder Safinamid hinzugeben
- wenn erfolglos: Apomorphin- oder jejunale Levodopa-Gel-Infusionen oder Tiefe Hirnstimulation

Biphasische Dyskinesien treten in der An- und Abflutungsphase von L-Dopa auf, sind oft schmerzhaft und weisen auf einen zu niedrigen L-Dopa-Spiegel hin. Bei dieser Störung wird ein gleichmäßiger, aber höherer L-Dopa-Spiegel angestrebt (Erhöhung der L-Dopa-Gesamtdosis, verteilt auf häufigere Einzeldosen).

Maßnahmen bei biphasischen Dyskinesien:

- L-Dopa-Dosis erhöhen, weniger Einzeldosen
- Kombination mit einem COMT-Hemmer
- Kombination mit einem Dopaminagonisten
- wenn erfolglos: Apomorphin- oder Levodopa-Infusionen, Tiefe Hirnstimulation

Wie zeigen sich dystone Dyskinesien?

In den frühen Morgenstunden können nach dem Erwachen und vor der ersten Medikamenteneinnahme schmerzhafte Muskelverkrampfungen als »frühmorgendliche Dystonie« entstehen. Die Dystonie zeigt sich besonders in den Beinen bzw. Füßen (»Fußdystonie«). Die Zehen (und der Vorfuß) stehen dabei in gebeugter Stellung, wobei die Großzehe in gestreckter Haltung verharrt. Dystone Fußverkrampfungen können auch am Tage in Phasen schlechter Beweglichkeit auftreten (Off-Phase-Dystonie).

Welche Maßnahmen werden bei dystonen Dyskinesien eingeleitet?

Schmerzhafte dystone Verkrampfungen der unteren Extremitäten treten in Phasen eines niedrigen Spiegels der Dopaminergika auf (Off-Phasen-Dystonie). Bei nächtlichen oder frühmorgens einsetzenden schmerzhaften Verkrampfungen der Füße wird eine abendliche Gabe von L-Dopa-Retard oder eines länger wirksamen Dopaminagonisten empfohlen. Bei tagsüber auftretenden dystonen Dyskinesien kann die zusätzliche Gabe von COMT-Hemmern, Amantadin oder Safinamid hilfreich sein.

Off-Dystonien lassen sich auch durch Apomorphin-Injektionen bessern. Wenn durch Modifikation der Parkinson-Mittel kein befriedigender Einfluss auf Dyskinesien erreicht werden kann, wird auch Clozapin versucht (regelmäßige Blutbildkontrollen sind vorgeschrieben). Bei schmerzhafter Fußdystonie können auch lokale Injektionen von Botulinumtoxin wirksam sein.

Maßnahmen bei Frühmorgen-Dystonie:

- lösliches L-Dopa
- Apomorphin-Injektion
- L-Dopa-Retard zur Nacht
- Dopaminagonist zur Nacht
- Kombination mit MAO-B-Hemmer oder Safinamid
- alternativ: Baclofen, Clozapin oder die lokale Injektion von Botulinumtoxin

Wenn im fortgeschrittenen Krankheitsverlauf Langzeitkomplikationen auftreten und sich die ambulante Therapie schwierig gestaltet, ist eine stationäre Behandlung in einer entsprechenden Fachabteilung mit Ihrem Neurologen zu diskutieren. In neurologischen Abteilungen von Akutkrankenhäusern, in Rehabilitationskliniken und in von der Deutschen Parkinson Vereinigung (dPV) zertifizierten Parkinsonkliniken wird eine sogenannte multimodale Komplexbehandlung angeboten. In dieser Komplexbehandlung verbinden sich intensivierte Therapiekonzepte aus den Bereichen Physio- und Ergotherapie, Logopädie, Neuropsychologie, Sport und medikamentöser Behandlungsoptimierung. Die Informationen und Adressen finden Sie beispielsweise auf den Internetseiten der dPV.

Stand der aktuellen Parkinson-Forschung

Weltweit wird intensiv zur Parkinson-Erkrankung und ihrer Behandlung geforscht. Wir geben Ihnen einen Überblick über den aktuellen Stand der Wissenschaft.

Die Anzahl von Studien, die sich weltweit mit der Behandlung der Parkinson-Erkrankung und deren Subtypen befassen, ist enorm. Sie steigt ständig und zeigt, auf wie vielen unterschiedlichen naturwissenschaftlichen Ebenen Parkinson-Forschung betrieben wird.

Ziel der zukünftigen Parkinson-Forschung ist die Verhinderung der Entstehung oder des Voranschreitens der Erkrankung. Daher bedarf es einer möglichst frühen Diagnosestellung der Parkinson-Erkrankung und einer Einordnung von Subtypen der Parkinson-Erkrankung am besten, bevor Patient und Arzt die ersten klinischen Symptome bemerken. Neben dem Einsatz radiologischer und nuklearmedizinischer Verfahren wird der Nachweis von Biomarkern im Blut oder von α-Synuclein in Hautbiopsien erforscht.

Von der Klärung der letztlichen Ursache der Parkinson-Krankheit sind wir noch weit entfernt. Vielleicht gibt es auch nicht eine einzige Ursache, sondern das Zusammentreffen unterschiedlicher pathogenetischer Faktoren? Und vielleicht ist das, was wir heute als Parkinson-Krankheit bezeichnen, eine breite Palette unterschiedlicher Erkrankungen, wobei mehrere neuronale Systeme im Sinne einer Multisystemerkrankung beteiligt sind.

Die Forschung umfasst:

- Zellersatztherapien (Stammzelltherapien)
- Therapien gegen α-Synuclein

- Entzündungshemmende Therapien
- Gen- und Enzymtherapien

Was versteht man unter einer Stammzelltherapie?

Da in den Medien immer wieder über »Heilung nach Stammzellbehandlung« berichtet wird, möchten wir Sie kurz über den Stand dieses noch rein experimentellen Verfahrens informieren: Stammzellen sind unbegrenzt teilungsfähige Vorläuferzellen, aus denen sich differenzierte Zellen entwickeln können. Unterschieden werden embryonale und adulte Stammzellen, wobei die Transplantation von adulten (erwachsenen) Stammzellen die ethisch weniger problematische Lösung gegenüber der Transplantation von embryonalen Stammzellen ist. Generell ist zu hinterfragen, ob eine erfolgreiche Stammzelltherapie mit Neubildung Dopamin-produzierender Hirnzellen für eine optimale Therapie auch ausreichend ist. Die Parkinson-Krankheit ist mehr als ein Dopaminmangelsyndrom.

Sogenannte adulte (erwachsene) Stammzellen (AS) können z. B. aus Hautzellen (Fibroblasten) gewonnen werden. Diese Zellen sollen idealerweise so umprogrammiert, dass sie dopaminproduzierende Nervenzellen bilden.

In Studien zeigten erkrankte Ratten, denen Stammzellen der menschlichen Nasenschleimhaut in das Gehirn injiziert wurden, eine verbesserte motorische Funktion. Die Transplantation von AS befindet sich jedoch noch in einem sehr frühen experimentellen Stadium und ist mit z. T. erheblichen Nebenwirkungen verbunden, sodass Parkinson-Patienten nicht mit einer baldigen praktischen Anwendung der Stammzelltherapie rechnen können.

Auch bei Erwachsenen lassen sich in bestimmten Hirnregionen AS finden, die sich teilen und zu reifen Nervenzellen entwickeln können. Dieser als adulte Neurogenese bezeichnete Prozess wird wahrscheinlich durch Dopaminmangel und α-Synuclein-Ansammlungen gehemmt. Es wird diskutiert, ob eine verminderte adulte Neurogenese in Regionen außerhalb der Substantia nigra für die Ausbildung nicht-motorischer Störungen wie Depression und kognitive Beeinträchtigung verantwortlich ist. Aus diesem Pathomechanismus könnten sich auch Ansätze für den therapeutischen Einfluss auf nicht-motorische Begleitsymptome ergeben.

Therapien gegen α-Synuclein

Große Hoffnungen setzen die Parkinson-Forscher auf die Entwicklung von Wirkstoffen, die das Eiweiß α-Synuclein beeinflussen. Wir erinnern uns: Bei Parkinson-Kranken kommt es zur Verklumpung von falsch gefaltetem α-Synuclein, das als Lewy-Körperchen nachweisbar ist. Dieser Prozess läuft nicht nur in

Nervenzellen des Gehirns ab, sondern – möglicherweise vorwiegend – auch im Nervengeflecht des Darms. Forscher suchen nach Wirkstoffen, die die Bildung von verklumpten α-Synuclein abbremst, besser verhindert oder abgelagertes α-Synuclein einfängt und vernichtet.

Bezüglich des vermuteten Krankheitsursprungs versucht man in Studien, Anhäufungen von α-Synuclein in den Zellen zu reduzieren oder zu verhindern. In klinischen Studien werden Immunisierungsversuche im Sinne einer »Parkinson-Impfung« erforscht. Hierbei werden entweder in Form einer passiven Immunisierung synthetisch hergestellte Antikörper gegeben oder Substanzen injiziert, die den Körper zur eigenen Antikörperproduktion gegen α-Synuclein anregen (aktive Immunisierung).

In Studien konnte eine Antikörperproduktion gegen α-Synuclein durch eine »Impfung« zwar nachgewiesen werden, ein positiver klinischer Effekt blieb jedoch bislang aus. Ein Problem ist, dass bereits untergangene Zellen von diesem Therapieweg nicht profitieren und zusätzlich Medikamente oder Zellersatztherapien notwendig wären.

Entzündungshemmende Therapien

Es häufen sich Hinweise dafür, dass für die Parkinson-Entstehung eine entzündliche Komponente im Sinne eines immunologischen Prozesses infrage kommt. Entsprechend wurden antientzündliche Substanzen gefunden, die über eine Blockade verschiedener Immunzellen möglicherweise eine neuroprotektive Wirkungen entfalten.

Entzündliche Faktoren scheinen überwiegend in den frühen Krankheitsstadien eine Rolle zu spielen, weshalb der sehr frühe Nachweis von Biomarkern wiederum eine Voraussetzung wäre.

Gen- und Enzymtherapien

Gen-Therapien sind eine sich rasch entwickelnde Technologie auf dem Gebiet der Forschung zur Vorbeugung und Behandlung der Parkinson-Erkrankung. Nicht nur das Aufhalten der Erkrankung, sondern auch zellrestaurierende Effekte mit dem Ziel einer Heilung werden postuliert. Technologien mit Genersatz, Genverstärkung, Genanreicherung und Genhemmung verfolgen unterschiedliche Konzepte, um krankhafte Vorgänge in der Zelle zu beeinflussen.

Man hat nachgewiesen, dass familiäre Parkinson-Erkrankungen gehäuft mit einem bestimmten Gen (LRRK2-Gen) in Zusammenhang stehen. Bei 30% der Genträger kommt es durch Überaktivität des LRRK2-Enzyms zum Ausbruch der Erkrankung. Die Idee bisheriger Genstudien ist, dass eine therapeutische Genveränderung diesen Mechanismus blockieren und Entstehung oder Fortschreiten der Erkrankung verhindern soll.

Andere Gentherapien versuchen, Enzyme zu modulieren, die bei Parkinson-Patienten herunterreguliert sind und so zu Proteinablagerungen und Entzündungen führen. Die Verfügbarkeit von Dopamin (auch ohne direkte Beeinflussung der Erkrankung) konnte durch Gentherapie eines bestimmten Gens erzielt werden, indem das entsprechende Enzym im Gehirn mehr Levodopa in Dopamin umwandeln konnte.

In Körperzellen stellt das lysosomale System die »Müllabfuhr« abgebauter Zellanteile dar. Das Glucocerbrosidase-Gen bzw. das entsprechende Enzym spielen hierbei eine Rolle und konnten bei anderen Stoffwechselerkrankungen therapeutisch günstig beeinflusst werden. Mit derselben Hypothese werden Studien bei der Parkinson-Erkrankung durchgeführt, um Mechanismen zum Abtransport von abgestorbenen Zellprodukten zu fördern.

Ein weiterer Forschungsansatz ist ein Protein (Abelson-Tyrosin-Kinase, Abl-Kinase), das durch Überaktivierung vermutlich eine wichtige Rolle bei der Parkinson-Erkrankung spielt. In Tiermodellen konnte nachgewiesen werden, dass Abl in der Entstehung und dem Fortschreiten der α-Synuclein-Pathologie einen maßgeblichen Faktor darstellt. Substanzen gegen überhöhte Abl-Aktivität wurden bereits in Studien von bestimmten Blutkrebsarten (Leukämie) eingesetzt. Bislang konnte jedoch kein positiver Effekt auf die Parkinson-Erkrankung aufgezeigt werden.

Aktivierende Therapie, Komplementärangebote

Während die komplementären Verfahren teils kritisch zu bewerten sind, sind die aktivierenden anerkannt und eine wichtige Ergänzung zur medikamentösen Therapie.

Neben den medikamentösen und operativen Therapien gehören die aktivierenden Verfahren zu den wichtigen Pfeilern der Parkinson-Behandlung. Beginnen wollen wir mit den komplementären Verfahren. Bei jeder Erkrankung, für die die Schulmedizin keine Heilung anbieten kann, gibt es eine unüberschaubare Palette sogenannter alternativer Therapieverfahren. Unter dem Begriff »Schulmedizin« versteht man eine konventionelle, wissenschaftliche Medizin mit einem Wirksamkeitsnachweis in Studien mit statistisch ausreichender Teilnehmerzahl. Alternativ sollte nicht eine andere Therapie mit Ablehnung der Schulmedizin bedeuten. Wir bevorzugen den Begriff »Komplementäre Medizin«, also ergänzende Behandlung.

Das Bedürfnis von Betroffenen, aktiv zum besseren Verlauf ihrer Erkrankung (z. B. durch Ernährungsumstellung, Sport, Entspannungstechniken) beitragen zu wollen, sollte generell unterstützt werden. Eine wichtige Voraussetzung ist, dass die angebotene komplementäre Behandlung nicht gefährlich, nicht zu teuer und gut verträglich ist. Es existieren wenige kontrollierte Studien über die Wirksamkeit komplementärer Therapien. Viele Komplementärtherapien basieren auf Erfahrungswerten und nicht auf einer statistisch gesicherten wissenschaftlichen Grundlage. Das schließt jedoch nicht aus, dass sie bei manchen unserer Patienten trotzdem hilfreich sind und somit befürwortet werden können.

Komplementäre Therapien sind zu hinterfragen, wenn sie Heilung versprechen, wenn sie stark beworben und teuer sind, wenn sie nur durch eine Person oder Firma angeboten werden und besonders, wenn sie ohne wissenschaftliche Grundlage invasiv sind, mit Eingriffen oder Operationen einhergehen (z. B. Zelltransplantationen). Akupunktur ist bspw. zwar invasiv, kann in einzelnen Fällen jedoch Symptome (insbesondere Schmerzen) lindern, ohne dass die Erkrankung selbst positiv oder negativ beeinflusst wird.

Die Befindlichkeit von Parkinson-Patienten kann auch durch Techniken und Anwendungen, die meditative Elemente miteinschließen, verbessert und stabilisiert werden. Ob Verfahren wie Tai-Chi, Qigong, Reiki, Yoga, Musik- und Klangtherapie für Sie ergänzend hilfreich sein können, sollten Sie erproben. Hierfür gibt es Studien, die einen Nutzen belegen.

Balance- und Koordinationsübungen, egal welcher Art, können die Alltagsfähigkeiten fördern und sind auf jeden Fall sinnvoll. Es werden aufwendige Trainingspakete und -geräte (z. B. Vibrationsplatten) angeboten, die wir an dieser Stelle nicht bewerten. Fragen Sie in Ihrer Selbsthilfegruppe oder wenden Sie sich an die deutsche Parkinson-Vereinigung (dPV). Tanzen, besonders Tango, fördert nicht nur die Beweglichkeit, sondern auch den sozialen Kontakt.

Aktivierende Therapieverfahren

Allgemeine Übereinstimmung besteht heute darüber, dass aktivierende Maßnahmen wie Physio-, Ergo-, Logotherapie wesentliche Bestandteile der Behandlung sein müssen.

Therapieziel ist, die Berufsfähigkeit und die Selbstständigkeit im Alltag, in der Familie und in der Gesellschaft möglichst lange zu erhalten. Die effektive Behandlung von Begleitstörungen erfordert eine gute interdisziplinäre Zusammenarbeit. Deshalb sollten Sie gemeinsam mit Ihren Therapeuten und Ihrem Parkinsonarzt Ihren Übungsplan für zu Hause festlegen und im Verlauf anpassen.

Insgesamt geht es darum, die Lebensqualität zu verbessern und zu erhalten. Aber auch die Angehörigen und Freunde, besonders aber die pflegende Person sind alle »Betroffene« und bedürfen der Unterstützung nicht nur hinsichtlich ihrer pflegerischen Belastung. Einen hohen Stellenwert haben bei allen Maßnahmen die Parkinson-Selbsthilfegruppen, die in fast allen größeren Orten eingerichtet wurden.

Keine Alternative

Zur medikamentösen dopaminergen Therapie gibt es derzeit bis auf die Tiefe Hirnstimulation keine Alternative.

Welche Bedeutung hat die Physiotherapie?

Unter neurophysiologischen Gesichtspunkten unterscheidet sich das krankengymnastische Übungsprogramm bei Parkinson-Patienten wesentlich von der Krankengymnastik bei einer peripheren Nervenschädigung oder Hirnschädigung mit einer Spastik. Bradykinese ist nicht mit einer Lähmung gleichzusetzen. Die Bewegungen des Parkinson-Patienten sind zwar langsam, kleiner und verzögert, aber in der Regel wenig kraftgemindert.

Das krankengymnastische Programm wird individuell nach dem klinischen Gesamtbild erstellt, d.h. symptomfokussiert und leitlinienbasiert durchgeführt. Die »Europäische Physiotherapie-Leitlinie beim idiopathischen Parkinson-Syndrom« beinhaltet Empfehlungen für die einzelnen physiotherapeutischen Kernbereiche: Gleichgewicht, Gehen, Transfers und körperliche Leistungsfähigkeit.

Aktuell wurde das »Münchener Parkinson Netzwerk Therapie (PaNTher)« vorgestellt, das die Versorgungsqualität im Bereich Physiotherapie verbessern soll. Es werden Jahresprogramme mit Basis- und Spezialpaketen vorgeschlagen. Die Zuordnung der Therapieprogramme erfolgt nach der Parkinson-Stadieneinteilung von Hoehn & Yahr mit Angaben zur Dauer sowie den Behandlungsfrequenzen und den Zielen.

Allgemeine Aspekte der Physiotherapie

In einer symptom- und zielorientierten Einzelbehandlung werden die wichtigsten Übungsabläufe vorgestellt und eingeübt. Für die Gruppenbehandlung (z.B. in der Selbsthilfegruppe) ist es vorteilhaft, wenn je nach Krankheitsausprägung Teilgruppen gebildet werden können, um so eine angepasste Behandlung zu ermöglichen. Die Gruppenbehandlung mit gemeinsamen Übungen dient nicht nur der Verbesserung der Gesamtbeweglichkeit und Lebensqualität, sondern wirkt auch Isolationsneigungen entgegen.

Ziel der Krankengymnastik ist es, die verbliebene Bewegungsfähigkeit zu erhalten und die verloren gegangene Automatisierung und Harmonisierung der Bewegungsabläufe neu einzuüben. Dadurch wird nicht nur die Beweglichkeit, sondern auch Körperstabilität (Sturzprävention) gefördert. Die Übungen sollten motivationsfördernd sein, Spaß machen und für Sie keine Schwerstarbeit bedeuten.

Neben Ihren krankengymnastischen Übungen sollten Sie regelmäßig Sport betreiben und in Bewegung bleiben. Durch das AlltagsTrainingsProgramm (ATP) können Sie mehr Bewegung in Ihren Alltag integrieren. So können Sie z.B. Treppensteigen oder Tragen von Einkaufstaschen nutzen. Im Internet stellt die Bundeszentrale für gesundheitliche Aufklärung Informationsmaterial als Broschüren oder Flyer zur Verfügung.

Als Angehöriger sollten Sie unbedingt in die Behandlung mit einbezogen werden. Sie erlernen während der Behandlung die entsprechenden Übungsabläufe, das Anwenden von Hilfsmitteln und Hilfsgeräten, um auch im häuslichen Umfeld unterstützend mitwirken zu können. Erst wenn Sie in den Übungsablauf und die Zielvorstellungen ausreichend eingeweiht sind, haben Sie bessere Möglichkeiten, dem erkrankten Familienmitglied mit mehr Verständnis und Geduld beizustehen. Ein wichtiger Schritt ist es, sich die einzelnen Bewegungsabläufe bewusst zu machen, indem man sie in einzelne Bewegungskomponenten zerlegt. So werden z. B. für das Aufstehen von einem Stuhl (Transfer Sitz-Stand) zunächst die einzelnen Teilbewegungen eingeübt, um dann später zu einer Gesamtbewegung zusammengefasst zu werden. Hierbei geht es neben der Kräftigung bestimmter Muskelgruppen (z. B. Hüftextensoren, Gesäßmuskeln) um die Verbesserung der Haltungsstabilität. Über Methoden zur Überwindung von motorischen Blockaden während des Gehens (Freezing) hatten wir Sie in vorangegangenen Kapiteln informiert (Seite 167).

Die krankengymnastische Übungsbehandlung versteht sich nicht als isolierte Behandlungsstrategie gegen Rigor, Bradykinese oder Haltungsstörungen. So erscheint es z. B. nicht sinnvoll, einen Nackenrigor mit Schulterschmerzen allein durch Massage zu behandeln und auf Bewegungsübungen im Schulter-, Arm- und Halsbereich zu verzichten. Das Übungsprogramm schließt auch Atemübungen mit ein, um die Lungenbelüftung zu verbessern und einer Lungenentzündung entgegenzuwirken.

Führen Sie die von Ihrer Physiotherapie vorgeschlagenen Übungen regelmäßig durch (nicht unbedingt als Krafttraining – aber dafür häufiger). Übrigens: Schwimmen, Bewegungsbäder und Massagen sind eine sinnvolle Ergänzung Ihrer Übungen. Nehmen Sie regelmäßig an den Bewegungsübungen Ihrer Selbsthilfegruppe teil.

Vielleicht überrascht es Sie auch, dass Sie trotz deutlicher Bewegungseinschränkung noch gut Fahrrad fahren können, wenn Ihnen jemand beim Auf- und Ab-

Trainieren Sie beide Körperhälften!

Patienten neigen dazu, die stärker betroffene Körperseite störungsbedingt mehr zu vernachlässigen oder zu schonen, daher sollte diese bevorzugt in die Übungen einbezogen werden. Übungen an der Sprossenwand oder mit Stäben wirken einer Haltungsanomalie entgegen. Das Laufen mit Nordic-Walking-Stöcken unterstützt die beidseitige Bewegung und schafft mehr Sicherheit beim Laufen.

Verbesserter Austausch ist wünschenswert

Der Informations- und Erfahrungsaustausch zwischen ärztlicher und aktivierender Therapie muss verbessert werden. Die bisher übliche Praxis einer ärztlichen Information zur Einleitung einer aktivierenden Therapie, z. B. über ein Rezept »10 x Physiotherapie«, ist sicherlich nicht ausreichend, um einen optimalen Therapieerfolg zu erreichen.

steigen oder Anhalten Hilfestellung leistet und Sicherheit vermittelt. Nachfolgend sind wichtige Prinzipien und Schwerpunkte der Krankengymnastik bei der Parkinson-Krankheit zusammengefasst.

Grundprinzipien der Physiotherapie (nach DGN S3-Leitlinie):

- frühzeitige Implementierung von Trainingsprogrammen zur Vorbeugung gegen Konditionsverlust, Bewegungsverarmung und andere Komplikationen
- Verwendung aussagekräftiger und einfach zu handhabender Assessment-(Bewertungs-)Instrumente zum Monitoring und zur Identifikation von Behandlungsprioritäten
- frühzeitiges Erkennen spezifischer Defizite und der infrage kommenden Behandlung
- Motivation des Betroffenen zu regelmäßiger angepasster körperlicher Aktivität
- Einbeziehung des Partners/der Pflegeperson in die Behandlungsstrategien

Besondere Schwerpunkte der physiotherapeutischen Behandlung:

- Gangtraining
- Verbesserung des Gleichgewichts
- Kraft- und Dehnungsübungen
- Verbesserung der Sauerstoffaufnahmekapazität
- Verbesserung der Bewegungsamplituden (»BIG«)
- Verbesserung der Bewegungsinitiierung
- Verbesserung der Mobilität und Selbstständigkeit bei Antragsaktivitäten
- Training der Bewegungsstrategien
- Sturzprävention

Was ist die »BIG-Methode« in der Physiotherapie?

Nachdem sich in der Logotherapie die Lee-Silverman-Voice-Treatment-LSVT-Loud-Methode etabliert hatte, wurde das Prinzip entsprechend als LSVT-BIG-Methode auch in die Physiotherapie eingeführt.[19] Hierbei werden mit dem Parkinson-Patienten hochamplitudige Bewegungen (BIG) eingeübt und in die Alltagsaktivitäten integriert. Bestandteil sind maximale und funktionelle, individuell auf den Patienten angepasste Übungen. Kleine Bewegungen (z. B. kurze Schritte, kleine Arm- und Handbewegungen) sollen in große Bewegungsausschläge umprogrammiert werden. Betroffene lernen wieder großschrittiges Gehen mit deutlichen Mitbewegungen und sicheren Richtungsänderungen. Diese Therapie stellt eine spezialisierte Behandlung mit aktivierender Funktion für den Parkinson-Patienten dar.

Ist ein Krafttraining sinnvoll?

Es ist unbestritten, dass ein regelmäßiges Bewegungstraining die motorischen Störungen bessert und die Verbesserungen die einzelnen Übungen überdauern. Übrigens verbessert Bewegung auch die Hirnleistung! Es wird vermutet, dass ein konsequentes Bewegungstraining die Bildung und den Umsatz von Dopamin steigert. Darüber hinaus fördert körperliche Aktivität die Resorption von L-Dopa aus dem Darm. Wir haben jedoch darauf hingewiesen, dass es nicht notwendig und auch nicht sinnvoll ist, ein intensives Krafttraining unter stärkster körperlicher Anstrengung durchzuführen.

Es geht bei Parkinson nicht vornehmlich darum, das Muskelvolumen zu erhöhen, wie Bodybilder es anstreben. Wenn es Ihnen Spaß macht, in ein Fitness-Studio zu gehen, ist das jedoch auf jeden Fall zu begrüßen. Dosieren Sie aber Ihren Kräfteeinsatz. Achten Sie auch auf eine ausreichende Entspannung zwischen Ihren Übungen und ausreichende Flüssigkeitszufuhr.

Die Ergänzung von Ausdauer- und dosierten Kraftübungen Kraftübungen ist daher sinnvoll. Zur Vermeidung einer körperlichen Überlastung sollten Sie das Training entsprechend Ihrem Alter und der Fitness anpassen und langsam steigern. Eine Pulsuhr oder Smartwatch kann neben einer motivierenden Funktion auch helfen, die Pulsfrequenz zu überwachen. Längere Phasen mit hohen Pulsfrequenzen sollten vermieden werden. Als Faustregel gilt: Maximalpuls = 220 minus Lebensalter (in Jahren) (bei Untrainierten und Älteren= 180 minus Lebensalter).

Welche Bedeutung hat die Ergotherapie bei Parkinson-Patienten?

Beim Parkinson-Syndrom zielt die Ergotherapie vornehmlich auf den Erhalt und die Verbesserung wichtiger Alltagsaktivitäten (ADL), auf ein Training der Geschicklichkeit in den Alltagsleistungen (eventuell mit Hilfsmitteln) und schließt bei Bedarf ein kognitives Training mit ein. Dabei müssen die kognitiven Übungen auf Ihre Bedürfnisse, Fähigkeiten und Präferenzen abgestimmt werden. Vorrangiges Ziel ist dabei Ihre Unabhängigkeit von fremder Hilfe und die Verbesserung Ihrer Lebensqualität. Sie werden erfahren, wie Sie selbst aktiv mithelfen können, Ihre Beeinträchtigungen zu mindern.

Therapieansätze der Ergotherapie:

- Veränderung von Umweltfaktoren: z. B. Wohnraumanpassung, Hilfsmittelversorgung, Angehörigenberatung

- Erarbeitung von Alternativ- bzw. Kompensationsstrategien: z. B. Zeit-, Energie- und Fatigue-Management und -Techniken; Sturzprävention; Hilfsmitteltraining; Beratung und Unterstützung bei psychosozialen Anpassungsprozessen (coping) und der Krankheitsverarbeitung
- ADL-Training, berufsbezogenes Training und Training anderer wichtiger Alltagstätigkeiten: z. B. Basis-ADL-Training, Training instrumenteller ADL, arbeitsplatz- und berufsbezogenes Training, Schreibtraining
- Veränderung von Körperfunktionen, -strukturen und basalen Aktivitäten: z. B. Feinmotorik-, Sensibilitäts-, Mimik- und Krafttraining

Auch nach den DGN-S3-Leitlinienempfehlungen[20] legt die Ergotherapie bei Parkinson-Patienten besondere Schwerpunkte auf den Erhalt und die Verbesserung von:

- beruflichen und familiären Rollen
- Arbeitsplatzsituation
- häuslicher Versorgung und Freizeitaktivitäten
- Transfers und Mobilität
- Autonomie bei Basis-ADL (wie Essen, Trinken, Waschen und Ankleiden)
- instrumentellen Aktivitäten nach Lawton/Brody (IADL), wie Küchen-, Haushalts- und Einkaufsaktivitäten
- Umgebungsaspekte zur Verbesserung von Sicherheit und motorischer Aktivität
- spezifischen Alltagsfunktionen im kognitiven Bereich

Zu den Übungen gehören Körperpflege, Ankleiden, selbstständiges Essen und Haushaltsversorgung. Ergänzt werden die Übungen durch das Training allgemeiner manueller Fähigkeiten (z. B. Bastelarbeiten, Kneten mit Plastilin, Malen) und das Üben an praktischen Beispielen. Es sind viele kleine, aber äußerst nützliche Hilfsmittel entwickelt worden, die Sie kennen sollten und deren Gebrauch man natürlich erst erlernen muss. Hilfsmittelkataloge erhalten Sie über Ihre Selbsthilfegruppe oder Sanitätsfachgeschäfte.

Falls Sie milde kognitive Beeinträchtigungen haben, stehen Ihnen von ergotherapeutischer Seite Übungsmaterialien und Behandlungseinheiten zum Training von Hirnleistungen zur Verfügung.

Welche Bedeutung hat die Logopädie?

Die Logopädie befasst sich mit Stimm-, Sprach-, Sprech- und Schluckstörungen. Vor der Einleitung der Logopädie ist für eine optimale medikamentöse Therapie zu sorgen, die meist auch die Sprechstörung bessert. Eine Sprachtherapie bzw. Logopädie wird spätestens notwendig, wenn die Sprechstörung zu einem Kommunikationsproblem geworden ist.

Es ist verständlich, dass Sie unter dieser Einschränkung leiden und die Gefahr besteht, dass Sie sich als Gesprächspartner zurückgesetzt fühlen. Trotzdem möchten wir Sie ermuntern, sich nicht zurückzuziehen und Gesprächen nicht aus dem Weg zu gehen, sondern im Gegenteil kommunikativ aktiv zu bleiben. Zum logopädischen Übungsprogramm gehören mundmotorische Übungen (z.B. vor dem Spiegel), Sprechübungen mit lautem Sprechen und Kontrolle der Sprechgeschwindigkeit und Sprachmelodie (eventuell mit akustischer Taktgebung) sowie Atem- und Schluckübungen.

Speziell für Parkinson-Patienten ist das Lee Silverman Voice Treatment (LSVT®LOUD) entwickelt worden. »Loud« weist auf die gesteigerte Sprechlautstärke hin, die in die tägliche Kommunikation integriert wird. Die Therapie sollte zu Beginn in der Regel viermal wöchentlich über vier Wochen durchgeführt werden. Durch die hohe Therapiedichte lernt der Patient, seine jetzt lautere Stimme im Alltag einzusetzen. In Zusammenarbeit mit Angehörigen und Pflegepersonal sollen alltagsrelevante Übungen erfolgen.

Als Kommunikationshilfe kann bei schnellem, hastigem Sprechen (»speech hastening«) das Sprechtempo und -lautstärke durch bewusstes silbenweises Sprechen mit Abzählen an den Fingerknöcheln oder ein Sprechbrett (pacing board) verbessert werden. Weitere technische Hilfen sind Stimmverstärker, ein verzögertes auditives Feedback oder rechnergestützte, tragbare visuelle und akustische Feedbackgeräte.

Tipps für Angehörige

Betroffene sollten unbedingt dazu ermuntert werden, ihren Interessen und Hobbys weiterhin nachzugehen. Geduld, Zuspruch und Aufmunterung fördern die Motivation. Die Vorschläge für eine sinnvolle Ergotherapie müssen auf die Behinderung abgestimmt sein, dem Betroffenen Freude machen und seine Bezugspersonen miteinschließen. Eine Überforderung führt sehr rasch zur Aufgabe.

Unterschätzt wird nicht selten, dass eine Schluckstörung die Ursache für eine Off-Symptomatik sein kann, wenn die zugeführte Tablette nicht vollständig geschluckt wurde. Ihr behandelnder Arzt entscheidet zusammen mit der Logopädie, ob eine weiterführende Diagnostik mit fiberendoskopischer Schluckuntersuchung (FEES) notwendig ist.

Zusammenfassend werden restituierende Verfahren zur Verbesserung der noch erhaltenen Schluckfunktion, kompensatorische Verfahren zum Erlernen neuer und alternativer Schlucktechniken sowie adaptierende Verfahren mit Anpassung von Nahrungsmitteln, Verwendung von Esshilfen und Veränderung des Essverhaltens angewendet.

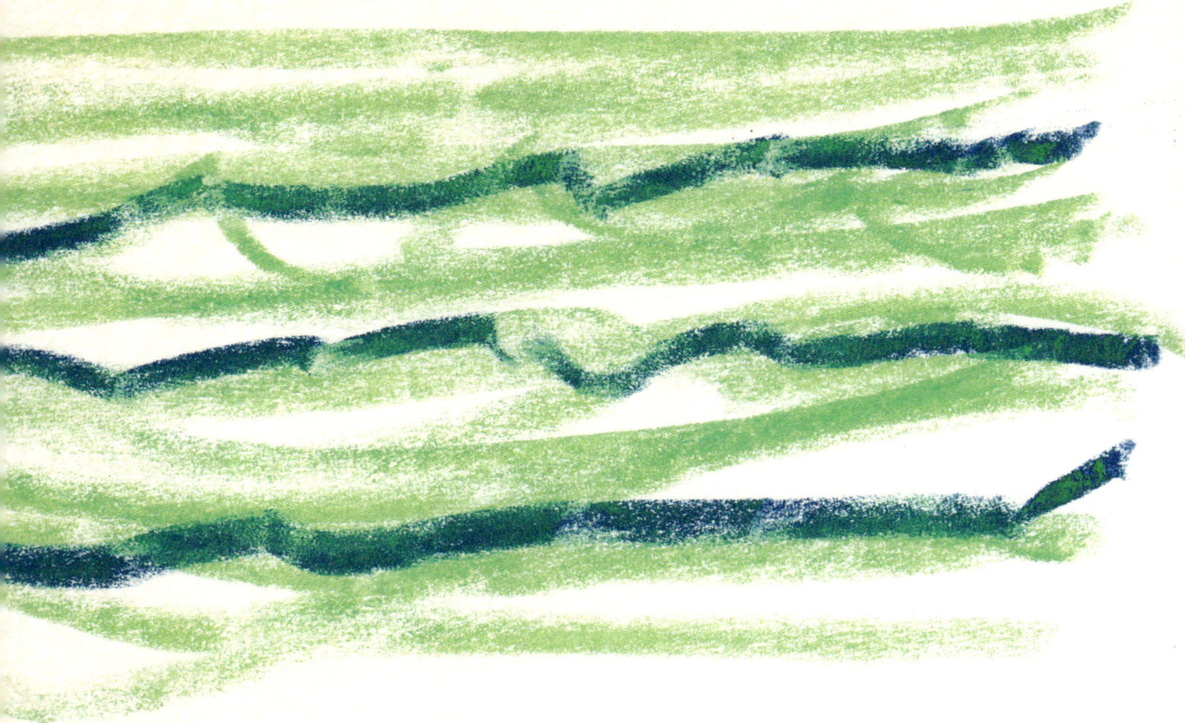

Den Alltag bewältigen

Wie kann ich mir den Alltag erleichtern? Welche Hilfen gibt es für meine Einschränkungen? Diese Fragen betreffen Patienten und Angehörige gleichermaßen.

Lösungen für Alltagsprobleme

Geben Sie sich Zeit, sich der neuen Situation anzupassen, informieren Sie sich, um Ängsten vorzubeugen, und suchen Sie den Austausch mit anderen.

Nach der Diagnosestellung müssen Sie sich zunächst damit auseinandersetzen, dass Sie an einer chronisch fortschreitenden Erkrankung leiden, für die es derzeit keine Heilung gibt. Umso wichtiger ist die Aufklärung darüber, dass das idiopathische Parkinson-Syndrom überwiegend einen relativ gutartigen Krankheitsverlauf zeigt und dass heute sehr wirksame Therapiemaßnahmen zur Verfügung stehen. Dennoch bleibt für Sie verständlicherweise die Ungewissheit der eigenen Krankheitsentwicklung. Krankheitsbewältigung hat bei allen chronisch fortschreitenden Erkrankungen einen hohen Stellenwert. Eine Besonderheit der Parkinson-Krankheit besteht darin, dass die Erkrankung wegen der motorischen Störungen, insbesondere Tremor, für jedermann äußerlich sichtbar sein kann.

Soll ich Arbeitgeber und Kollegen informieren?

Sie sollten als Parkinsonkranker eine etwaige Leistungsminderung, z. B. an Ihrem Arbeitsplatz, nicht verbergen. Auf der anderen Seite müssen Sie, wenn Sie nur diskrete motorische Symptome entwickelt und die Diagnose von einem Facharzt erhalten haben, Ihr soziales Umfeld nicht gezielt informieren, da eine gewisse soziale Stigmatisierung nicht auszuschließen ist. Sprechen Sie mit Ihrem Arbeitgeber und Ihren Arbeitskolleginnen und -kollegen zum für Sie individuell richtigen Zeitpunkt über Ihre Erkrankung. Erklären Sie ihnen in einfachen Worten den Mechanismus der Erkrankung, indem Sie vielleicht den Vergleich mit dem Insulinmangel bei Zuckerkranken verwenden. Sagen Sie ihnen, dass in Ihrem Falle ein Botenstoff, der die Bewegungssignale überträgt und steuert, vermindert ist. Es ist nicht notwendig, dass Sie von einem Zelluntergang bestimmter Hirnareale sprechen, da hierdurch wiederum eine Stigmatisierung und eine falsche Assoziation einer geistigen oder demenziellen Störung abgeleitet werden könnte. Erklären Sie Ihren Kollegen, dass aus Ihrer Mitteilung keinesfalls eine Unterforderung abgeleitet werden sollte. Scheuen Sie sich auf der anderen Seite aber auch nicht, auf eine Überforderung hinzuweisen, wenn Sie z. B. bestimmten Arbeitsabläufen nicht mehr ausreichend schnell nachkommen können. Möglicherweise kann eine innerbetriebliche Umorganisation oder die Einbeziehung firmeninterner Institutionen (Betriebsarzt/Behindertenbeauftragter) Abhilfe schaffen.

Allerdings sind Sie rechtlich nicht dazu verpflichtet, dem Arbeitgeber Ihre Erkrankung mitzuteilen. Es besteht allgemeine Übereinstimmung darüber, dass der Parkinson-Patient seine berufliche Tätigkeit möglichst lange fortführen sollte. Eine zu frühe Feststellung der Berufs- oder Erwerbsunfähigkeit führt nicht nur zu finanziellen Einbußen, sondern häufig auch zur sozialen Isolation mit psychischen Beeinträchtigungen.

Leider wird Parkinson-Patienten zu häufig und zu früh schon bei geringerer Krankheitsausprägung von Angehörigen, Arbeitskollegen und auch Ärzten nahegelegt, einen Rentenantrag zu stellen.

Wie soll ich mich in Stresssituationen verhalten?

Für die oftmals symptomverstärkenden Stresssituationen in der Öffentlichkeit haben Sie vielleicht schon selbst wirksame Strategien erprobt. Besonders betroffen sind Tremor-Patienten, aber auch diejenigen, die unter Stress eine Zunahme ihrer Überbewegungen erfahren. Im Folgenden finden Sie einige Tipps.

Bevor Sie an der Kasse bezahlen, in einer Behörde oder am Bankschalter unterschreiben, im Lokal das Besteck oder das Glas führen, versuchen Sie, sich und besonders den geforderten Arm bzw. die Hand zu entspannen. Oft hilft der rasche Wechsel einer kurzen Anspannung und Entspannung vor der geplanten Aktion. Für einige Patienten kann es sich günstig auswirken, wenn die Gegenseite während der Aktion kurz angespannt wird.

Bleiben Sie ruhig und gelassen. Wichtig ist, dass Sie die Erwartungsangst mildern oder erst gar nicht aufkommen lassen. Einige Patienten berichten uns, dass sie ein kurzes Autogenes Training durchführen: »Meine Hand ist ganz ruhig, nichts kann mich stören.« Lassen Sie sich nicht aus der Ruhe bringen, wenn ein Vorgang etwas länger dauert. Weisen Sie z. B. die Kassiererin im Supermarkt darauf hin, dass es etwas länger dauert: »Es dauert bei mir leider etwas länger, ist das okay so?« Auch die Wartenden hinter Ihnen in der Schlange werden Verständnis haben.

Nehmen Sie sich Zeit. Sie könnten z. B. auch den Kellner bitten, Ihre Tasse oder Ihr Glas zunächst nur halbvoll einzuschenken und später nachzugießen. Nehmen Sie sich Zeit beim Telefonieren und legen Sie Pausen ein. Stürzen Sie nicht zum Telefon, auch wenn der Teilnehmer auflegen könnte. Er wird wieder anrufen. Wären ein mobiles Telefon und/oder ein Anrufbeantworter eine Hilfe für Sie?

Rufen Sie regelmäßig Verwandte, Freunde und Bekannte an, dann wird man auch Sie wieder anrufen. Haben Sie schon einmal daran gedacht, sich über das Internet mit Gleichbetroffenen – auch videobasiert – auszutauschen oder Informationen zu bestimmten Fragestellungen zu bekommen? Wenn Sie einen Termin wahrzunehmen haben, gönnen Sie sich eine ausreichende Vorbereitungszeit. Allein die Vorstellung, einen Termin einhalten zu müssen, kann für Sie einen erheblichen Stress bedeuten, der Ihre Beweglichkeit noch weiter mindert.

Trainieren Sie Ihre ganz speziellen Stresssituationen. Sie werden erfahren, dass es mit jedem Versuch besser gelingt. Vermeidungsstrategien wie »Ich setze mich erst gar nicht der Situation aus« führen dagegen zur Unselbstständigkeit, zum Ärger über das eigene Versagen und schließlich zur Isolation.

Welche Veränderungen sollte ich zu Hause vornehmen?

Sie sollten Ihre Wohnung so einrichten oder verändern, dass möglichst wenige Gefahren für Sie bestehen und Sie auf möglichst wenig fremde Hilfe angewiesen sind. Wenn Türschwellen Stolpergefahren darstellen, sollten sie entfernt werden. Sichern Sie Ihre Treppen, wenn Sie im eigenen Haus wohnen, durch Handläufe. Achten Sie darauf, dass Ihr Teppich gut und fest verlegt und nicht zu hoch ist. Zusätzlich verlegte Teppiche erhöhen die Stolpergefahr. Sorgen Sie für genügend freie Stützflächen auf Tischen, Fensterbänken usw.

Hohe, schwer verrückbare Stühle mit stabiler, breiter Auflagefläche und festen erhöhten Armlehnen erleichtern das Aufstehen. Die Sitzauflagen sollten hart sein und eine leicht nach vorn abfallende Schräge aufweisen.

Lichtschalter sollten gut erreichbar sein. Rufanlagen (Klingel, Gegensprechanlage) haben sich besonders bei Sprechstörungen bewährt. Fernsteuerungen für Fernsehen und Radio sind zwar bequem, verleiten aber auch zur körperlichen Inaktivität. Bei stärkerer Behinderung sollten Sie jedoch verschiedene elektronische Hilfsmittel nutzen (z. B. Fernsteuerung für Licht, Heizung, Rollläden usw.).

Für sonstige Funktionen finden Sie auf entsprechenden Internetseiten der Deutschen Parkinson Vereinigung, aber auch von Anbietern diverse Hilfsmittel, um Ihren Alltag zu erleichtern.

Bei eingeschränkter Mobilität kann zur Erhaltung der Beweglichkeit und Überwinden von Strecken oder Stockwerken ein Rollator oder Treppenlift sinnvoll sein. Wussten Sie, dass Treppenlifte ohne große bauliche Veränderung eingebaut und gemietet werden können? Insbesondere ein Rollator kann neben Gangsicherheit mit seiner Sitzfläche auch den Vorteil eines Hinsetzens und Erholens bringen. Bei eingeschränktem Aufstehen aus sitzender Position gibt es Sessel mit elektronischer Aufstehhilfe.

Nachfolgend einige Beispiele von Hilfsmitteln im Alltag:

- Bei starkem Tremor sind elektronische Löffel- und Gabelgriffe mit Bewegungssensoren zum Ausgleich des Zitterns verfügbar (auch als Hilfsmittel verschreibbar). Zusätzlich können spezielle Löffelaufsätze das Verschütten von Suppe usw. reduzieren.
- Zum Auf- und Abschließen von Türen bei Tremor gibt es Vorrichtungen, um mit dem Schlüssel das Schlüsselloch einfacher zu treffen.
- Bei eingeschränkter Feinmotorik gibt es sehr nützliche Knöpfhilfen bzw. auch die Möglichkeit von Klett- oder Druckknöpfen. Schuhe können mit Klettverschlüssen oder Schnellverschlüssen ausgestattet werden. Es gibt Krawatten, die man mit Reißverschlüssen anlegt.
- Beim Essen kommen Küchenbretter oder Teller mit integrierter, feststehender Gabel zum Einsatz, um das Schneiden oder die Zubereitung von Nahrung zu vereinfachen. Ähnlich funktionieren Teller mit einseitiger Tellerranderhöhung zum Auflegen von Speisen auf das Besteck.

Schlafzimmer

Ihr Bett sollte so hoch sein, dass Sie es gut verlassen können. Über dem Bett angebrachte Haltemöglichkeiten (z. B. ein »Bettgalgen«, wie Sie ihn vielleicht aus dem Krankenhaus kennen) erleichtern das Aufstehen und Drehen im Bett. Pflegebetten können elektrisch bedient werden. An der Schlafzimmerwand kann ein Geländer in einer Höhe von 30–40 cm über der Bettkante angebracht werden. Es gibt auch Haltestangen, die ohne Beschädigung von Boden bzw. Decke befestigt werden. Wenn erforderlich, sollten Männer die Urinflasche griffbereit am Bett haben. Es gibt auch Urinflaschen für Frauen.

Bad und Toilette

Besonders hingewiesen werden soll auf die Sicherheit im Bad und in der Toilette, die zu den problematischen Räumen in Ihrem Zuhause zählen. Diese Räume sind in der Regel eng, die Fußböden glatt und bei Feuchtigkeit glitschig. Auch hier erleichtern Haltegriffe (neben der Badewanne, Dusche, Waschbecken, Toilette) das Festhalten und Aufrichten.

Wenn Sie mehr Zeit zum Waschen, Zähneputzen usw. benötigen, sollten Sie Ihre Morgentoilette im Sitzen verrichten. Üblicherweise sind die Toilettendeckel zu tief angebracht, sodass Sie eine Erhöhung vornehmen sollten. Im Handel werden Zwischenaufsätze aus Kunststoff angeboten. Das Duschen mit einer Handdusche auf einem Duschhocker ist einfacher und sicherer als das Ein- und Aussteigen aus einer tiefen Badewanne. Thermostate schützen vor Verbrennungen mit heißem Wasser. Alle Waschutensilien sollten sich in griffbereiter Nähe befinden. Achten Sie auf rutschfeste Bade- oder Duschmatten. Auch für Ihre Badewanne sind spezielle, in der Höhe verstellbare oder hydraulisch gesteuerte Sitze erhältlich.

Was ist bei Urlaubsreisen zu beachten?

Natürlich sollten Sie auch weiterhin Urlaubsreisen durchführen, die Sie nicht nur aus Ihrem täglichen Einerlei herausführen, sondern auch Ihr Selbstvertrauen stärken. Trauen Sie sich! In Abhängigkeit von Ihrer Behinderung sollten Sie Ihre Urlaubsreise sorgfältig und in Ruhe planen und vorbereiten.

Grundsätzlich können Sie alle Verkehrsmittel benutzen, auch das Flugzeug. Überlegen Sie frühzeitig, wie Sie zum Bahnhof oder Flughafen kommen und wer Sie am Urlaubsort weitertransportiert. Sofern Sie bei Reisen mit der Deutschen Bahn Hilfe beim Aus-, Um- und Einsteigen benötigen, benachrichtigen Sie drei Werktage vor Reiseantritt das Bahnunternehmen. Die meisten Luftfahrtgesellschaften bieten eine kostenlose Betreuung am Start- und Zielort an. Es gibt extra schmale Rollstühle, mit denen Behinderte bis zu Ihrem Sitzplatz im Flugzeug gebracht werden können.

Stärker Behinderte sollten sich von vertrauten Personen begleiten lassen, die sich auf ihre spezielle Behinderung gut einstellen können. Sorgen Sie für einen ausreichenden Vorrat an Medikamenten. Nehmen Sie bei einer Auslandsreise einen Medikamentenplan mit, in dem neben der Arzneimittelbezeichnung auch der Wirkstoff aufgeführt ist. So können der ausländische Arzt und der Zoll Ihr Medikament besser identifizieren.

Bei Verwendung von apparativ-unterstützten Therapien (Apomorphin-Pen/-Pumpe, Dopaminpumpe oder Tiefe Hirnstimulation) müssen Sie neben einem Implantats- oder Apparateausweis auch eine ärztliche Bescheinigung für die Flughafen-Security vorhalten können. In der Regel ist ein Body-Scanner für die genannten Apparate nicht funktionseinschränkend, Sie sollten sich vor der Reise sicherheitshalber jedoch nochmals an Ihren Neurologen oder den Hersteller wenden.

Wie soll ich bei Flugreisen meine Medikamente einnehmen?

Bei Flugreisen mit Zeitverschiebung sollten Sie Ihre Parkinson-Medikation dem Zielort anpassen, d. h., Sie nehmen die üblichen Medikamente bis zum Abflug. Am Zielort stellen Sie Ihre Medikation auf die dortige Tageszeit ein. Für den Fall einer hypokinetischen Phase während des Fluges sollten Sie lösliches L-Dopa als Reserve mitnehmen. Die folgenden Beispiele sollen die Umstellung verdeutlichen:

Flug in Richtung Westen: Sie fliegen um 14:00 Uhr in Richtung Westen und hatten Ihre letzte Medikation um 13:00 Uhr. Die nächste Medikamenteneinnahme wäre um 18:00 Uhr. Sie erreichen Ihren Zielort nach acht Stunden mit einer Zeitverschiebung von sechs Stunden. Die Zeit am Zielort ist 16:00 Uhr. In diesem Falle würden Sie Ihre nächste Medikamenteneinnahme auf 18:00 Uhr am Zielort festlegen und diese nach dem Dosierungsplan des Heimatortes weiter nehmen.

Flug in Richtung Osten: Abflug 14:00 Uhr in Richtung Osten, Flugzeit acht Stunden, Ankunft bei einer Zeitverschiebung von plus sechs Stunden um 04:00 Uhr morgens des nächsten Tages. Der nächste Dosierungstermin wäre dann der Morgen am Zielort. Die übliche Abenddosis des Heimatortes bliebe aus. Wenn Sie allerdings besondere nächtliche Probleme hatten, müsste Ihr Einnahmeplan entsprechend angepasst werden.

Parkinson und Narkose

Es gibt bei der Vorbereitung einer Operation einige Dinge, die der Parkinson-Patient und die behandelnden Ärzte beachten sollten, um möglichst Komplikationen vor, während und nach der Operation bzw. Narkose zu vermeiden. Nicht immer ist eine Operation vorhersehbar und planbar wie bei Unfällen oder Notfällen. Jedoch kann es auch unter optimalen Bedingungen zu postoperativen Verschlechterungen oder einem Delir kommen, die sich jedoch in der Regel innerhalb kürzerer Zeit wieder verbessern. Wenn bei einer Operation anstatt einer Vollnarkose auch eine Regionalanästhesie/Spinalanästhesie möglich ist, sollte das mit Chirurgen und Narkosearzt besprochen werden.

Sollte eine Operation geplant sein, bei der Sie möglicherweise Beschwerden beim Schlucken erwarten und daher Ihre Medikamente nicht einnehmen können, dann besteht in Absprache mit Ihrem Neurologen die Möglichkeit einer Umstellung auf das Pflaster Rotigotin. Am Morgen des Eingriffes ist in der Regel die Einnahme der morgendlichen Dosis mit einem kleinen Schluck Wasser möglich. Nach der Operation sollte dann ohne eine zu lange Pause die Medikation wieder regelmäßig eingenommen werden, um Phasen starker Hypokinesien zu vermeiden. Das Pflegepersonal und die Stationsärzte sollten informiert werden, dass die Parkinsonmedikation regelmäßig und (im Falle von L-Dopa) mit Abstand zum Essen eingenommen werden muss. Physiotherapeuten sollten den Patienten rasch mobilisieren, wobei auf die Dysregulation des Blutdruckes geachtet werden sollte.

Bei der Narkose werden als Prämedikation meist sehr kurz wirksame Substanzen eingesetzt, in der Regel beginnt die Narkoseeinleitung und oder Kurznarkosen mit dem Medikament Propofol. Bei COMT-Hemmern sollten Substanzen wie Ephedrin, Ketamin und Akrinor vorsichtig eingesetzt werden. MAO-Hemmer sollten nicht mit Tramadol und Pethidin kombiniert werden. Postoperativ sollte auf Antipsychotika, Anticholinergika und Antiemetika (MCP) verzichtet werden. Im Falle eines postoperativen Delirs können Clozapin und Quetiapin gegeben werden. Opioide und Benzodiazepin dürfen unter Berücksichtigung von Interaktionen verabreicht werden. Sollte eine starke Akinese postoperativ auftreten, so können Amantadin intravenös oder Apomorphin subkutan gegeben werden. Besondere Beachtung gelten den Pumpentherapien und der Tiefen Hirnstimulation, die mit den Ärzten und dem Pflegepersonal genau besprochen werden müssen. Bei Fragen kann eine kurze Kontaktaufnahme mit dem behandelnden Neurologen Abhilfe schaffen.

In der Regel müssen Sie sich bei guter Vorbereitung der OP und interdisziplinärer Zusammenarbeit keine Sorgen über besondere Komplikationen machen.

Was ist für Angehörige wichtig?

Wir wollen an dieser Stelle nochmals betonen, dass in besonderer Weise der pflegende Partner, aber auch die weiteren Angehörigen und engen Freunde einer besonderen Belastung ausgesetzt sind. Sie haben den schwierigen Balanceakt zwischen (den Gefühlen) einer Über- und Unterforderung auszuhalten. Die zunehmende Pflegebedürftigkeit führt auch beim Angehörigen zu einer zunehmenden Einschränkung der eigenen Bewegungsfreiheit und Lebensqualität. Angehörige vernachlässigen oft während ihrer aufopfernden Pflege ihre eigenen Bedürfnisse.

Die psychosoziale Hilfe/Betreuung sollte deshalb möglichst früh einsetzen und die Angehörigen mit einbeziehen. Der oft zitierte Ratschlag »Versetzen Sie sich in die Lage des anderen« ist an Betroffene und Betreuende in gleicher Weise gerichtet. Angehörige müssen ihre eigenen Grenzen erkennen und auch selbst Hilfe annehmen wollen. Angehörige müssen als Partner ein Gespür für das richtige Maß ihrer Hilfeleistungen bekommen.

Im Spannungsfeld der partnerschaftlichen Versorgung stehen die persönlichsten und intimsten Beziehungen. Es machen sich Mitleid, Verzweiflung, Enttäuschung und Zorn über das eigene eingeengte und eingeschränkte Leben und Ängste breit, nicht richtig helfen zu können. Unausgesprochen signalisieren Angehörige nicht selten, dass sie sich verraten und um das eigene Leben bzw. ihren letzten Lebensabschnitt betrogen fühlen. Hinzu kommt die Unsicherheit des Angehörigen im Umgang mit Persönlichkeitsänderungen des Betroffenen. In Off-Phasen müssen sie mit aggressiven Reaktionen, der oft übermäßigen Anspruchshaltung und dem nicht selten beleidigendem Verhalten umgehen. Problematisch werden die Unterstützungsbemühungen, wenn der Kranke keine fremde Hilfe zulässt und massiv abwehrt.

Studien zeigen, dass Angehörige weniger durch die Bewegungseinschränkungen des Patienten als durch seine psychopathologischen und vegetativen Veränderungen belastet sind. Das Risiko für die Entwicklung von Depressionen und Angststörungen ist bei Angehörigen erhöht. In ihrem praxisorientierten Beitrag über die »psychotherapeutische Angehörigenarbeit bei Parkinson-Patienten« stellen Tucha und Leplow die besondere Belastungssituation der Angehörigen heraus.[21] Die Pflege von Sozialkontakten, der Aktivitätenaufbau, ein Genusstraining und Stressbewältigungsstrategien werden für Angehörige gefordert. Es werden »typische Angehörigen-Charaktere« beschrieben. Die Autoren weisen darauf hin, dass verhaltenstherapeutische Maßnahmen und Interventionsprogramme für Angehörige schon früh Bestandteil des Behandlungskonzeptes sein müssen. Ebenso sollte zur Entlastung des pflegenden Angehörigen auch die Inanspruchnahme einer Kurzzeitpflege besprochen werden.

Sozial- und rechtsmedizinische Hinweise

Für die Angaben zu sozial- und rechtsmedizinischen Fragen kann keine Gewähr übernommen werden, da sich die gesetzlichen Bestimmungen immer wieder ändern.

Der Begriff der Pflegebedürftigkeit wurde 2016 völlig neu definiert. Maßgeblich für das Vorliegen von Pflegebedürftigkeit sind Beeinträchtigungen der Selbstständigkeit oder Fähigkeitsstörungen in den nachfolgenden sechs Bereichen (Modulen).

Was bedeutet »Pflegebedürftigkeit«?

Maßgeblich für das Vorliegen von Pflegebedürftigkeit sind Beeinträchtigungen in folgenden Bereichen:

- Mobilität: z.B. Fortbewegen innerhalb des Wohnbereichs, Treppensteigen usw.
- kognitive und kommunikative Fähigkeiten: z.B. örtliche und zeitliche Orientierung
- Verhaltensweisen und psychische Problemlagen: z.B. nächtliche Unruhe, selbstschädigendes und autoaggressives Verhalten
- Selbstversorgung: z.B. Körperpflege, Ernährung usw. (hierunter wurde bisher die »Grundpflege« verstanden)
- Bewältigung von und selbstständiger Umgang mit krankheits- oder therapiebedingten Anforderungen und Belastungen: z.B. Medikation, Wundversorgung, Arztbesuche, Therapieeinhaltung
- Gestaltung des Alltagslebens und sozialer Kontakte: z.B. Gestaltung und Anpassung des Tagesablaufs, der Ruhephasen und der Kontaktpflege zu Personen außerhalb des direkten Umfeldes

Die Begutachtung der Pflegebedürftigkeit erstreckt sich dementsprechend auf die sechs genannten Bereiche in der Regel durch einen Mitarbeiter des Medizinischen Dienstes der Krankenkassen (MdK). Wichtig ist die Prüfung, ob eine erforderliche Fähigkeit noch vorhanden ist und ob die damit verbundenen Tätigkeiten selbstständig, teilweise selbstständig oder nur unselbstständig ausgeübt werden können. Der Hilfebedarf muss wie bisher mindestens für sechs Monate bestehen. Ein großer Fortschritt war, dass neben den körperlichen Beeinträchtigungen nun auch psychische Erkrankungen berücksichtigt werden.

Zur Ermittlung eines Pflegegrades werden die bei der Begutachtung festgestellten Einzelpunkte in jedem Bereich addiert und – unterschiedlich gewichtet – in Form einer Gesamtpunktzahl abgebildet. Diese Gesamtpunkte ergeben die Zuordnung zum maßgeblichen Pflegegrad. Der Pflegegrad wird mit Hilfe eines pflegefachlich begründeten Begutachtungsinstruments ermittelt. Die Begutachtung erfolgt in der Regel durch einen Mitarbeiter in der häuslichen Umgebung, kann aber auch telefonisch erfolgen. Sofern der festgestellte Behinderungsgrad überhaupt nicht mit der subjektiven Einschränkung korrelieren sollte, ist ein Widerspruch zu empfehlen.

Was ist ein Pflegestützpunkt?

Ein Pflegestützpunkt ist eine örtliche Auskunfts- und Beratungsstelle, die Sie und Ihre Angehörigen in allen Fragen der

Pflegegrade

Pflegegrad	Beeinträchtigung	Punkte
1 (ehemals Pflegestufe 0)	geringe Beeinträchtigung der Selbstständigkeit	ab 12,5 bis unter 27 Gesamtpunkte
2 (ehemals Pflegestufe 1)	erhebliche Beeinträchtigung der Selbstständigkeit	ab 27 bis unter 47,5 Gesamtpunkte
3 (ehemals Pflegestufe 2)	schwere Beeinträchtigung der Selbstständigkeit	ab 47,5 bis unter 70 Gesamtpunkte
4 (ehemals Pflegestufe 3)	schwerste Beeinträchtigung der Selbstständigkeit	ab 70 bis unter 90 Gesamtpunkte
5 (ehemals Pflegestufe 3+)	schwerste Beeinträchtigung der Selbstständigkeit mit besonderen Anforderungen an die pflegerische Versorgung	ab 90 bis 100 Gesamtpunkte

Pflege berät. Die Pflegestützpunkte werden seit 2008 von den Kranken- und Pflegekassen eingerichtet. Die Beratung ist kostenfrei. Hier erhalten Sie Unterstützung in der Organisation der Pflege (Vermittlung von Pflegedienst, Haushaltshilfen und Einkaufsservice) und können sich über Ihre Sozialleistungen informieren. Im Rahmen eines Hausbesuchs können Hilfepläne erarbeitet werden.

Was bedeuten »MdE« und »GdB«?

Minderung der Erwerbsfähigkeit (MdE) und Grad der Behinderung (GdB) werden nach den gleichen Grundsätzen bemessen. Der Unterschied besteht darin, dass sich die MdE ursächlich nur auf Schädigungsfolgen bezieht, während der GdB alle Gesundheitsstörungen erfasst, unabhängig von der Ursache. Allgemein können Gesundheitsstörungen körperliche, geistige, seelische und soziale Auswirkungen einer Funktionsbeeinträchtigung sein.

Erwerbsunfähigkeit (EU) im sozialen Entschädigungsrecht besteht, wenn eine Minderung der Erwerbsfähigkeit (MdE) von mehr als 90 v. H. (von 100 Gesamtpunkten) vorliegt. In der gesetzlichen Rentenversicherung bezieht sich die MdE allein auf die Einschränkung der Möglichkeit, eine Erwerbstätigkeit auszuüben. Wenn Sie aufgrund Ihrer motorischen Verlangsamung nicht mehr in der Lage sein sollten, den Anforderungen Ihres derzeitigen Arbeitsplatzes zu genügen, überlegen Sie, ob ein Arbeitsplatzwechsel möglich und sinnvoll ist. Ihr Arzt oder Betriebsarzt wird Ihnen sicherlich eine entsprechende Bescheinigung ausstellen. Lassen Sie sich sorgfältig über alle Konsequenzen beraten. Der Antrag erfolgt über das entsprechende Versorgungsamt/Amt für Soziales des Wohnortes.

Wann kann ich eine Erwerbsminderungsrente beantragen?

Wenn Sie wegen Ihrer Krankheit (Parkinson-Syndrom und andere Leiden) nur noch teilweise oder gar nicht mehr erwerbstätig sein können, besteht die Möglichkeit einer Rente wegen teilweiser und voller Erwerbsminderung. Eine volle Erwerbsminderungsrente kann gewährt werden, wenn eine Arbeitstätigkeit unter den Bedingungen des allgemeinen Arbeitsmarktes nur noch unter drei Stunden ausgeübt werden kann.

Wer noch drei bis sechs Stunden arbeiten kann, erhält eine Teil-Rente. Für Personen, die nach dem 2.1.1961 geboren sind, gilt, dass im Rahmen einer Restleistungsfähigkeit jede Tätigkeit angenommen werden muss. Einen Berufsschutz gibt es nicht mehr. Voraussetzung für eine Erwerbsminderungsrente ist, dass die Erwerbsminderung nicht durch Rehabilitationsmaßnahmen behoben werden kann. Bei Ihnen als Parkinson-Patient wird dies die Regel sein, wenn sie optimal medikamentös eingestellt sind. Sie müssen allerdings eine Versicherungszeit von mindestens 60 Kalendermonaten nachweisen und innerhalb der letzten fünf Jahre mindestens drei Jahre Pflichtbeiträge geleistet haben. Die Erwerbsminderungsrente ist in der Regel auf drei Jahre befristet, danach wird der Anspruch erneut überprüft.

Zuverdienst: Zur Erwerbsminderungsrente dürfen Sie in bestimmtem Umfang Geld hinzuverdienen. Informieren Sie sich bei Ihrem zuständigen Rentenversicherungsträger. Bei einer geringfügigen Rente sind zusätzliche Leistungen über das Sozialamt möglich.

Welche Voraussetzungen gelten für einen Schwerbehindertenausweis?

Eine Behinderung liegt vor, wenn ein gesundheitlicher Schaden zu funktionellen Einschränkungen führt und diese Einschränkungen soziale Beeinträchtigungen zur Folge haben. Im Sozialgesetzbuch sind seit 2001 besondere Regelungen zur Teilhabe schwerbehinderter Menschen enthalten. Der gesundheitliche Schaden kann sich auf körperliche, geistige oder seelische Veränderungen beziehen. Es ist dabei unerheblich, ob die Behinderung auf einer Krankheit oder einem Unfall beruht. Bevor ein Behinderter Hilfen in Anspruch nehmen kann, muss sein Grad der Behinderung festgestellt und bescheinigt werden. GdB und MdE setzen voraus, dass sich die Gesundheitsstörung über einen Zeitraum von mehr als sechs Monaten erstreckt. Behinderungen müssen nicht zwangsläufig zu einer Leistungsminderung im Arbeits- und Berufsleben führen.

Mit der Anerkennung als Behinderter erwerben Sie bestimmte Rechte und Hilfen im Arbeitsleben und sogenannte Nachteilsausgleiche, wie z. B. steuerliche und finanzielle Vergünstigungen, sowie einen erhöhten Kündigungsschutz.

Der Grad der Behinderung wird in Zehnergraden von 10 bis 100 festgelegt. Als Behinderung wird nur die Auswirkung einer Funktionsbeeinträchtigung gewertet, die mindestens einen Grad der Behinderung von 20 hat. Bei mehreren Funktionsbeeinträchtigungen wird ein Gesamtbehinderungsgrad festgestellt, der sich nicht aus der Addition der Einzelwerte ergibt. Zu den Behinderungen im Sinne des Schwerbehindertengesetzes zählt nicht die allgemeine psychische und körperliche Leistungsminderung im Alter als normale Alterserscheinung. Nach dem Schwerbehindertengesetz (SchwbG) gelten Personen als schwerbehindert, die einen Grad der Behinderung (GdB) von mindestens 50 aufweisen.

Nach den »Anhaltspunkten für die ärztliche Gutachtertätigkeit im sozialen Entschädigungsrecht und nach dem Schwerbehindertengesetz« ergeben sich für das Parkinson-Syndrom die in der Tabelle (Seite 200) aufgeführten Anhaltswerte für die GdB-/MdE-Grade.

Die genannten Anhaltswerte beziehen sich nur auf die Bewegungsstörungen. Wenn zusätzlich vegetative Begleitsymptome und/oder psychische Störungen bestehen, werden diese Gesundheitsstörungen wie auch andere Begleiterkrankungen mit in die Beurteilung eingehen.

Da es sich bei der Parkinson-Krankheit um eine chronische Erkrankung handelt, muss in der Regel mit einer Zunahme der Krankheitszeichen und Beschwerden gerechnet werden. Eine wesentliche Änderung im Ausmaß der Behinderung liegt vor, wenn der veränderte Gesundheitszustand mehr als sechs Monate angehalten hat, weiter anhalten wird und die Änderung der Gesamtbehinderung (GdB) wenigstens 10 v.H. beträgt.

Wann liegt eine Gehbehinderung vor?

Die Bewegungsfähigkeit im Straßenverkehr ist erheblich beeinträchtigt (Merkzeichen G im Schwerbehindertenausweis, Gehbehinderung), wenn der Betroffene infolge einer Einschränkung des Geh- oder Stehvermögens nicht ohne erhebliche Schwierigkeiten oder Gefahren für sich oder andere Wegstrecken im Ortsverkehr zurückzulegen vermag, die üblicherweise noch zu Fuß bewältigt werden (2 km in 20 Minuten). Die Beeinträchtigung der Bewegungsfähigkeit kann auch durch internistische Leiden bedingt sein (z.B. schwere Herz- und Lungenerkrankungen, Zuckerkrankheit mit häufigen »Zuckerschocks«, erhebliche Schmerzen beim Gehen).

Außergewöhnlich gehbehindert sind Personen, die sich wegen der Schwere ihres Leidens dauernd nur mit fremder Hilfe oder mit großer Anstrengung außerhalb ihres Kfz bewegen können oder dauerhaft auf einen Rollstuhl angewiesen sind (Merkzeichen aG im Schwerbehindertenausweis). Nur diese haben Anspruch auf einen Behindertenparkplatz.

Darf ich weiterhin Auto fahren?

Mobilität und besonders Autofahren sind ein wesentlicher Faktor für Lebensqualität und Unabhängigkeit. Der Parkinson-Kranke, der einen Führerschein

GdB/MdE – Anhaltswerte für das Parkinson-Syndrom

30–40 v. H.	50–70 v. H.	80–100 v. H.
ein- oder beidseitige geringe Störung der Bewegungsabläufe, keine Gleichgewichtsstörung, geringe Verlangsamung	deutliche Störung der Bewegungsabläufe, Gleichgewichtsstörungen, Unsicherheit beim Umdrehen, stärkere Verlangsamung	schwere Störung der Bewegungsabläufe bis zur Immobilität

besitzt, ist nicht verpflichtet, seine Erkrankung bzw. Behinderung der Behörde zu melden. Die Straßenverkehrsordnung nimmt ihn jedoch in die Pflicht, indem ganz allgemein gefordert wird, »in geeigneter Weise Vorsorge zu treffen, dass er andere nicht gefährdet«. Wichtig ist der Hinweis, dass Sie mit der Diagnose »Parkinson« nicht gleichzeitig auch fahruntauglich sind. Die meisten Betroffenen in einem frühen bis mittleren Krankheitsstadium sind fahrtauglich. Die rechtlichen Voraussetzungen der Fahreignung sind in der Fahrerlaubnisverordnung (FeV) geregelt. In der FeV ist auch die Unterteilung in zwei Führerscheingruppen geregelt, wobei für die Gruppe 2 die Anforderungen höher sind.

In den aktuellen Begutachtungs-Leitlinien heißt es: »Wer unter einer extrapyramidalen (oder zerebellären) Erkrankung leidet, die zu einer herabgesetzten Leistungs- und Belastungsfähigkeit führt, ist nicht in der Lage, den gestellten Anforderungen zum Führen von Kraftfahrzeugen der Gruppe 2 (LKW) gerecht zu werden.«

Wie gesagt: Allein die Diagnose »Parkinson« bedingt also noch keine Einschränkung Ihrer Fahrtauglichkeit, es muss eine motorische und/oder psychische Leistungseinschränkung bestehen.

Die Fähigkeit, Kraftfahrzeuge der Gruppe 1 (u. a. Mofas und PKW bis 3,5 t) sicher zu führen, kann bei erfolgreicher Therapie oder in leichteren Fällen der Erkrankung gegeben sein. Die erste Beurteilung erfolgt durch einen erfahrenen Neurologen, der nicht nur die motorischen, sondern auch die kognitiven Leistungen einbezieht. Beachtet werden dabei besonders die visuell-räumlichen Leistungen, die Aufmerksamkeit und die exekutiven Funktionen. Unter Umständen ist eine psychologische Zusatzbegutachtung nötig. Nachuntersuchungen in Abständen von ein, zwei und vier Jahren können im Einzelfall zur Auflage gemacht werden.

Die Praxis zeigt, dass Parkinson-Patienten sehr verantwortungsvoll mit einer veränderten Fahrtauglichkeit umgehen: Sie meiden Fahrten bei hohem Verkehrsaufkommen oder bei schlechten Lichtverhältnissen, reduzieren Geschwindigkeit und Fahrstrecken oder lassen sich fahren.

Ihr Arzt ist verpflichtet, Sie über seine Beurteilung Ihrer Fahreignung aufzuklären, und muss dies auch dokumentie-

Schwerbehindertenausweis

Das Merkzeichen G im Schwerbehindertenausweis berechtigt zur unentgeltlichen Beförderung im Nahverkehr. Behinderten-Parkplätze dürfen Sie benutzen, wenn »aG« eingetragen ist.

ren. Nicht selten überschätzen Betroffene (und auch Ärzte) die Fahrtauglichkeit. Auch Ihr Arzt weiß, wie wichtig für Sie der Führerschein ist. Fragen Sie Ihre Angehörigen, wie sicher sie sich als Ihr Beifahrer fühlen, auch in heiklen Verkehrssituationen. Beachten Sie, dass Sie im Zweifelsfalle (Sie haben Zweifel, Ihr Arzt hat Zweifel oder Sie zweifeln die Einschätzung Ihres Arztes an) beim TÜV eine sogenannte »konsiliar-diagnostische Begutachtung (KONDIAG)« durchführen lassen können. Es wird ein »Fitness-Check (TÜV-Süd)« bzw. ein »Führerschein-Check (TÜV-Nord)« durchgeführt, evtl. auch eine praktische Fahrprobe. Die Kosten von etwa 200 € müssen Sie selbst tragen. Sie können mit einem speziell geschulten Fahrlehrer eine Fahrprobe durchführen, auch um versicherungsrechtlich geschützt zu sein.

Wenn es Zweifel an der Fahreignung eines Patienten gibt, sollte nach § 11 der Fahrerlaubnis-Verordnung (FeV) ein ärztliches Gutachten erstellt werden. Dieses entspricht nicht dem medizinisch-psychologischen Gutachten (MPU) nach Verkehrsverstößen, z. B. dem Fahren unter Alkoholeinfluss usw. Ein Facharzt mit Qualifikation für Verkehrsmedizin (aber auch Ärzte im Gesundheitsamt oder Begutachtungsstellen für Fahreignung) dürfen diese Gutachten erstellen. Ärzte mit einer entsprechenden Qualifikation finden Sie im Internet oder bei der Kassenärztlichen Vereinigung in Ihrer Gegend.

Klinische Kriterien für die Einschätzung der Fahrtauglichkeit:

- Grad der motorischen Beeinträchtigung: Tremor, Fluktuationen (On-Off)
- Grad der kognitiven Störung: Aufmerksamkeit, Konzentration
- Grad der psychiatrischen Störung
- Nebenwirkungen der medikamentösen Therapie: z. B. Schlafattacken
- Fortschreiten der Erkrankung

Übrigens: In keinem Falle erfolgt die Meldung an die Verkehrsbehörde. Eine behördlich angeordnete Begutachtung erfolgt nur, wenn Sie z. B. in einen Verkehrsunfall verwickelt waren.

Was ist die Deutsche Parkinson Vereinigung?

Die Deutsche Parkinson Vereinigung e. V. (dPV) wurde 1981 von Parkinson-Patienten als Selbsthilfevereinigung gegründet und zählt heute etwa 20 000 Mitglieder. Die dPV versteht sich als »Zusammenschluss von Personen, die sich als Betroffene, Partner, Angehörige, Arbeitskollegen und Personen aus den Heilberufen mit dem Parkinson-Syndrom auseinandersetzen«. In etwa 450 Regionalgruppen und Kontaktstellen treffen sich Betroffene und Angehörige, um Erfahrungen auszutauschen, gemeinsam Übungen durchzuführen, Vorträge von Ärzten und Therapeuten zu hören und sich gegenseitig zu ermutigen. Die dPV fördert vor allem patientennahe wissenschaftliche Projekte, führt Seminare durch und setzt sich für eine enge Kooperation mit Gesundheitspolitikern, Kostenträgern und der Pharmaindustrie ein. Seit 1997 findet alle zwei Jahre der »Parkinson-Tag« statt. In unregelmäßigen Abständen werden Podcasts, Videos, Expertentalks, Newsletters und Zoom-Veranstaltungen zu wichtigen Fragen der Parkinson-Krankheit angeboten. Parkinson-Experten haben zu allen wichtigen medizinischen Parkinsonthemen hilfreiche Broschüren erstellt, die Sie gegen eine geringe Gebühr bei der dPV anfordern können.

Auch in der Schweiz, in Österreich und in Südtirol gibt es Parkinsonvereinigungen. Adressen finden Sie im Serviceteil (Seite 209).

Parkinson-Beweglichkeitsprotokoll

wie schätzen Sie heute Ihre Beweglickeit ein?

X ankreuzen

vormittags | nachmittags | abends | nachts

Uhrzeit	6	7	8	9	10	11	12	13	14	15	16	17	18	19	20	21	22	23	24	1	2	3	4	5
sehr gut																								
gut																								
mäßig																								
schlecht																								
sehr schlecht																								

hier bitte eintragen, ob Tremor oder Überbewegung (O = nein X = ja)

Zittern																								
Überbewegung																								
Uhrzeit	6	7	8	9	10	11	12	13	14	15	16	17	18	19	20	21	22	23	24	1	2	3	4	5

hier die Einnahmezeiten Ihrer Tabletten eintragen (X)

L-Dopa																								
Dopaminagonist																								
Uhrzeit	6	7	8	9	10	11	12	13	14	15	16	17	18	19	20	21	22	23	24	1	2	3	4	5

Ihr Name:

Heutiges Datum:

es geht mir heute

- besser ☐
- schlechter ☐
- unverändert ☐

Parkinson-medikamente: ....

Tagesprofil zur Dokumentation der Beweglichkeit, des Zitterns (Tremor) und der Überbewegungen

Quellenangaben

1 Heinzel S, Berg D, Binder S et al. Do We Need to Rethink the Epidemiology and Healthcare Utilization of Parkinson's Disease in Germany? Front. Neurol. 2018, 9:500

2 Pan-Montojo F, Schwarz M, Winkler C et al. Environmental toxins trigger PD-like progression via increased alpha-synuclein release from enteric neurons in mice. Nature. 2012, 898

3 Adler CH, Beach TG, Nan Zhang et al. Clinical Diagnostic Accuracy of Early / Advanced Parkinson Disease. Neurology 2021;11 (4) 414-421

4 Höglinger GU, Responek G, Stamelou M et al. Clinical Diagnosis of Progressiv Supranuclear Palsy. The Movement Disorder Society Criteria. Movement Disorders 2017, https://doi.org/10.1002/mds.26987.

5 Goetz CG, SR, Tilley BC, Schaftmann. Movement Disorder Society-sponsered revision of the Unified Parkinson's Disease Rating Scale (MDS-UPDRS): scale presentation and clinimetric testing results. Mov. Disord 2008; 23 (15):2119–70

6 Behnke S, Runkel A, Kassar HA et al. Longterm Course of substantia nigra hyperechogenecity in Parkinson's disease. Mov. Disord. 2013.28, (4), 455–459

7 Potheegadoo J, Dhanis H, Horvath J et al. Presence Hallucinations during Locomotion in Patients with Parkinson's Disease. Mov Disord Clin Pract. 2021,11 9,127–129

8 Deutsche Gesellschaft für Neurologie. S3-Leitlinie Idiopathisches Parkinson-Syndrom. 2016 (bearbeitet von B. Leplow und G. Ebersbach). www.avmf.org/Leitlinien

9 Deutsche Gesellschaft für Neurologie. S3-Leitlinie Demenzen. 2016, http://www.awmf.org/Leitlinien

10 Beach TG, Adler CH, Lue I et al. Unified staging systems for Lewy body disorders: correlation with nigrastrial degeneration, cognitive impairment and Motor dysfunction. Acta Neurpathol. 2009, 117 (6), 613–634

11 Jost WH. Autonome Regulationsstörungen beim Parkinson-Syndrom, Shaker-Verlag, Aachen 1999

12 Cassani E, Privitera G, Pezzoli,G et al. Use of probiotics for the treatment of constipation in Parkinson's disease. Minerva Gastrointerol Dietol. 2011, 57, 117–121

13 Trenkwalder C, Chaudhuri KR, Martinez-Martin P et al. Prolonged-release oxycodone-naloxone for treatment of severe pain in patients with Parkinson's disease. Lancet Neurol. 2015, 14, 1161–1170

14 Jost U Therapie des idiopathischen Parkinson-Syndroms. Uni-Med Verlag, 11. Auflage, 2020

15 Heuvel van den L, Evers BC, Marjan et al. Effect on Early Treatment Initiation in Parkinson's Disease Using Observational Data. Movement Disorders 2021, 36, 407–414

16 Poewe W, Stocchi F, Arkadir D et al. Subcutaneous Levodopa Infusion for Parkinson´s Disease. Movement Disorders 2021, 33,11, 2687-2692

17 Online-Symposium „Neue Inhalationstherapie zum Management von Off-Perioden bei Parkinson" Deutscher Kongress für Parkinson und Bewegungsstörungen, 26.03.2022

18 Jost U Therapie des idiopathischen Parkinson-Syndroms. Uni-Med Verlag, 11. Auflage,2020

19 Ebersbach G, Ebersbach A, Edler D et al. Comparing exercises in Parkinson´s disease - the Berlin FSVT-®BIG study. Move Disord 2010, 25, 1902

20 DGN Leitlinien, bearbeitet von Ebersbach 2015

21 Tucha S und Leplow B Psychotherapeutische Angehörigenarbeit. Nervenheilkunde 2021; 40 759–767

Stichwortverzeichnis

Empfehlungen der Autoren

Im Folgenden finden Sie weiterführende Empfehlungen

Kontakt Parkinsonvereinigungen und Selbsthilfegruppen

Deutsche Parkinson Vereinigung – Bundesverband – e. V.
Moselstraße 31
41464 Neuss
Telefon: +49 2131/74 02 70
Fax:+49 2131/454 45
Internet: www.parkinson-vereinigung.de
E-Mail: bundesverband@parkinson-mail.de

Bei der dPV erhalten Sie Informationen zur Parkinson-Krankheit und zu Selbsthilfegruppen in Ihrer Nähe. In nahezu allen Bundesländern haben sich Regionalgruppen, Kontaktstellen und Selbsthilfegruppen für junge Parkinson-Patienten gebildet. Sie erhalten die aktuellen Adressen über die Deutsche Parkinson Vereinigung. Als dPV-Mitglied erhalten Sie die regelmäßigen Nachrichten der Deutschen Parkinson Vereinigung (dPV-Nachrichten) mit hilfreichen Informationen.

Parkinson-Selbsthilfe Österreich
Dachverband der Parkinson Selbsthilfe Österreich
Gabriele Hafner
Hauptstraße 2a
7442 Hochstraß
Österreich
Internet: www.parkinson-oestereich.at
E-Mail: dachverband@parkinson-oesterreich.at

Parkinson-Selbsthilfe Schweiz
Postfach 123
Gewerbestraße 12a
CH-8132 Egg
Telefon: +43 277/2077 oder 0800–803020
Fax: +43 277/2078
E-Mail: info@parkinson.ch
Internet: www.parkinson.ch

Parkinson-Selbsthilfe Südtirol (Italien)
Südtiroler Gesellschaft für Parkinson und verwandte Erkrankungen (deutschsprachig)
Galileo-Galilei-Str. 4a
39100 Bozen
Telefon: +39 0471/931888
Fax: +39 0471/513246
E-Mail: info@parkinson.bz.it
Internet: www.parkinson.bz.it

Deutsche Alzheimer Gesellschaft e. V.
Selbsthilfe Demenz
Friedrichstraße 236
10969 Berlin-Kreuzberg
Telefon: 030/259 37 95 0
Fax: 030/259 37 95 29
E-Mail: info@deutsche-alzheimer.de
Internet: www.deutsche-alzheimer.de

Parkinson-Patienten-Organisationen im Internet

Deutsche Parkinson-Vereinigung e. V.: www.parkinson-vereinigung.de

Schweizerische Parkinsonvereinigung e. V.: www.parkinson.ch

Parkinson Selbsthilfe Österreich: www.parkinson-oestereich.at

Parkinson-Selbsthilfe Südtirol (Italien): www.parkinson.bz.it

European Parkinson Disease Association (EPDA): www.epda.eu.com

Ärztliche Parkinson-Organisationen im Internet

Deutsche Gesellschaft für Parkinson und Bewegungsstörungen e. V.: www.parkinson-gesellschaft.de

Parkinson Stiftung: www.parkinsonstiftung.de

Kompetenznetz Parkinson: www.kompetenznetz-parkinson.de

Österreichische Parkinson-Gesellschaft: www.parkinson.at

Schweizerische Parkinsonvereinigung: www.parkinson.ch

Bibliografische Information der Deutschen Nationalbibliothek
Die Deutsche Nationalbibliothek verzeichnet diese Publikation in der Deutschen Nationalbibliografie; detaillierte bibliografische Daten sind im Internet über http://dnb.d-nb.de abrufbar.

Programmplanung: Kathleen Rother
Projektmanagement: Anja Bippus
Redaktion: Ursula Brunn-Steiner, Vaihingen/Enz
Bildredaktion: Christoph Frick

Umschlaggestaltung: © Thieme
Layout: CYCLUS · Visuelle Kommunikation, Stuttgart

Bildnachweis:
Umschlagmotiv und Bild S. 3: © P. Loenicker/Thieme
Fotos im Innenteil: S. 58 Prof. Dr. M. Schreckenberger, Nuklearmedizin der UM Mainz; S. 60 SOMNOmedics GmbH/Marketing
Autorenfoto: © privat
Zeichnungen: S. 8, 24, 62, 118, 186 P. Loenicker/Thieme; Christine Lackner, Ittlingen; Daniela Sonntag, Stuttgart

5., überarbeitete Auflage 2022

TRIAS Verlag in Georg Thieme Verlag KG
Rüdigerstraße 14, 70469 Stuttgart, Germany
www.trias-verlag.de

© 4. Auflage 2016 TRIAS Verlag in Georg Thieme Verlag KG, Rüdigerstraße 14, 70469 Stuttgart
© 1.–3. Auflage 1998, 2001, 2006 TRIAS Verlag in MVS Medizinverlage Stuttgart GmbH & Co. KG, Oswald-Hesse-Straße 50, 70469 Stuttgart
Printed in Germany

Satz und Repro: Fotosatz Buck, Kumhausen
Druck: AZ Druck und Datentechnik GmbH, Kempten

Gedruckt auf chlorfrei gebleichtem Papier

ISBN 978-3-432-11651-8 2 3 4 5 6

Auch erhältlich als E-Book:
eISBN (ePub) 978-3-432-11652-5

Wichtiger Hinweis: Wie jede Wissenschaft ist die Medizin ständigen Entwicklungen unterworfen. Forschung und klinische Erfahrung erweitern unsere Erkenntnisse. Ganz besonders gilt das für die Behandlung und die medikamentöse Therapie. Bei allen in diesem Werk erwähnten Dosierungen oder Applikationen, bei Rezepten und Übungsanleitungen, bei Empfehlungen und Tipps dürfen Sie darauf vertrauen: Autoren, Herausgeber und Verlag haben große Sorgfalt darauf verwandt, dass diese Angaben dem Wissensstand bei Fertigstellung des Werkes entsprechen. Rezepte werden gekocht und ausprobiert. Übungen und Übungsreihen haben sich in der Praxis erfolgreich bewährt.

Eine Garantie kann jedoch nicht übernommen werden. Eine Haftung des Autors, des Verlags oder seiner Beauftragten für Personen-, Sach- oder Vermögensschäden ist ausgeschlossen.

Marken, geschäftliche Bezeichnungen oder Handelsnamen werden nicht in jedem Fall besonders kenntlich gemacht. Aus dem Fehlen eines solchen Hinweises kann nicht geschlossen werden, dass es sich um einen freien Handelsnamen handelt.

Wo datenschutzrechtlich erforderlich, wurden die Namen und weitere Daten von Personen redaktionell verändert (Tarnnamen). Dies ist grundsätzlich der Fall bei Patienten, ihren Angehörigen und Freunden, z. T. auch bei weiteren Personen, die z. B. in die Behandlung von Patienten eingebunden sind.

FSC www.fsc.org
MIX
Papier | Fördert gute Waldnutzung
FSC® C008457